BIRTE KARALUS
DR. MEINRAD LINDSCHINGER

ISS DICH SCHÖN, KLUG UND SEXY

MIT FUNCTIONAL EATING®

BIRTE KARALUS
DR. MEINRAD LINDSCHINGER

ISS DICH SCHÖN, KLUG UND SEXY

MIT FUNCTIONAL EATING®

riva

Bibliografische Information der Deutschen Bibliothek:
Die Deutsche Bibliothek verzeichnet diese Publikation in der Deutschen Nationalbibliografie; detaillierte bibliografische Daten sind im Internet über http://dnb.ddb.de abrufbar.

Covergestaltung: Petra Steigerwald
Gesamtbearbeitung: Agentur MCP, Holzkirchen
Lektorat: Jutta Friedrich
Druck: Joh. Walch, Augsburg

Bildnachweis:
Banderole: Manfred Baumann,
Umschlagrückseite: Alex Majewski

ISBN 978-3-936994-55-1

Für Fragen und Anregungen:
karalus@rivaverlag.de

Fordern Sie unser Verlagsprogramm an:
vp@rivaverlag.de

riva Verlag
Frundsbergstraße 23
80634 München
Tel. 089 4444679-0
Fax 089 652096
info@rivaverlag.de

www.rivaverlag.de

riva ist ein Imprint der Finanzbuch Verlag GmbH

riva

WIDMUNG

Dieses Buch ist Gerda Melchior, Volker Schütz und Irene Schmid gewidmet,
ohne die dieses Gemeinschaftsprojekt weder Anfang noch Ende gehabt hätte.
Vielen Dank

INHALT

VORWORT VON BIRTE KARALUS

Zehn Kilo runter in nur zehn Tagen – das wäre schön! Nein, wäre es nicht. Denn solche Kilo-Killer-Crashkuren bewirken nur eines: den ungeliebten Jo-Jo-Effekt – dick, dünn, dick, dünn. Erst schlingt man Kalorien wie ein Hochleistungssportler in sich hinein und dann möchte man, dass sich die Pfunde durch Protein-Shakes und Salatblättchen über Nacht wieder dünnmachen. Doch solche Schlankmacher sind Krankmacher.

Deshalb begann ich mich zu fragen, warum ich mich überhaupt zwischen Schlemmerlust und Kilofrust entscheiden muss. Warum bekomme ich das eine nicht ohne das andere? Ich esse gerne. Punkt. Doch ich will es mit Freude und gutem Gewissen tun. Denn als Köchin in meinen Sendungen auf tv.gusto habe ich erlebt, welchen Spaß ein tolles Menü machen kann – und auch wie tröstend ein Stück Schokolade ist, wenn es mal nicht so rosig läuft.

Als Moderatorin muss ich besonders auf mein Gewicht achten. Denn mit der Kamera hole ich mir den größten Kritiker ins Haus; zumal man im Fernsehen dicker aussieht, als man tatsächlich ist. Und wer will das schon? So ist man schnell versucht, radikal abzuspecken und sich ungesund zu ernähren. Überall bekommt man die angeblich neuesten Erkenntnisse zum Thema „Rank- und Schlanksein" serviert – doch letztlich kommt immer dasselbe dabei heraus: Iss halt weniger, dann nimmst du auch ab!

Das war mir zu wenig und zu oberflächlich.

Essen muss doch mehr können, als nur satt oder dick zu machen. Mein Glück war, dass ich auf die Ernährungsphilosophie von Dr. Meinrad Lindschinger gestoßen bin: Functional Eating®. Und mir wurde sehr schnell klar: Wenn wir heute genau wissen, welche biochemischen Prozesse sich in unserem Körper beim Essen abspielen, warum nutzen wir diese Erkenntnisse nicht viel mehr. Wenn die richtigen Lebensmittel, miteinander kombiniert, Körper und Geist beflügeln können, warum holen wir uns diesen Kick nicht täglich? Wenn wir gegen Stress essen können, warum tun wir es dann nicht? Wenn es sogar das richtige Rezept für mehr Erotik und Fruchtbarkeit gibt, warum verzichten wir auf die kochende Leidenschaft? Und wenn die strapazierte Seele mal wieder eine Extra-Streicheleinheit braucht, warum verwöhnen wir sie nicht mit einem himmlischen Mahl?

Tausend Gründe also, sich darauf zu besinnen, dass man ist, was man isst. Weil wir eine fast grenzenlose Auswahl an Lebensmitteln haben, verschlingen wir Köstlichkeiten und Kalorienbomben oft so lange, bis im wahrsten Sinne des Wortes der Arzt kommt.

Höchste Zeit, sich zu fragen: Welches Essen passt zu mir? Denn jedem Menschen tut etwas anderes gut.

Dieses Buch wird Ihnen helfen, diese Frage ganz persönlich für Ihre Lebenssituation zu beantworten. Danach ist der Gedanke an die nächste Diät überflüssig. Finden Sie heraus, welche Lebensmittel „Ihre" Lebensmittel sind – dann zählen nicht mehr Kilo und Kalorien, dann zählen nur noch Fitness und eine tolle Figur, die Sie durch den richtigen Genuss fast wie von selbst bekommen.

Also: Essen Sie sich schön, klug und sexy!

Ihre Birte Karalus

VORWORT VON DR. MEINARD LINDSCHINGER

„Wenn wir jedem Individuum das richtige Maß an Nahrung und Bewegung zukommen lassen könnten, hätten wir den sichersten Weg zur Gesundheit gefunden." HIPPOKRATES (460–370 n. Chr.)

Es waren einmal Frau und Herr Mensch, deren Ernährungsverhalten gekennzeichnet war durch unzählige Diäten mit Vollwert-, Light- und Fast-Food-Produkten einerseits und unbändigen Essattacken andererseits – leider kein Märchen, sondern allzu häufige Realität. Und wenn sie nicht gestorben sind, dann leben sie noch heute bei bester Gesundheit. Aber nur, weil sie früh genug auf Functional Eating® umgestiegen sind – auch das ist kein Märchen.

Dank modernster Forschungsergebnisse haben wir heute die Möglichkeit, unsere Ernährung und damit unser Leben selbst in die Hand zu nehmen und das, was wir täglich essen, unseren tatsächlichen Bedürfnissen anzupassen. Als Ernährungsmediziner trage ich in meinem Beruf Verantwortung für andere, aber letztlich trägt ein jeder von uns die Verantwortung für sein „tägliches Brot" selbst. Und das bedeutet, dass er sich eingehend mit seiner Nahrung und ihren Inhaltsstoffen auseinandersetzen muss.

Sex und Essen sind intensive menschliche Grundbedürfnisse. Nur – ohne Sex kommen Sie schon mal eine Zeitlang aus, ohne Essen wird's kritisch. Außerdem: Sex ist per se gesund, Essen nicht unbedingt. Die Philosophie dieses Buchs soll dem modernen, ernährungsbewussten Menschen von heute die Augen öffnen, ihm zeigen, dass eine „gesunde Ernährung" ruhig auch gut schmecken und prickeln darf und dass im Grunde nichts verboten ist. Doch übt im Grunde immer das Verbotene einen ganz besonderen Reiz auf den Menschen aus. So stellt sich für mich die Frage, ob man nicht einfach Functional Eating® verbieten sollte, mit dem Effekt, dass es dann vermutlich jeder einmal ausprobieren würde. Denn: Hätte Adam zum verbotenen Apfel gegriffen wegen der darin enthaltenen wertvollen Nährstoffe? Wohl kaum! Das Gefühl, etwas Verbotenes zu tun, war es, das ihn hineinbeißen ließ.

Aber Functional Eating® soll – ohne Verbote – Ihr neuer Begleiter in Sachen Ernährung und unbeschwerter Lebensfreude werden. Meine Wunschvorstellung ist, dass Functional Eating® in Ihrem Leben etwas ganz Selbstverständliches und Alltägliches wird. Wie immer kommt es auch hierbei nur darauf an, ob wir wirklich etwas verändern wollen und dies auch tun. Also tun Sie es und wählen Sie Ihre individuelle Ernährungssäule aus!

Mir ist der Grundgedanke dieses Buchs sehr wichtig und ich möchte ihn an Sie weitergeben: Wir müssen die Lebensmittel zu uns nehmen, die auf unsere individuellen Bedürfnisse zugeschnitten sind. Diese Bedürfnisse können sich jederzeit ändern. Aber genau dafür ist Functional Eating® da. Gerade die Individualität jedes Menschen darf in der heutigen Zeit nicht verloren gehen. Sie muss sogar hervorgehoben und unterstützt werden, sodass wir sie auch bis ins hohe Alter ausstrahlen und genießen können. Eine bedarfsangepasste Ernährung hat darauf großen Einfluss und ich möchte Sie mit diesem Buch motivieren, sich durch Functional Eating® in Richtung Gesundheit zu bewegen. Sie werden feststellen, dass Ihr neues Ernährungsverhalten ausgeglichen, schön, klug, sexy, sportlich, stressfrei – und sogar Spaß macht.

Bei Functional Eating® gibt es keine Zeiten, in denen Sie nichts essen dürfen – ganz im Gegenteil. Sie müssen jeden Tag bewusst darauf achten, dass Sie die für Sie notwendigen Nährstoffe zu sich nehmen. Nur so kann Ihr Körper mit dem oft allzu stressigen Alltag fertig werden und den nötigen Elan für das bereits verplante Morgen bereithalten.

Unser sich ständig wandelnder Lebensstil, die steigende Reizüberflutung und unsere an die neuen Verhältnisse nicht angepasste Ernährung waren die Hauptgründe, dieses Buch zu schreiben. Wir bewegen uns im Medienzeitalter: Alles muss möglichst schnell, unkompliziert und mit wenig Aufwand funktionieren. Das soll natürlich bei unserem Körper genauso sein, nur kann der bei diesem Tempo nicht Schritt halten. Wir stressen uns unbewusst mit der ständigen Erreichbarkeit via Handy und E-Mail, hetzen von einem Meeting zum anderen, unser Leben ist ständig „online“ und irgendwann, wenn vermeintlich nichts Wichtigeres anliegt, essen wir und wundern uns, wenn der Körper streikt. Spätestens dann stellen wir fest, dass nicht das Handy, der Computer oder der nächste Termin das Wichtigste in unserem Leben sind – es sind unsere Gesundheit und unsere Ernährung. Wir dürfen nicht vergessen, dass sie über unser Leben bestimmen, und das nicht nur heute, sondern auch morgen und in den nächsten Jahren.

Aus diesem Grund müssen wir wieder lernen, auf unseren Körper zu hören und auf unsere unterschiedlichen Lebensanforderungen mit unterschiedlichem Ernährungsverhalten zu reagieren. Durch die atemberaubende Entwicklung auf dem Gebiet der Ernährungswissenschaften haben auch unsere natürlichen Lebensmittel einen neuen Stellenwert gewonnen. Wir haben erkannt, dass sie nicht nur für unsere agilen Urahnen, sondern durchaus auch für den bewegungsarmen Gegenwartsmenschen bestens geeignet sind. Offensichtlich hatte die Natur schon die geänderten Notwendigkeiten der modernen Zivilisation vorausgesehen und noch eine gehörige Portion „Evolutionsreserve“ hineingepackt.

Für unseren Alltag heißt das: Das, was wir zu uns nehmen, hängt von uns ab: Sind wir gestresst, müssen wir andere Lebensmittel konsumieren, als wenn wir unsere geistige Leistungsfähigkeit unter Beweis stellen müssen oder Sport treiben möchten.

Wenn Sie jetzt zustimmend genickt haben, freut mich das, denn dann haben Sie bereits den ersten Schritt in Richtung Functional Eating® gemacht.

Ich wünsche Ihnen, dass Sie Ihr Leben mit Functional Eating® endlich so richtig auskosten können, denn unser Leben schmeckt doch sooo unsagbar gut.

Ihr Meinrad Lindschinger

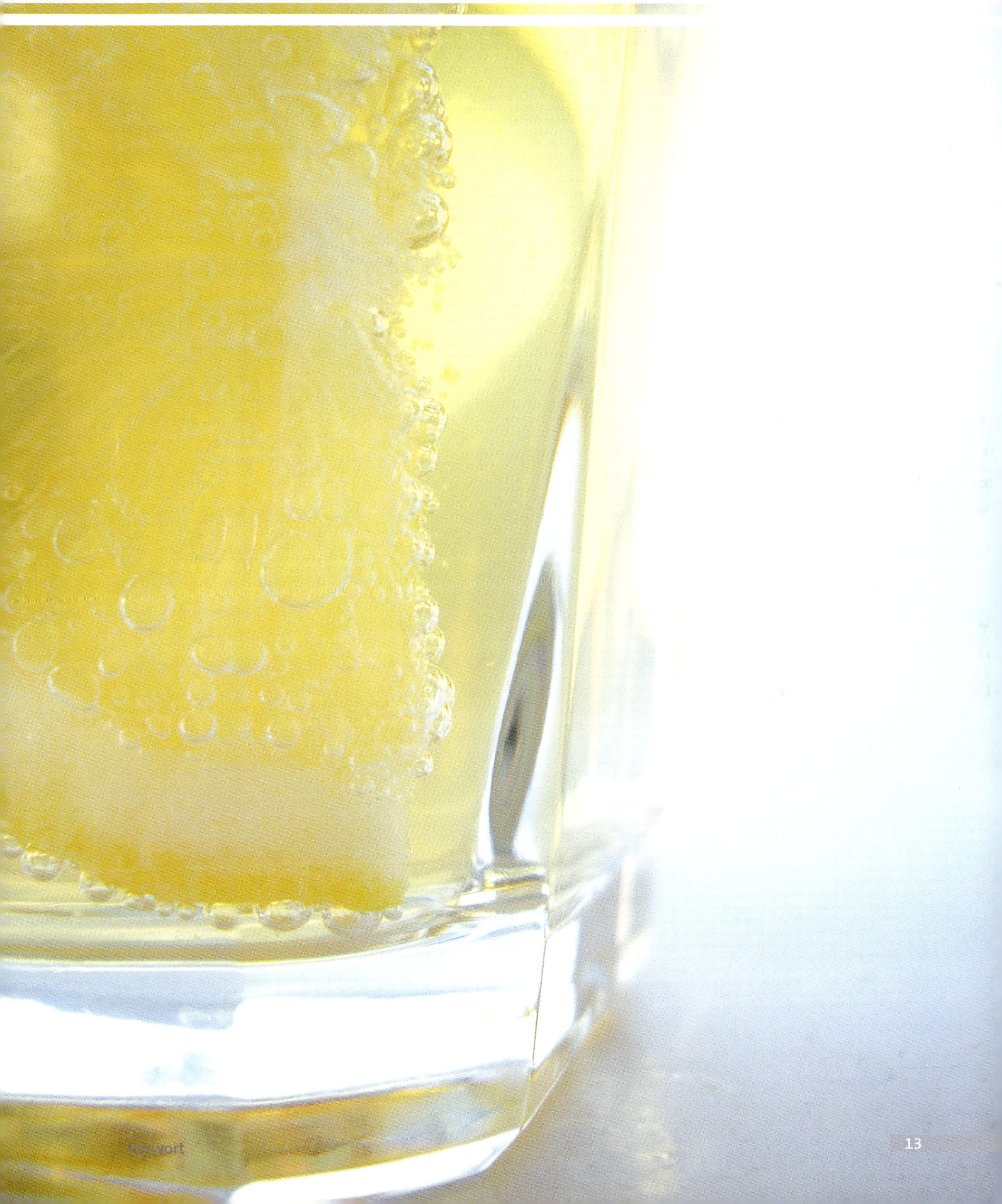

SCHON WIEDER EIN DIÄT-/ ERNÄHRUNGS-/KOCHBUCH?

Wir leben seit fünf Sekunden.

So lautete der Titel eines Jugendbuchs über die Entstehung unserer Welt, das vor fast 50 Jahren erstmalig erschien. Darin wurden – vom Urknall an – die unvorstellbaren Zeiträume der Bildung des Universums, die Entwicklung unserer Erde und des darauf existierenden Lebens zur besseren Veranschaulichung auf die begreifbare Dauer von zwölf Stunden komprimiert.

In der meisten Zeit dieses halben Tages verlief die Sache ohne Zutun eines menschlichen Wesens, die selbst ernannte Krone der Schöpfung erschien nämlich erst fünf Sekunden vor zwölf.

In diesen fünf Sekunden kletterte unsere Urmutter Lucy irgendwo in Afrika von ihrem Baum herunter; ihre Nachfahren lernten den aufrechten Gang, entwickelten die Sprache und erfanden in immer kürzeren Zeitabständen den Faustkeil, das Rad, die Schrift, die Dampfmaschine, den Computer und die Mondrakete.

Unser Gehirn und mit ihm unsere geistigen Fähigkeiten wuchsen im Laufe der menschlichen Evolution mit atemberaubender Geschwindigkeit, auch deswegen, weil der Mensch irgendwann lernte, das vorhandene Nahrungsangebot, gleich ob tierischen oder pflanzlichen Ursprungs, durch Kochen, Braten oder andere Bearbeitung so zu optimieren, dass unser Körper die enthaltenen Nährstoffe besser aufnehmen und verwerten konnte.

Mit dieser rasanten Entwicklung hielt einer allerdings nicht Schritt: Unser Organismus verpasste den Anschluss, schaffte es nicht, sich auf die geänderten Verhältnisse einzustellen. Er war darauf eingerichtet, dass sich unser Körper täglich kilometerweit auf die Suche nach ein paar essbaren Beeren und Wurzeln oder dem einen oder anderen zu erlegenden Wildtier begeben und vielleicht auch einmal ein paar Tage ohne Nahrung auskommen müsse. Auf der anderen Seite beharrte er darauf, dass er bei der Begegnung mit einem Höhlenbären oder Wollnashorn alle verfügbaren Energiereserven für die schnelle Flucht bereitzustellen habe. Und forderte in Konsequenz dessen von uns auch weiterhin die bereits seit Zehntausenden von Jahren gewohnte Zufuhr von Nahrungsmitteln, frei nach der Regel: Iss, was du kriegen kannst, damit ich für Notzeiten oder Extremfälle Reserven anlegen kann.

Die Veränderung unseres Bewegungsverhaltens vom agilen Jäger und Sammler hin zum eher bewegungsarmen und im Extremfall sogar in überwiegend sitzender Haltung verharrenden Kopfarbeiter der modernen Gegenwart bekam unser Organismus leider nicht mit, was – wegen und trotz – des zumindest in den westlichen Ländern bestehenden Überangebots an Nahrungsmitteln einerseits zu Übergewicht und Fettleibigkeit führte, andererseits aber auch zu Magersucht und Mangelerscheinungen.

Hinzu kam, dass sich die Zusammensetzung der uns zur Verfügung stehenden Nahrung auf nahezu dramatische und nicht unbedingt positive Weise änderte.

Denn mit der fortschreitenden Industrialisierung der Erzeugung und dem zunehmenden Kostendruck bei der Produktion wurden die Anteile an Fetten und geringwertigen Kohlenhydraten in unserer Nahrung immer größer. Gleichzeitig ging die Nährstoffdichte unserer natürlichen Lebensmittel stark zurück, überbeanspruchte Böden, Pestizide, Kunstdünger, frühzeitige Ernte und lange Lagerung machten Vitaminen und Mikronährstoffen den Garaus.

Die Nahrungsmittelindustrie reagierte umgehend und brachte fertige Produkte auf den Markt, denen die zur Mangelware gewordenen Nährstoffe künstlich wieder zugesetzt worden waren – Functional Food® war geboren und präsentierte sich als der Schlüssel für die Ernährung der Zukunft. Die Verbraucher waren begeistert, denn sie brauchten sich, so wurde ihnen suggeriert, über die Zusammensetzung ihrer Nahrung keine Gedanken und Sorgen mehr zu machen. Es erschien ja auch plausibel und sehr beruhigend, wenn der Müsliriegel neben den üblichen Inhaltsstoffen auch gleich eine Extraportion Vitamine mit auf den Weg zum Konsumenten bekommen hatte und unser Becher Joghurt zusätzlich mit Kalzium oder lebenden Bakterienkulturen versetzt worden war.

Im gleichen Zug wurde eine Vielzahl von Nahrungsmitteln auf den Markt gebracht, bei denen zwar der Anteil der als schädlich erkannten Bestandteile Fett oder Zucker gegenüber früher deutlich geringer war, gleichzeitig aber waren andere Stoffe zugesetzt worden, die helfen sollten, den gewohnten Geschmack beizubehalten.

Doch brauchen wir das wirklich? Muss es unbedingt industriell vorgefertigte Designer-Nahrung sein? Kann es nicht auch anders funktionieren?

Wie viele Menschen haben sicher auch Sie schon fast einen Meter Ernährungs-, Diät-, Fasten- und Kochbücher in Ihrem Bücherschrank. Vielleicht sogar noch ein wenig mehr. Dann haben Sie zwar einerseits ein ausgeprägtes Ernährungsbewusstsein, andererseits aber damit offensichtlich auch ein Problem, das Sie mit Hilfe dieser kleinen Bibliothek gerne lösen würden.

All diese Bücher haben Sie sicher mit dem gleichen Enthusiasmus und der gleichen Absicht gekauft: Sie wollten an Ihrem bisherigen Ess- und Lebensverhalten etwas ändern. Sie waren sich bei jedem Kauf sicher, dass genau dieses neu angeschaffte Exemplar endlich die Lösung für Ihr leidiges Problem beinhalten würde.

Eine Zeitlang haben Sie dann die Thesen dieser Bücher beherzigt, eine Zeitlang haben Sie danach gelebt. Und doch änderte sich langfristig nichts an Ihrer Ernährungssituation.

Sie sind mit diesem Problem nicht allein.

Nehmen wir das Übergewicht. Eine Studie besagt, dass nur 13 Prozent der Menschen, die jemals in ihrem Leben eine Diät gemacht und dabei mehr als fünf Kilogramm abgenommen haben (was ja wirklich nicht viel ist), diese Kilos auch über mehrere Jahre hinweg nicht mehr zunahmen.

Das heißt aber auch, dass 87 Prozent all derjenigen, die an ihrem Ernährungsverhalten etwas ändern wollten, es nicht geschafft haben.

Woran liegt das? Stehen die falschen Bücher im Schrank? Nicht unbedingt. Aber wahrscheinlich werden Ihnen in diesen Büchern Diäten vorgeschlagen oder es werden Regeln aufgestellt, die eher auf kurzfristige Erfolge abzielen. Jede einzelne für sich nutzt im Moment, mal ganz schnell, mal etwas langsamer, aber keine ist dazu auserkoren, Sie das ganze Leben zu begleiten. Für eine gewisse Zeit der Kasteiung ist alles bestens, aber kaum hört man mit der Diät auf, kommen auch schon wieder die alten Ernährungssünden hervor und die Verhaltensmuster aus der Zeit vor der Diät sind die aus der Zeit danach.

Es geht aber letztlich nicht darum, drei Kilogramm in fünf Tagen abzunehmen. Es geht auch nicht darum, akute Mangelerscheinungen schnell mit ein paar entsprechend angereicherten Nahrungsmitteln auszugleichen.

Wichtig ist vielmehr eine langfristige Lösung, eine im Idealfall lebenslange Umstellung unserer Ernährung und unserer Ernährungsgewohnheiten. Es kommt darauf an, ohne Zwang und Kalorienzählen gesund zu essen und auch gesund zu bleiben. Essen muss Spaß machen.

Gibt es so etwas? Ja!

Die Antwort auf diese Frage ist die Ernährungslehre des Functional Eating®, die anspruchsvolle Esser wieder auf den natürlichen Weg einer (ziel-)bewussten Ernährung führt, ohne die unterschiedlich hohen Anforderungen des heutigen Lebensstils außer Acht zu lassen.

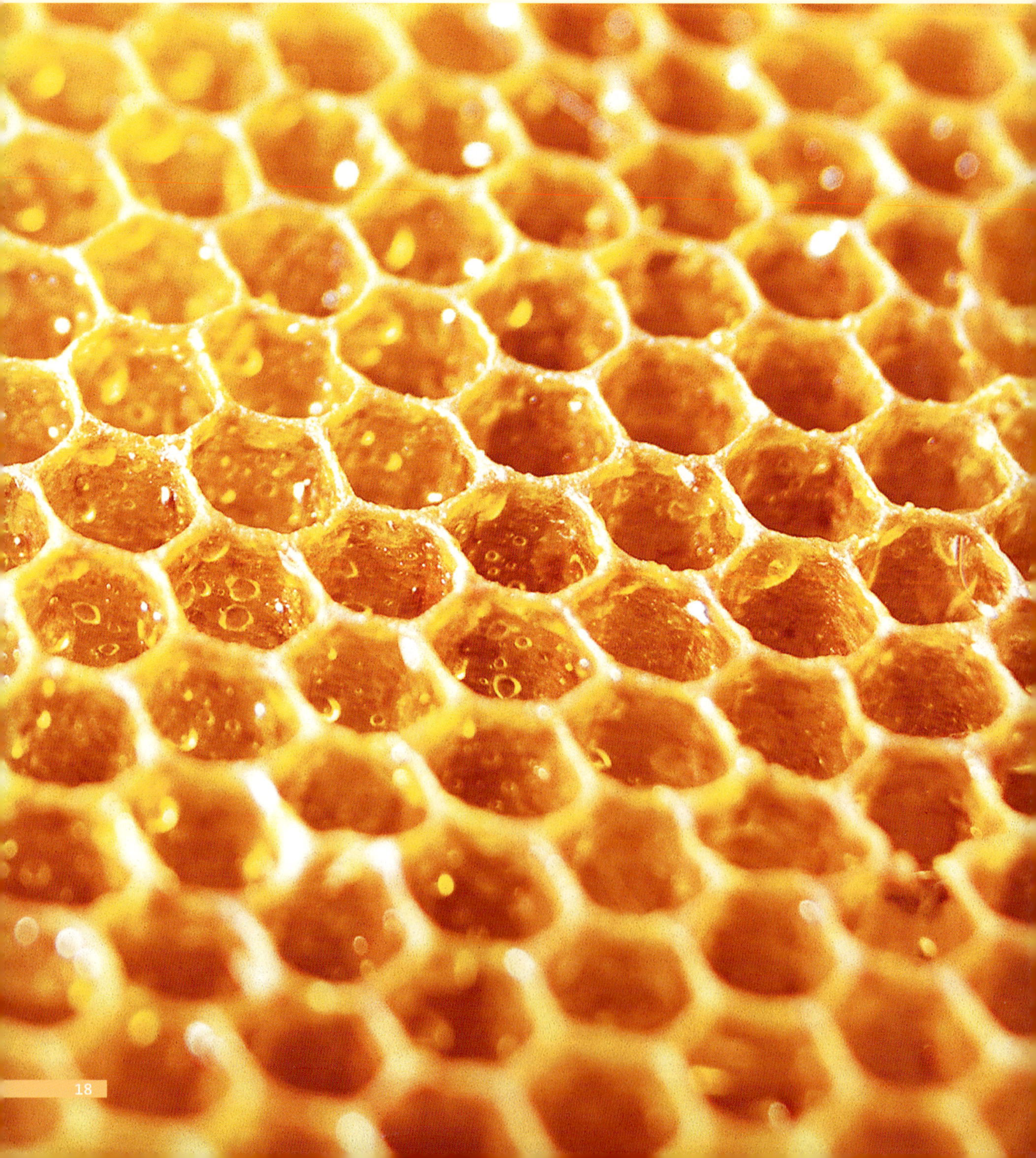

FUNCTIONAL EATING®

„Essen ist eine Notwendigkeit,
aber mit Verstand zu essen, ist eine Kunst."
FRANÇOIS DE LA ROCHEFOUCAULD

Noch nie waren die Erwartungen an unsere Ernährung so hoch wie heute. Wir wissen, dass wir bestimmte Nährstoffe in unserer Nahrung brauchen, wir wissen auch, dass sich ein Sportler anders ernähren muss als ein Manager. Aber wir haben keine Lust oder Zeit, uns wirklich mit unseren Bedürfnissen, mit unseren Lebensmitteln und mit ihren Inhaltsstoffen auseinanderzusetzen. Die Lebensmittelindustrie hat längst mit passend gestylten Produkten reagiert, die Werbung singt Loblieder darauf und wir greifen gehorsam in die Supermarktregale. Das schlechte Gewissen ist beruhigt, denn wir leben ja so gesund!

Doch gleichzeitig sind die Medien voller Meldungen über ernährungsbedingte Erkrankungen und erschreckend ist dabei vor allem, dass schon unsere Kinder davon betroffen sind. Dabei könnte doch durch eine Ernährung, die unseren individuellen Anforderungen gerecht wird, alles im Lot sein.

Birte Karalus: Herr Dr. Lindschinger, im Laufe der vergangenen Jahre habe ich in puncto Ernährung wahrlich einen Schlingerkurs gefahren. Mal habe ich viel gegessen, mal den ganzen Tag gar nichts, dazu gab's viel Kaffee. Gewicht rauf, Gewicht runter, der altbekannte Jo-Jo-Effekt. Mal diese Diät, mal jene. Ich habe

vieles ausprobiert und war irgendwann sicher, wirklich alles über Ernährung zu wissen, bis ich vor einigen Wochen eines Besseren belehrt wurde: als ich eher zufällig auf Ihre Ernährungsmethode gestoßen bin. Schon nach wenigen Tagen mit Functional Eating® fühlte ich mich besser.

Dr. Meinrad Lindschinger: Das freut mich zu hören. Wissen Sie, Frau Karalus, in meine Praxis kommen oftmals Patienten, die sich eigentlich nur durchchecken lassen wollen und die dann aufgrund der Untersuchungsbefunde feststellen müssen, dass die Folgen von jahrelanger falscher und unzulänglicher Ernährung bereits tiefe Spuren in ihrem Körper und in ihrem Organismus hinterlassen haben.

Welcher Art sind diese Spuren?

Eine ganze Palette. Stoffwechselerkrankungen, Übergewicht, Herzbeschwerden, zu hohe Cholesterinwerte, Kreislaufstörungen, Durchblutungsstörungen, um nur die wichtigsten Auswirkungen zu nennen. Denn falsche Ernährung bewirkt Nährstoffmängel und Funktionsstörungen im Körper und wir werden krank.

Und Ihr Ernährungsprogramm schafft da Abhilfe?

Ja, auf jeden Fall. Lassen Sie mich erklären: Essen und Trinken sind lebensnotwendig. Unser Körper erhält dadurch all die Stoffe, die er für ein optimales „Funktionieren" braucht.

Kohlenhydrate, Eiweiß, Fett, Vitamine, Mineralstoffe und Spurenelemente – all das müssen wir mit unserer täglichen Nahrung in den richtigen Mengen und im richtigen Verhältnis aufnehmen, um zu leben und leistungsfähig und gesund zu bleiben. Der Mensch ist von seinem Organismus her ein Mischköstler, aber leider gibt es kein einziges Lebensmittel, das alle essenziellen Nahrungsbestandteile und Nährstoffe in ausreichenden Mengen und in den richtigen Proportionen enthält. Wir sind deshalb darauf angewiesen, verschiedene Lebensmittel miteinander zu kombinieren.

Was die Sache nicht verkompliziert, sondern ihr vielmehr einen ganz eigenen Reiz verleiht, wie ich es ja selbst festgestellt habe.

Genau, das tut es. Auf einen einfachen Nenner gebracht, bedeutet richtige Ernährung: täglich in ausreichender Menge Obst, Gemüse und Salat zu essen, den Fleischkonsum einzuschränken, Getreide-, Vollkorn- und Milchprodukte zu bevorzugen und sich vielseitig und ausgewogen zu ernähren. Wer dann noch für eine ausreichende Flüssigkeitszufuhr sorgt, am besten in Form von Wasser, egal ob aus der Wasserleitung oder der Mineralwasserflasche, kann sicher sein, nichts falsch zu machen, und leistet seinem Körper und seiner Gesundheit einen wertvollen Dienst.

Functional Eating® ist aber doch keine Diät, oder?

Ja und nein. In der strengen Übersetzung aus dem Griechischen ja, denn da hat das Wort „Diät" die Bedeutung von Lebensweise, und das wäre mir durchaus recht. Leider hat die Diät aber im täglichen Sprachgebrauch eine negative Bedeutung bekommen. Wenn jemand eine Diät macht, geht jeder davon aus, dass mit ihm gesundheitlich etwas nicht stimmt, dass er zu dick ist oder sogar ernsthaft krank. Functional Eating® soll in erster Linie einmal der Prävention dienen und ist daher für jeden geeignet. Diät hat, insbesondere in Zusammenhang mit Gewichtsabnahme, den Stempel des zeitlich begrenzten bekommen. Wenn Wunschgewicht oder Bikinifigur erreicht ist, endet auch die Diät. Functional Eating® ist hingegen dauerhaft; eine Ernährung, die uns unser ganzes Leben begleitet. Eine Diät ist immer mit der Erwartung verbunden, dass man auf irgendetwas verzichten muss, was bei Functional Eating® absolut nicht der Fall ist, im Gegenteil. Sie lassen nichts weg, Sie schöpfen täglich aus dem gesamten Spektrum an Lebensmitteln, allerdings in der richtigen Kombination und im richtigen Verhältnis. Und deswegen sage ich immer: Functional Eating® ist keine Diät, es ist eine Ernährungsphilosophie.

Können Sie denn mal mit ein paar kurzen Worten schildern, was Functional Eating® in der Auswirkung auf unsere Gesundheit von anderen Ernährungsweisen unterscheidet?

Da muss ich doch ein wenig weiter ausholen. Wir verstehen ja Gesundheit heute nicht mehr als normalen und stabilen Zustand, der ab und zu in Krankheit umschlägt. Vielmehr betrachten wir Gesund-

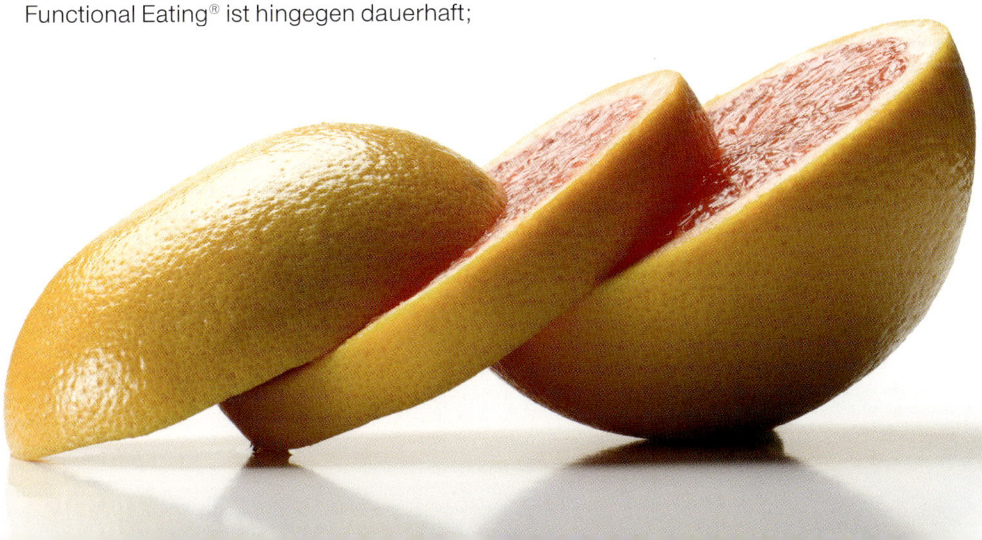

heit und Krankheit als die beiden Schalen einer Waage, die sich mal zu der einen und mal zu der anderen Seite neigt. Wir sind also nicht entweder gesund oder krank, sondern eher ein bisschen weniger gesund oder ein bisschen mehr krank, also eigentlich beides zur gleichen Zeit.

Wir sollten also darauf achten, dass sich die Waage immer in Richtung Gesundheit neigt?

Ganz genau, dann sind wir auf dem richtigen Weg, und das schaffen wir mit einer ausgewogenen und vielseitigen Ernährung. Sehen Sie, aus ernährungswissenschaftlicher Sicht gibt es drei große Ursachenbereiche, die dafür sorgen, dass wir uns eher in Richtung Krankheit bewegen: Da wäre das Fehlen bestimmter Nährstoffe, die für die Zellen wichtig sind; die Aufnahme zu großer Energiemengen, die in der jeweiligen Lebenssituation unnötig sind, und zuletzt die zu geringe Zufuhr antioxidativ wirksamer Nährstoffe.

Können Sie das im Einzelnen erklären?

Aber sicher. Unser Körper ist aus Billionen von Zellen aufgebaut und jede einzelne ist auf die ständige Versorgung mit Sauerstoff und den verschiedensten Mikronährstoffen angewiesen. Wenn dabei Defizite entstehen, gerät einiges aus dem Ruder. Die Bildung der Zellmembran läuft nicht mehr optimal, der Prozess der Zellteilung ist gestört und eine Zellregeneration findet nicht mehr statt. Die Zellen altern rascher und mit ihnen der ganze Mensch. Und schließlich kann auch noch die lebenswichtige Kommunikation zwischen den Zellen gestört oder unterbrochen werden. Letzteres wird heute von vielen Medizinern mit Erkrankungen des Herzkreislaufsystems oder der Gelenke in Verbindung gebracht.

Die Aufnahme von zu viel Energie geht sicherlich in Richtung Übergewicht.

Ja, das ist die augenfälligste Auswirkung, wenn wir täglich mit unserem Essen mehr Kalorien zu uns nehmen als wir eigentlich benötigen. Der Wissenschaftler nennt das energetische Dysbalance. Sie kann sich zum Beispiel auch dann einstellen, wenn der Zeitpunkt der Nahrungsaufnahme nicht mit dem persönlichen Tagesrhythmus übereinstimmt. Und genau da befindet sich der Ansatzpunkt für die Ernährungslehre des Functional Eating®. Die Nahrungsbedürfnisse des modernen Menschen haben sich in den letzten Jahren stark verändert, es ist an der Zeit, dass sich auch die Ernährung ändert. Essen muss bilanzorientiert stattfinden, das heißt, die Zufuhr von Nährstoffen und Energie muss dem jeweiligen Bedarf angepasst werden.

Wir müssen aber nicht nur das Richtige essen, wir müssen auch anders essen als bisher.

Sie haben mir noch die antioxidativ wirksamen Nährstoffe unterschlagen.

Dazu komme ich noch. Bleiben wir noch ein wenig bei der Bilanzorientierung. Functional Eating® kann auf individuelle Bedürfnisse zugeschnitten und bei Änderungen der Lebenssituation jederzeit angepasst werden. Eine Anpassung kann bereits durch eine andere Verteilung der Mahlzeiten über den Tag hinweg geschehen. Schauen Sie, von Klein auf werden wir dazu erzogen, dass es dreimal täglich etwas zu essen gibt. Das wird zwar im heutigen Berufsleben immer schwieriger, wir versuchen aber trotzdem, diesem Grundmuster zu folgen. Doch klappt es nicht mit den drei Mahlzeiten, dann essen wir entweder gar nichts oder schnell was zwischendurch.

Und was macht man da nun am besten?

Essen als Quelle unserer Gesundheit muss wieder zu einem wichtigen Teil unseres Tagesablaufs werden und dafür muss es den Gesetzen seiner Zeit folgen. Das Bezugssystem für den Zeitpunkt der Nahrungsaufnahme darf nicht mehr der Tag an sich sein, Sie müssen stattdessen schauen, in welcher Situation Sie gerade sind. Und dann müssen Sie eine Bilanz erarbeiten, in der festgelegt wird, welche Energiemenge dieser Situation entspricht, was Sie folglich essen sollten, wie viel und schließlich, wann Sie das essen sollten. Das Ganze nennt sich bilanzorientierte Ernährung und ist das Herzstück von Functional Eating®. Ich behaupte, dass wir damit auf einen Schlag einen guten Teil der sogenannten Ernährungsprobleme der westlichen Welt lösen könnten.

Die ja bestimmt nicht in einem Mangel bestehen.

Nein, wir haben in den Industrienationen ein Nahrungsüberangebot und können aus dem Vollen schöpfen. Wir achten aber zu wenig auf den Nährstoffgehalt und die Nährstoffdichte der zur Verfügung stehenden Lebensmittel und da kann es dann doch zu einem Mangel kommen. Wir müssen also wieder lernen zu essen. Und damit meine ich, was wir essen müssen und wie viel davon, damit unser Körper mit den notwendigen Stoffen versorgt wird. Wir müssen unser Bewusstsein wieder dafür schärfen, dass Essen ein großer Teil der Wertschätzung ist, die wir uns selbst entgegenbringen. Wir brauchen eine Rückbesinnung zu alten Esskulturen und müssen weg von der Sinnfreiheit des Essens.

Wie erfahre ich das nun genau?

Dafür habe ich die sieben Säulen des Functional Eating® entwickelt. Jede Säule ist einem ganz bestimmten Thema beziehungsweise Ernährungstypus gewidmet:

- ★ **Balanced Food** für alle, die eine bilanzorientierte, ausgewogene Ernährung künftig in ihr Leben übernehmen wollen,
- ★ **Power Food** für alle sportlichen und körperlich arbeitenden Menschen,
- ★ **Brain Food** für alle, die mit dem Kopf arbeiten,
- ★ **Soul Food** für alle Stressgeplagten unter uns,
- ★ **Beauty Food** für die Schönheit von innen und außen,
- ★ **Erotic Food** für alle, die noch mehr Spaß und Lust beim Sex haben wollen und
- ★ **New Food** für alle, die sich lieber vegetarisch, aber trotzdem ausgewogen ernähren wollen.

Das heißt, dass man da wirklich einiges lernen muss.

Schauen Sie, Frau Karalus, fast täglich lernen wir im Berufsleben etwas dazu, ständig müssen wir uns weiterbilden oder in völlig neue Wissensgebiete einarbeiten, um fachlich auf dem Stand der Zeit zu sein. Nichts davon fliegt uns im Schlaf zu. Wir haben damit kein Problem, weil wir ja dadurch Geld verdienen oder sogar beruflich aufsteigen. Kann es uns da zu viel sein, für unsere höchsten Güter, unsere Gesundheit und unser Leben etwas zu lernen? Ich meine, das sollte uns schon ein wenig Zeit wert sein. Functional Eating® ist nicht schwer zu verstehen. Und irgendwann ist es dann sowieso eine Selbstverständlichkeit wie Lesen, Schreiben oder Autofahren. Und das haben wir ja auch irgendwann mal gelernt.

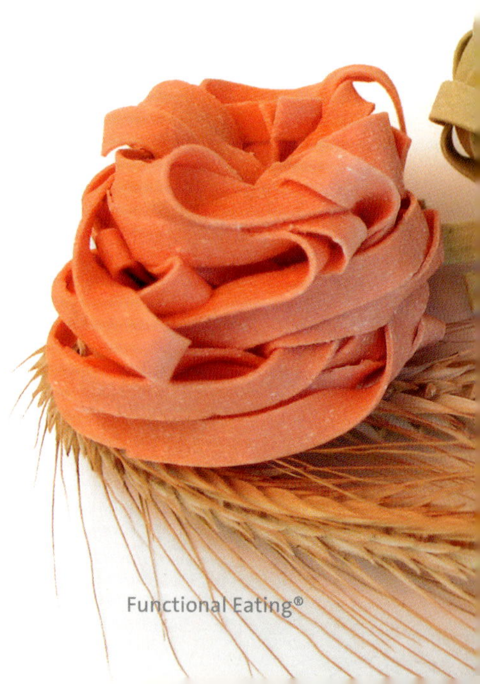

Nährstoffaufnahme Urahnen – Jetztzeit

	Urahnen	heutige Ernährung
Ballaststoffe (g pro Tag)	100	12
Folsäure (mg pro Tag)	360	170
Kalium (g pro Tag)	10,5	2,5
Kalzium (g pro Tag)	2.000	750
Natrium (g pro Tag)	0,8	4
Vitamin A (µg pro Tag)	17	7
Vitamin C (mg pro Tag)	600	80
Vitamin E (mg pro Tag)	33	8
Zink (mg pro Tag)	43	10
Gesamtfett (% der zugeführten Kalorien)	21	42

Quelle: Eaton u.a.: „Paleotithic Nutrition Revisited: a 12 year retrospective on its nature and implications“ in: European Journal of Clinical Nutrition, 1997 (S. 207)

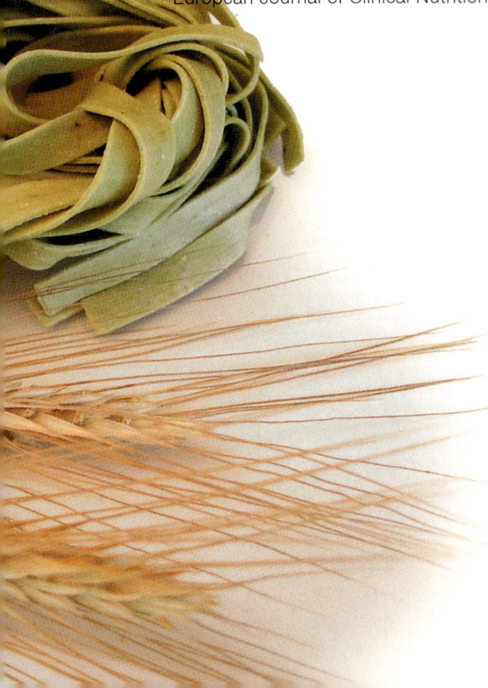

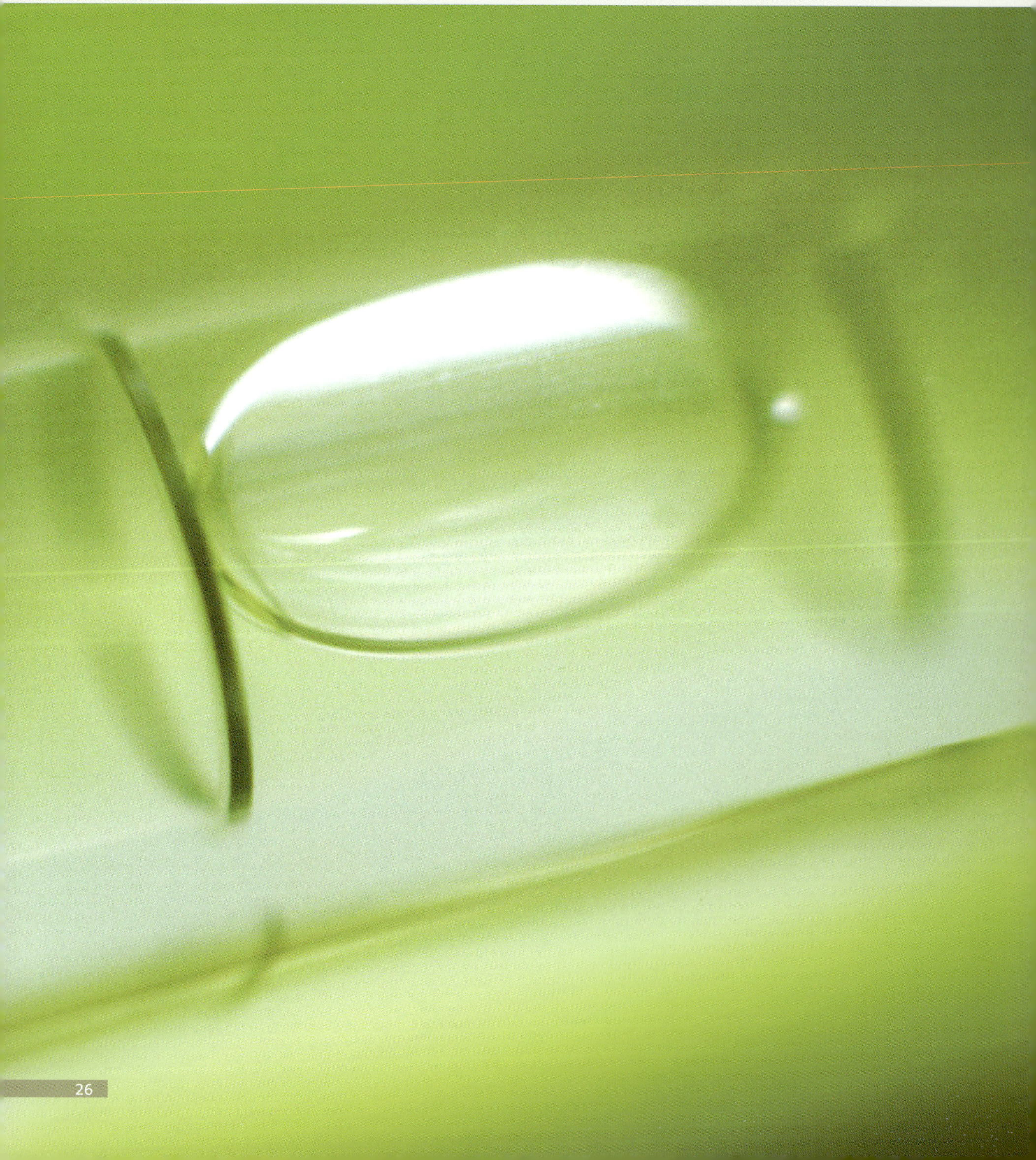

BALANCED FOOD

„Man kann nicht gut denken, gut lieben, gut schlafen, wenn man nicht gut gegessen hat.“ VIRGINIA WOOLF

ERNÄHRUNG IM GLEICHGEWICHT

Als die Menschen noch nicht genug zu essen hatten, malten sie sich ein Schlaraffenland aus. Jetzt ist die Utopie des Überflusses Wirklichkeit und viele begnügen sich trotzdem mit dem Notwendigsten und Billigsten. Wir müssen wieder dazu finden, mit Lust und Leidenschaft zu essen und vor allem ohne Verzicht. Balanced Food sorgt für die notwendigen Hintergrundinformationen und zeigt anhand der sieben Ernährungssäulen auf, wie einfach es ist, Lebensmittel klug zu kombinieren.

Birte Karalus: Die Balance macht's also!

Dr. Meinrad Lindschinger: Ja, die Balance, die Ausgeglichenheit in der Ernährung, verbunden mit der richtigen Kombination macht den Unterschied. Wenn man nach der Balanced-Food-Methode gesünder essen und leben will, heißt das aber zunächst, einiges über die Bestandteile unserer Nahrung und ihre Wirkung im menschlichen Körper zu wissen.

Aber die Schwierigkeit bei jeder Ernährungsumstellung ist doch, dass sie dem individuellen Lebensrhythmus möglichst perfekt angepasst sein muss, sonst ist sie doch sicherlich gleich zum Scheitern verurteilt.

Bei Functional Eating® ist die Umstellung einfach. Es gibt ja keine festen Regeln. Es gibt Vorschläge, aus denen frei gewählt werden kann. Jeder ist frei in seiner Entscheidung, wie er kombiniert und was er isst.

Wie einfach ist Functional Eating® denn in den Alltag zu integrieren? Ich denke da an Büro, Kantine, Hotel oder Restaurant.

> **TIPP** Schenken Sie Ihrer Ernährung – und damit sich selbst – mehr Aufmerksamkeit! Setzen Sie sich mit Ihren speziellen Bedürfnissen auseinander. Was Ihnen nicht schmeckt, lassen Sie weg und ersetzen es durch Lebensmittel, die Ihre Favoriten sind. Balanced Food bietet hier eine Vielfalt an Auswahl- und Kombinationsmöglichkeiten.

Sofern man die Grundzüge der Philosophie von Functional Eating® verstanden hat, kann es immer und überall eingesetzt werden. Man muss nur damit anfangen.

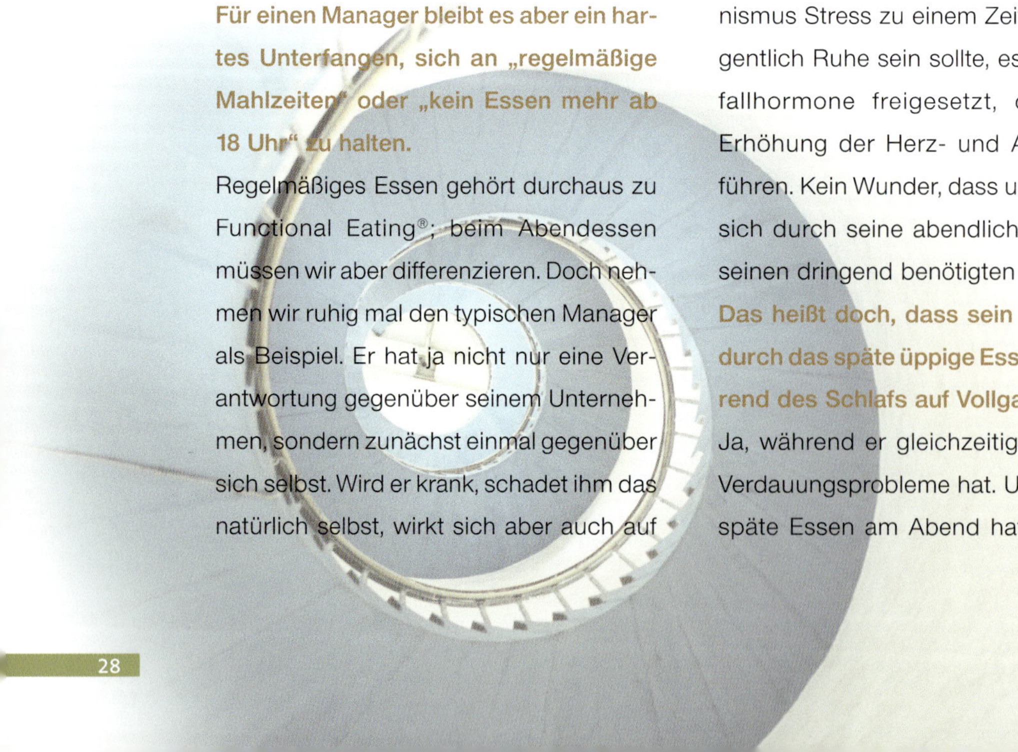

Für einen Manager bleibt es aber ein hartes Unterfangen, sich an „regelmäßige Mahlzeiten" oder „kein Essen mehr ab 18 Uhr" zu halten.

Regelmäßiges Essen gehört durchaus zu Functional Eating®; beim Abendessen müssen wir aber differenzieren. Doch nehmen wir ruhig mal den typischen Manager als Beispiel. Er hat ja nicht nur eine Verantwortung gegenüber seinem Unternehmen, sondern zunächst einmal gegenüber sich selbst. Wird er krank, schadet ihm das natürlich selbst, wirkt sich aber auch auf das Unternehmen aus. Also müsste er doch versuchen, sich gesund zu ernähren. Aber genau das macht er nicht. Sein erster Fehler nach dem Aufstehen ist sicher ein unzulängliches Frühstück oder gar keins. Tagsüber lässt ihm die Terminhetze keine Zeit, sich bedarfsgerecht zu ernähren. Erst abends hat er dann Gelegenheit, etwas zu essen, hat Hunger wie ein Wolf und isst auch dementsprechend. Es dürfte aber auch dem umtriebigsten Manager klar sein, dass unregelmäßige Ernährung und spätes üppiges Essen nicht gesund sein können. Denn genau dann, wenn der Körper sich eigentlich auf die Schlaf- und Erholungsphase vorbereitet, gibt man ihm durch den vollen Magen noch einmal richtig was zu tun. Auf einmal hat der Organismus Stress zu einem Zeitpunkt, wo eigentlich Ruhe sein sollte, es werden Notfallhormone freigesetzt, die zu einer Erhöhung der Herz- und Atemfrequenz führen. Kein Wunder, dass unser Manager sich durch seine abendliche Völlerei um seinen dringend benötigten Schlaf bringt.

Das heißt doch, dass sein Stoffwechsel durch das späte üppige Essen auch während des Schlafs auf Vollgas läuft.

Ja, während er gleichzeitig fürchterliche Verdauungsprobleme hat. Und durch das späte Essen am Abend hat er dann am nächsten Morgen kaum Hunger, geht also wieder ohne Frühstück ins Büro. Das ist wie ein Teufelskreis.

TIPP Eine kleine Faustregel: Versuchen Sie Fette und Öle so einzuteilen, dass Sie 1/3 einfach gesättigte Fettsäuren, 1/3 mehrfach gesättigte Fettsäuren und 1/3 ungesättigte Fettsäuren zu sich nehmen.

Und was raten Sie unserem Manager denn nun?
Er muss umdenken. Er beginnt seinen Tag optimal mit einem seinen Bedürfnissen angepassten Frühstück – was das heißt, dazu kommen wir später. Über den Tag verteilt sollte er sich kleine Zwischenmahlzeiten gönnen: Wer zwischen zwei Terminen immer noch ein Telefonat führen kann, hat auch Zeit, mal ein Vollkornbrötchen, eine Banane oder ein paar Früchte zu essen. Dadurch wird nämlich vermieden, dass abends ein Riesenhunger zu stillen ist. Das Abendessen kann also dementsprechend kleiner ausfallen. Wichtig ist in jedem Fall, bis zum Schlaf noch eine gewisse Zeit vergehen zu lassen, damit der Körper noch während der Wachphase an der Verdauung arbeiten kann. Wie lange das dauert, ist vom Umfang des Abendessens abhängig: Bei einem Wiener Schnitzel oder einem großen Steak mit Pommes frites können es durchaus drei Stunden sein. Der Ratschlag gilt übrigens gleichermaßen für Nacht- oder Schichtarbeiter.

Eigentlich wissen wir alle, dass wir uns nicht gerade optimal ernähren und sind auch bereit, etwas zu ändern. Und doch kommen wir nur schwer aus dieser Tretmühle heraus.
Oh doch, Sie kommen heraus, nämlich dann, wenn Sie Ihre tägliche Ernährung ernst nehmen und sich erst einmal mit den wichtigsten Grundbegriffen vertraut machen. Der Rest ist dann im Rahmen von Balanced Food, dem Plan für ausgewogene Ernährung, ganz einfach. Wir müssen wieder lernen, auf unseren Körper zu hören. Er zeigt uns ganz genau, was er mag und was nicht. Er zeigt es uns durch Sodbrennen, wenn wir mal wieder etwas gegessen haben, was uns nicht guttut. Er zeigt es uns durch Gewichtszunahme oder Mangelerscheinungen, dass unsere Energie- oder Nährstoffzufuhr nicht stimmig ist. Wir haben Kopfschmerzen, sind müde, haben kaum Energie, fühlen uns schlapp und ausgelaugt. Unausgewogene Ernährung ist in den meisten Fällen der Hauptgrund dafür. Fangen wir doch ganz von vorne an: Jeder weiß, dass unser Körper auf jeden Fall die drei Basis- oder Makronährstoffe Eiweiß, Kohlenhydrate und Fett benötigt. Wenn man dann aber fragt, was sie bewirken, erntet man leider ratlose Blicke. Auch das sollte eigentlich jeder wissen.

Eiweiß	Fett	Kohlenhydrate
Baustoff	Brennstoff	Brennstoff
dient zum Aufbau und zur Erhaltung des Körpers	liefert dem Körper vorwiegend Energie	liefert dem Körper vorwiegend Energie

Nehmen wir zunächst das Eiweiß. Es ist ein unentbehrlicher Grundstoff für unseren Körper und wird zum Auf- und Umbau von Körpereiweiß benötigt, zum Beispiel für unsere Muskulatur. Eiweiß muss täglich mit der Nahrung zugeführt werden, da der Körper keine Speichermöglichkeiten dafür besitzt. Täglich sollten circa acht bis zehn Prozent der Gesamtenergiezufuhr in Form von Eiweiß aufgenommen werden. Eiweiß ist in nahezu gleicher Form sowohl in tierischen wie auch in pflanzlichen Lebensmitteln enthalten; gute Quellen sind Fleisch, Fisch, Geflügel, Eier, Milch, Milchprodukte, Wurstwaren, Kartoffeln, Getreide, Hülsenfrüchte und Soja.

Gibt es eine Empfehlung, in welchem Verhältnis wir uns von pflanzlichem und tierischem Eiweiß ernähren sollten?

Aber sicher. Am besten ist eine ausgewogene Mischung aus zwei Dritteln pflanzlichem und einem Drittel tierischem Eiweiß. Der Anteil an tierischem Eiweiß ist in unserer Ernährung leider häufig zu hoch. Aus diesem Grund sollte man danach streben, dass die Gemüse-, Kartoffel-, Getreide- und Reisportionen größer, die Fleisch-, Wurst- und Käseportionen hingegen kleiner werden. Auch Vegetarier bekommen übrigens ausreichend Eiweiß über die pflanzlichen Lebensmittel oder sie trinken eine zusätzliche Portion Milch, um ihren Bedarf zu decken. Bei den Lebensmitteln mit tierischem Eiweiß sollte man darüber hinaus immer auf den Fettgehalt achten.

Fett ist aber doch auch wiederum ein wichtiger Energielieferant.

Ja, und außerdem transportiert es im Blut die fettlöslichen Vitamine, also A, D, E und K. Fett ist auch ein wichtiger Geschmacksträger, häufig der Grund, warum zu viel davon genommen wird. Die täglich empfohlene Fettmenge soll aber nicht mehr betragen als 25 bis 30 Prozent der Gesamtenergiezufuhr. Das entspricht circa 70 bis 80 Gramm Fett pro Tag für einen Erwachsenen. Fett ist als sogenanntes Streichfett in Butter und Margarine und als Kochfett in Pflanzenöl enthalten, aber dann gibt es auch noch die vielen versteckten Fette, die in Wurst- und Fleischwaren, Milch und Milchprodukten, Mehlspeisen, Schokolade,

Schokoriegeln, Knabbergebäck, Pommes frites und vielem mehr enthalten sind. Die werden leider meist außer Acht gelassen.

Zu viel Fett im Essen ist ja eine der Ursachen von Übergewicht. Aber Fett ist doch nicht gleich Fett?

Nein, da gibt es Unterschiede. Und das spielt in unserer Ernährung eine ganz wichtige Rolle. Bei den verschiedenen Fetten und Ölen wird nach der Höhe der Anteile an gesättigten, einfach ungesättigten und mehrfach ungesättigten Fettsäuren unterschieden. Von den erlaubten 30 Prozent Energie aus Fetten sollte nicht mehr als ein Drittel aus solchen mit einem hohen Gehalt an gesättigten Fettsäuren stammen, da sie den Cholesterinhaushalt negativ beeinflussen. Der Rest sollte sich möglichst gleichmäßig auf die Fette mit einfach ungesättigten und auf die mit mehrfach ungesättigten Fettsäuren verteilen. Erstere finden Sie vor allem in Oliven- und Rapsöl, mehrfach ungesättigte in hochwertigen Pflanzenölen wie Sonnenblumen-, Soja- und Maiskeimöl sowie im Fett von Kaltwasserfischen, zum Beispiel Makrele, Hering oder Lachs.

Fettsäurenmuster unserer Fette/Öle in Prozent

	gesättigte Fettsäuren	**einfach ungesättigte Fettsäuren**	**mehrfach ungesättigte Fettsäuren**
Butter	60	37	3
Diätmargarine	20	30	50
Distelöl	10	15	75
Kokosfett	92	6	2
Kürbiskernöl	21	24	55
Maiskeimöl	14	29	57
Olivenöl	19	73	8
Rapsöl	8	60	32
Schweineschmalz	43	49	8
Sonnenblumenöl	8	27	65

Quelle: Burgerstein, L., Zimmermann, M., Schurgast, H., Burgerstein, Uli P.: Burgersteins Handbuch Nährstoffe, Karl F. Haug Fachbuchverlag, 2002 (10. Auflage)

Kommen wir zu den Kohlenhydraten. Die versorgen doch den Körper schnell mit neuer Energie.

Ja, manche sogar zu schnell. Kohlenhydrate, also alle Arten von Zucker und Stärke, sind unsere wichtigsten Energielieferanten. Die Gehirn- und auch die Nervenzellen sind besonders auf die Energie aus den Kohlenhydraten angewiesen. Kohlenhydrate werden in unserem Körper in erster Linie zur Energiegewinnung herangezogen und sind daher für unsere Leistungsfähigkeit unerlässlich. Auch die Ballaststoffe gehören übrigens zur Gruppe der Kohlenhydrate. Der menschliche Organismus kann die in ihnen enthaltene Energie zwar nicht verwerten, aber sie fördern die Verdauung und erfüllen im Darm eine wichtige Reinigungsfunktion.

Manche sagen, es seien gerade die Kohlenhydrate, die für Übergewicht und auch für viele weitere Zivilisationserkrankungen verantwortlich sind.

Man hört und liest das immer wieder. Es trifft möglicherweise auf industriell verarbeitete Produkte zu, die bei meinem Ernährungsprogramm allerdings sowieso keine Rolle spielen.

Was meinten Sie eigentlich eben mit „manche sogar zu schnell"?

Genau wie es verschiedene Fette gibt, gibt es auch unterschiedliche Kohlenhydrate. Man unterteilt sie einerseits in die leicht aufschließbaren Kohlenhydrate, die in Süßwaren, Marmeladen, Honig, gesüßten Limonaden, Weißmehl und Teigwaren zu finden sind, und andererseits in die ballaststoffreichen Kohlenhydrate, wie sie in Kartoffeln, Gemüse, Vollkornreis, Vollkornteigwaren, Vollkornmehl, Vollkornbrot, Hülsenfrüchten und auch in Obst enthalten sind.

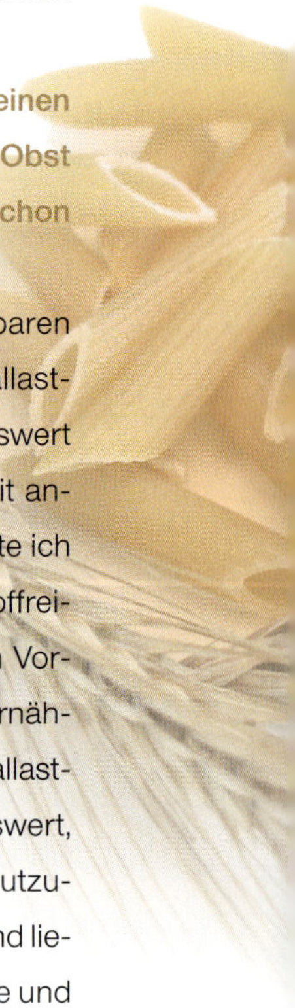

Marmelade und Weißmehl auf der einen Seite, Vollkornmehl, Gemüse und Obst auf der anderen Seite. Da ist doch schon klar, was dem Körper guttut.

Die Nachteile der leicht aufschließbaren Kohlenhydrate sind der geringe Ballaststoffgehalt, der schlechte Sättigungswert und der rasche Blutzuckeranstieg mit anschließendem jähen Abfall. Das meinte ich eben mit „zu schnell". Die ballaststoffreichen Kohlenhydrate sind von klarem Vorteil für eine gesunde, ausgewogene Ernährung. Sie bieten wegen des hohen Ballaststoffgehalts einen hohen Sättigungswert, verursachen einen nur langsamen Blutzuckeranstieg, fördern die Verdauung und liefern zusätzlich noch wichtige Vitamine und Mineralstoffe.

Und wie hoch soll die tägliche Menge an ballaststoffreicher Nahrung sein?

Wir hier im Institut empfehlen pro Tag mindestens 30 Gramm Ballaststoffzufuhr, die durch Obst, Gemüse oder Vollkornprodukte erfolgen soll. Diese Lebensmittel haben den Vorteil, dass sie auch wichtige Mineralstoffe wie Kalium, Magnesium und Eisen enthalten, um nur die wichtigsten zu nennen, außerdem Vitamine, allen voran das so wichtige Vitamin B.

ballaststoffreiche Lebensmittel:		**ballaststoffarme Lebensmittel:**	
1 Vollkornbrötchen (60 g)	4,0 g	1 Brötchen (50 g)	1,0 g
1 Portion Vollkornreis (roh; 40 g)	1,5 g	1 Portion Reis (poliert, roh; 40 g)	0,7 g
1 Portion Vollkornteigwaren (roh; 50 g)	6,0 g	1 Portion Teigwaren (roh; 50 g)	1,7 g
50 g Vollkornkekse	5,0 g	50 g Butterkekse	1,5 g

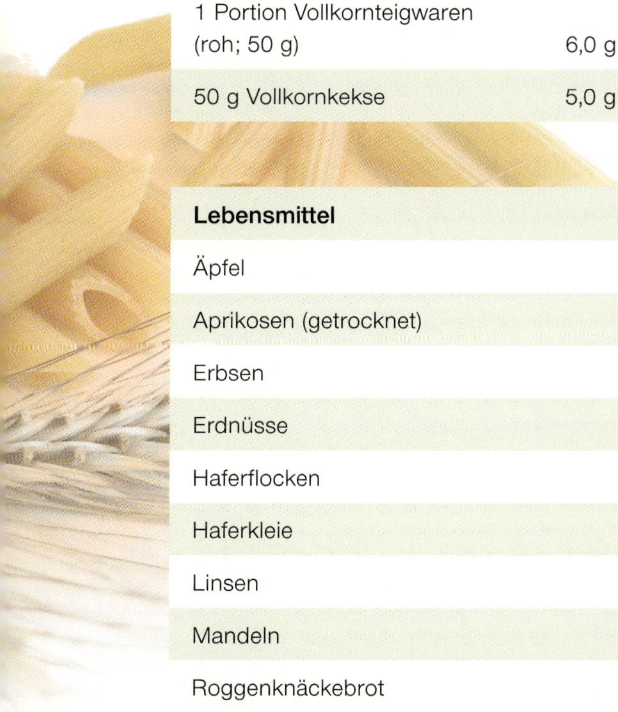

Lebensmittel	**Nahrungsfasergehalt (g/100 g)**
Äpfel	3
Aprikosen (getrocknet)	8
Erbsen	7
Erdnüsse	7
Haferflocken	10
Haferkleie	20
Linsen	3
Mandeln	10
Roggenknäckebrot	15
Rosenkohl	5
Rosinen/Sultaninen	6
Vollkornnudeln (gekocht)	5
weiße Bohnen	8
Weizenkleie	50

Und sicherlich kommt jetzt Ihr Hinweis, dass man darauf achten soll, immer genügend zu trinken.

Das ist meine Lieblingsermahnung an meine Patienten. Es ist einfach unerlässlich, täglich mindestens zwei bis zweieinhalb Liter Flüssigkeit zu trinken. Im täglichen Leben käme niemand auf die Idee, einen schmutzigen Topf nicht mit ausreichend Wasser zu reinigen. Nur bei unserem Körper machen wir es anders. Viele meiner Patienten antworten auf die Frage, wie viel Wasser sie jeden Tag trinken, mit: „Na ja, Herr Doktor, mit dem Wassertrinken hab ich es nicht so, maximal schaffe ich zwei bis drei Gläser pro Tag." Diese Aussage bekomme ich dann bei der nachfolgenden Untersuchung in Form von Dehydrationserscheinungen bestätigt.

Also lautet die Devise: viel trinken, nichts weglassen und die richtige Kombination der Lebensmittel finden?

Genau. Und auf gar keinen Fall Verzicht üben! Das ist doch der Hauptgrund, warum Mangelerscheinungen auftreten und es uns allen so furchtbar schwerfällt, an unserer Ernährung etwas zu ändern. Man darf eines nie vergessen: Gesundheit ist mehr als nur die Abwesenheit von Krankheit. Es ist ein umfassendes Wohlbefinden, auf körperlicher, sozialer und auch auf seelischer Ebene. Gesundheit ist etwas, das man nicht einfach nur hat, sondern an dem immer wieder gearbeitet werden muss. Einseitige und unausgewogene Ernährung über längere Zeit schadet unserem Körper.

Was ist bei Ihrer Ernährungsmethode alles erlaubt?

Gesundes Essen heißt nicht Verzicht auf besonders lieb gewonnene Speisen. Gesundes Essen heißt in Kurzform: Essen Sie mehr Getreide und Getreideprodukte – wenn möglich, so oft es geht Vollkornprodukte, außerdem Gemüse, häufig Obst, fettarme Milchprodukte und Seefisch, dafür weniger Fleisch, Wurst und besonders fette Speisen.

TIPP Verbinden Sie doch das Angenehme mit dem Nützlichen. Hetzen Sie nicht durch Regalschluchten, sondern kaufen Sie Ihre Lebensmittel so oft es geht auf dem Markt ein. Lassen Sie sich von der Vielfalt der Angebote und der Düfte inspirieren.

Das Motto heißt also auch: weniger Tierisches, mehr Pflanzliches und vor allem richtig kombiniert.

Ja, in der Kombination der einzelnen Nahrungsmittel liegt der Weg zu mehr Wohlbefinden und zu einer ausgewogenen Ernährung. Was man mischt, was man miteinander und untereinander verbindet und dann isst, darin liegt der Schlüssel. Es gibt unzählige Lebensmittel, die, jedes für sich, hervorragend schmecken, dabei auch noch ausreichend Vitamine, Eiweiß oder Kohlenhydrate enthalten, jedoch in Kombination mit einem anderen Lebensmittel ernährungsphysiologisch eine ganz andere, stärkere Wirkung zeigen.

Mal flapsig formuliert: Ein Pfefferminzkaubonbon verändert in einer vollen Colaflasche die Oberflächenspannung und es entsteht eine riesige Schaumfontäne – das wäre wohl eine vergleichbare Reaktion.

So sollte man sich durchaus auch eine Reaktion im Körper vorstellen, wenn eine falsche Kombination beim Essen erfolgt ist. Es wird nicht gleich überall herausspritzen, leider nicht, denn dann würden wir die Fehler ja sofort bemerken. Nein, im Organismus schleichen sich, je nach Häufigkeit der falschen Zusammenstellung, schwere gesundheitliche Probleme ein. Ich sage auch immer: Salpetersäure und Glyzerin, nebeneinander stehend, machen noch lange keine Bombe, aber miteinander gemischt, also kombiniert, entsteht eine tödliche Mixtur.

Klingt besorgniserregend, wenn man sich solche chemischen Vorgänge im eigenen Körper vorstellt, die nur durch falsches Essen oder falsches Kombinieren entstehen können.

Die jahrelange, völlig falsche Ernährung ist das Grundproblem fast all meiner Patienten. Übrigens, wenn wir schon bei plastischen Beispielen sind: Niemand würde auf die Idee kommen, einen Luxuswagen mit billigstem Fusel zu tanken. Nein, beim Auto hält sich jeder an die Vorgaben des Herstellers, tankt je nachdem Diesel, Benzin oder 98 Oktan Superbenzin; man kann das Auto auch verwöhnen, die Brieftasche erleichtern und 100 Oktan tanken. Aber jeder weiß, dass ein Auto mit falscher Tankfüllung nach kurzer Zeit auf der Strecke bleibt und kostspielige Reparaturen notwendig werden.

Warum gehen wir denn dann so gedankenlos mit unserer Gesundheit um?

Weil es eben nicht gleich überall rausspritzt und weil der Körper nicht auf der Strecke bleibt, wenn man fünf- oder zehnmal falsch gegessen oder falsch kombiniert hat. Bei unserem Körper braucht es eine gewisse Zeit, bis die Folgen falscher Ernährung zu Tage treten, und das können Jahre sein.

Deshalb hört man so oft: Der war immer gesund und von einem auf den anderen Tag ist er umgefallen.

Ja, das sagt man gerne, hört man immer wieder, aber von heute auf morgen geht so was gar nicht. Dass auf einmal der Körper streikt, in welcher Art und Weise auch immer, hat eine lange Vorgeschichte und meist eine falsche Ernährungs- oder Lebensweise als Ursache. Es ist wie mit dem berühmten Wassertropfen, der das Fass zum Überlaufen bringt. Ein Beispiel: Wenn Sie jahrelang zu viel Fett essen und Ihre Blutfettwerte sind völlig aus dem Rahmen, dann tut das nicht weh, schränkt Sie erst einmal bei nichts ein und es fällt Ihnen auch kein Arm ab. So meinen Sie leider, Sie seien völlig gesund. In Ihrem Körper spielen sich aber bereits die wildesten Szenarien ab. Ihr Organismus hat täglich mehr Stress mit dem Stoffwechsel und lagert das überschüssige Fett in den Fettzellen und in den Arterien ab. Und irgendwann sind die dicht und es geht kein Blut mehr durch.

> **TIPP** Mittlerweile kann man in Restaurants, an der Volkshochschule oder in Akademien bezahlbare Kochkurse machen. Geben Sie sich die Chance herauszufinden, dass Kochen erlernbar ist und oft sogar großen Spaß macht.

Wie eine Restmüllentsorgung, aber im eigenen Körper.

Das ist ein perfekter Vergleich. Wie ein Messie, der niemals seinen Müll wegbringt, nur immer neuen und immer mehr verursacht und in seiner Wohnung lagert, sodass kein Durchkommen mehr ist, genauso gehen viele von uns mit ihrem Lebensraum Körper um. Das führt dann zu Übergewicht und zu Arterienverstopfung und beides wiederum birgt das große Risiko für das Ausbrechen einer Herz-Kreislauf-Erkrankung. Herzinfarkt oder Schlaganfall sind die unmittelbare Folge davon.

Und das kann man durch die richtige Ernährung vermeiden?

Ja, wobei ich als Arzt natürlich auch immer noch die regelmäßige medizinische Untersuchung empfehle. Aber die Beschaffenheit unserer Ernährung ist ein wesentlicher Parameter für unseren körperlichen Zustand. Balanced Food hilft uns dabei. Es ist ganz einfach, wenn man die Grundregeln, den Aufbau und den Inhalt der sieben Säulen einmal verstanden hat. Ich sagte es ja schon, ohne ein wenig Zeit und Mühe geht es nicht, aber dann ist ein gesundes Leben die fast schon zwangsläufige Folge. Ohne irgendeine Diät, ohne jeglichen Stress tauscht man ganz einfach Völlegefühl gegen Wohlbefinden aus.

Was halten Sie denn von zusätzlichen Nährstoffen, zum Beispiel in Form von Vitamintabletten?

Für medizinisch festgestellte Mangelerscheinungen und Ausnahmesituationen im Leben, wie nach einer Operation oder Krankheit, bei Genesungsprozessen oder extremen Belastungen, sind Nährstoffzusätze und Vitaminkapseln ohne Frage sinnvoll, ansonsten sollten wir aber der Natur eine Chance geben – unser Körper arbeitet schließlich seit Jahrtausenden mit ihr zusammen.

Gibt es eigentlich wissenschaftliche Studien darüber, wie sich Lebensmittel durch Kombination gegenseitig aufwerten?

Ja, gibt es. Es ist interessant, wie Lebensmittel – zusammen verzehrt – eine höhere biologische Wertigkeit erreichen können. Insbesondere geschieht dies bei der Kombination „pflanzliches Eiweiß – tierisches Eiweiß".

Vielleicht ein praktisches Beispiel zum besseren Verständnis.

Gerne. Wenn Sie 200 Gramm Erbsen essen, enthalten diese zehn Gramm Eiweiß, aus denen Sie immerhin drei Gramm Körpereiweiß aufbauen können.

Essen Sie statt der Erbsen 50 Gramm Rindfleisch, werden Sie wiederum mit zehn Gramm Eiweiß versorgt, aus dem Ihr Körper bereits 7,6 Gramm Körpereiweiß aufbauen kann. Nun stellen Sie sich vor: Sie essen das Rindfleisch und die Erbsen zusammen – was ja ohnehin besser schmeckt –, dann nehmen Sie also insgesamt 20 Gramm Eiweiß auf. Doch dadurch, dass sich die Nahrungsproteine ergänzen, können im Körper, nur allein durch die richtige Kombination, 14,6 Gramm Körpereiweiß aufgebaut werden. Im Vergleich zu den 10,6 Gramm, wenn Sie nur zusammenrechnen, steigt also durch das Miteinanderessen die biologische Wertigkeit auf 73 Prozent.

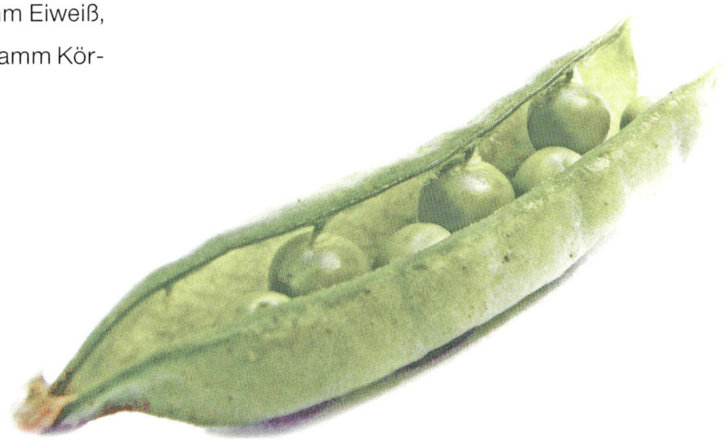

Eiweißgehalt und biologische Wertigkeit verschiedener Lebensmittel

Nahrungsmittel	**Eiweißgehalt**	**biologische Wertigkeit**	**50 g Eiweiß sind enthalten in**	**50 g körpereigenes Eiweiß können aufgebaut werden aus**
Ei (Vollei) zu 57 g mit 50 g Ei-Inhalt	13 %	94 %	380 g, 7 Stück	410 g, 8 Stück
Hefe (frisch)	17 %	69 %	290 g	420 g
Hülsenfrüchte	22 %	30 %	230 g	760 g
Kartoffeln	2 %	67 %	2.00 g	3700 g
Magermilch	4 %	86 %	1.250 g	1450 g
Magermilchpulver	35 %	80 %	140 g	175 g
Magerquark	16 %	86 %	310 g	360 g
Rindfleisch (mager)	21 %	76 %	240 g	300 g
Rotbarschfilet	18 %	80 %	280 g	350 g
Sojabohnen	37 %	72 %	135 g	190 g
Vollmilch	3,3 %	86 %	1.515 g	1760 g
Weizenmehl (Type 480)	11 %	35 %	450 g	1300 g

Quelle: Götz, M.-L., Rabast U.: Diättherapie. Lehrbuch mit Anwendungskonzepten. Georg Thieme Verlag, Stuttgart 1999 (2. Auflage)

Wird dieses Phänomen auch in die andere Richtung ausgenutzt?

Ja, leider. Denken Sie nur an die Trennkost, bei der nur ganz bestimmte, wenige Nahrungsmittelkombinationen erlaubt sind. Haben Sie sich schon einmal gefragt, warum man mit dieser Methode abnehmen kann? Die biologische Wertigkeit gibt die Antwort darauf.

Wie stehen Sie denn zur Trennkost?

Sie bedeutet Verzicht. Und jeder Verzicht wirkt sich im Körper schädlich aus. In bestimmten Kombinationen ist unser Körper einfach nicht imstande, die Nährstoffe entsprechend auszunutzen. Wenn Sie abnehmen wollen, haben Sie mit der Trennkost durchaus Erfolge, aber langfristig besteht bei ihr die Gefahr von Mangelerscheinungen. Trennkost über längere Zeit hinweg ist Betrug am Stoffwechsel.

Können Sie einige Beispiele nennen, welche Eiweißmischungen sich gut ergänzen?

Wenn ich Ihnen jetzt ein paar Gerichte nenne, werden Sie sagen: „Das hat meine Großmutter schon so gegessen.“ Und sie hat es richtig gemacht. Vielleicht, weil Bratkartoffeln mit Spiegelei, Linsen mit Würstchen oder auch nur ein ganz einfaches Wurstbrot so gut geschmeckt haben.

Getreideerzeugnisse zu Milch, Fisch, Fleisch, Ei oder Hefe	**Kartoffeln zu Milch, Fleisch, Ei, Fisch**	**Hülsenfrüchte zu Milch, Fleisch, Fisch, Ei, Getreideerzeugnissen**
zum Beispiel	zum Beispiel	zum Beispiel
• Brot mit Käse, Milch, Ei, Quark, magerer Wurst, Fisch usw. • Teigwaren mit Fleisch, Käse, Ei usw. • Grießbrei mit Milch, Ei • Reis mit Fleisch, Ei usw.	• Bratkartoffeln mit Spiegelei • gekochte Kartoffeln mit Matjesfilet • Kartoffelpüree mit Milch	• Erbseneintopf mit Fleisch • Serbische Bohnensuppe mit Brot • Linsen mit Würstchen

Ist ja absolut genial! Das alles sind Gerichte, die ich seit meiner Kindheit kenne. Aber nun wieder zu Ihrem Ernährungsprogramm, Herr Dr. Lindschinger. Diese sieben Säulen ziehen sich ja auch komplett durch die speziellen Ernährungstypen hindurch und geben sehr übersichtlich Hilfestellung für alle, die ab sofort nach Ihrer Philosophie leben wollen.

Ganz genau. Von den sieben Säulen geht alles aus. Wenn man sich einmal verinnerlicht hat, wie sie sich zusammensetzen, kann man flott draufloskombinieren. Eine Mahlzeit ist ja nichts anderes als ein Konzept zur wechselseitigen Ergänzung von Nahrungsmitteln, ganz gleich, ob die Gänge aufeinander folgen oder alles gemeinsam auf dem Tisch steht. Die Regeln sind leicht zu verstehen und noch leichter umzusetzen.

Die unterste Stufe, also die Basis Ihres Balanced-Food-Programms, ist das Wasser. Das unterstreicht ja noch mal die Wichtigkeit der ausreichenden Flüssigkeitszufuhr.

Das ist das A und O bei der Ernährung. Wenn man nur bedenkt, dass der menschliche Körper zu mehr als 60 Prozent aus Wasser besteht, wird klar, dass es sich um ein Lebenselixier handelt. Der gesundheitliche Nutzen ist enorm und auch Ihre Haut wird es Ihnen danken. Deshalb ist das Wassertrinken die Basis, sozusagen die Grundfeste des gesamten Programms. Immer daran denken: Zwei bis zweieinhalb Liter täglich sind die Norm.

Und auf dieser Grundlage bauen die sieben Säulen auf. Ich sehe, dass bei Balanced Food der Schwerpunkt, das heißt, die größte Säule, die mit den Gemüsen, Salaten, Kräutern und Gewürzen ist. Gemüse und Salate, das ist klar, kann ich sofort mitunterschreiben. Aber wieso führen Sie speziell Gewürze und Kräuter auf?

Zum einen, weil Kräuter und Gewürze natürliche Geschmacksverstärker sind und die Speisen köstlicher machen, aber der Hauptgrund ist der, dass in Gewürzen und Kräutern viele, leider viel zu wenig genutzte Substanzen sind, die ganz bestimmte positive Reaktionen im Körper auslösen. Die Devise lautet: richtig gewürzt, leichter verdaut. Und man denke nur an Zimt, Nelken, Kardamom und Muskatnuss, die Zutaten des klassischen Liebestranks. Durch die Zugabe von Gewürzen und Kräutern wird jede Speise geschmacklich aufgewertet und vor allem werden, wie zum Beispiel bei der Petersilie, Vitamin C, Kalium, Kalzium und das Provitamin A automatisch mitgeliefert und somit der Stoffwechsel ganz natürlich angeregt. Und das Sprichwort, die Petersilie hilft dem Mann aufs Pferd, kennt man ja auch. Unsere Ahnen, die noch keine chemischen Mittelchen hatten, vertrauten im täglichen Leben ganz fest auf die Heilkraft und Wirkung von Kräutern.

Das Augenzwinkern bei der Petersilie hab ich gesehen, Herr Dr. Lindschinger. Das Wissen um Kräuter und ihre Wirkung ist ja wirklich uralt. Schon Hildegard von Bingen hat empfohlen, Petersilie nicht mitzukochen, um ihre Heilwirkung zu erhalten.

Da hatte die gute Frau völlig recht, wie man heute weiß. Denn nicht

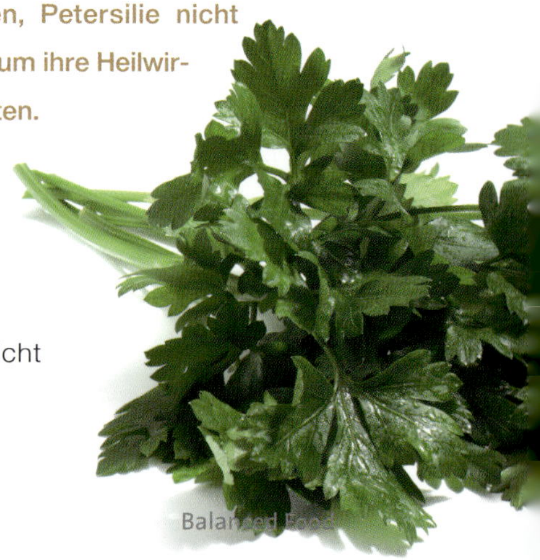

nur die Aromastoffe verfliegen, auch das Vitamin C wird durch die Hitze beim Kochen zerstört.

Die zweite große Säule Ihres Ernährungsprogramms bilden Obst und getrocknete Früchte. Wieso getrocknete?

Weil Trockenfrüchte Ballaststofflieferanten erster Güte sind. Sie sollten pro Tag mindestens drei bis vier Portionen Obst oder getrocknete Früchte essen, wovon eine Portion auf jeden Fall roh zu essen ist. Obst enthält viele Vitamine und Mineralstoffe und dazu noch Antioxidantien. Mit diesen Gegenspielern der freien Radikale kann man sich effektiv vor Arterienverkalkung und auch vor Krebs schützen.

Wollen wir jetzt mal klären, was Antioxidantien und freie Radikale sind?

Beschäftigen wir uns erst einmal noch weiter mit den Ernährungssäulen und dann vertiefen wir uns in eines meiner Lieblingsthemen in der Ernährungslehre: Antioxidantien und freie Radikale. Wie Sie sehen, ist die dritte Säule die mit dem Getreide beziehungsweise den Getreideprodukten. Hier bekommen wir wichtige Ballaststoffe geliefert, ohne die ein funktionierender Stoffwechsel nicht auskommt, außerdem ein wahres Riesenpaket an wichtigen Vitaminen und Mineralstoffen. Getreide gehört nicht ohne Grund zu den ältesten und zugleich wichtigsten Nahrungsquellen der Menschheit. In der vierten Säule finden sich dann Milch und Milchprodukte wie Käse, Joghurt und Quark, wovon Sie pro Tag zwei bis drei Portionen essen dürfen – dabei sollte eine „feste" Portion wie Käse oder Quark dabei sein. Wenn Sie sich als Frau daran halten, nehmen Sie so viel Kalzium zu sich, dass Sie auch mit 80 noch nicht wissen, was Osteoporose ist.

Unsere Säulen werden jetzt schon merklich kleiner. Das heißt, an der Stelle, an der Fleisch, Fisch, Ei, Wurst kommen, ist nicht viel Platz.

Ja, das drückt die Bescheidenheit aus, die Sie bei den Lebensmitteln der fünften Säule walten lassen sollten. Lediglich eine bis zwei Portionen pro Tag sollten davon gegessen werden, wobei Fisch jedoch unbedingt zweimal wöchentlich auf Ihrem Speiseplan stehen sollte.

Die nächste Säule, noch kürzer, ist die mit den Fetten und der Butter, den Ölen und den Nüssen. War bei allem davor das ungefähre Maß eine Handvoll, dann ist jetzt alles nur mehr ein Esslöffel voll.

Auf der Säule ganz rechts, der kleinsten, aber in appetitlichem Zuckerrosa, erspähe ich mit Erstaunen das Wort Naschwerk. Eine Säule nur für Nascherei?

Na klar! Denn das Prinzip ist ja, nichts wegzulassen, was Ihnen Spaß macht und schmeckt, auf nichts zu verzichten! Dass diese Säule die kleinste ist, ist wohl logisch, aber sie gehört dazu und ist auch bei den speziellen Ernährungstypen vorhanden.

Sie hatten eben kurz die Mengen erwähnt, in denen kombiniert werden kann und soll. Können Sie darauf noch einmal näher eingehen?

Die Menge einer Portion ist, wie Sie sehen, bei jeder Säule genau angegeben, aber zur Vereinfachung kann man sich merken: Bei den Säulen Gemüse, Obst und Getreide gilt die Handregel. Alles was in eine Hand passt, ist richtig. Auch beim Fleisch hat sich die Handregel bestens bewährt. Eine Portion Puten- oder Hühnerfleisch sollte etwa so groß wie Ihre Hand sein, und wenn Ihre Hand besonders groß ist, ist es auch das Stück Fleisch, denn dann entspricht das meistens Ihrer Körpergröße.

Und bei den Milchprodukten wird's komplizierter?

Auch nicht. Eine Portion Milch entspricht 250 Milliliter, also einem Viertelliter Milch. Bei den Milchprodukten sind es dann 40 Gramm Käse oder 100 Gramm magerer Quark.

TIPP Verwenden Sie unterschiedliche Öle. Es gibt mittlerweile ein großes Angebot: Sonnenblumen-, Raps- oder Mandel-, Distel-, Oliven- oder Walnussöl für den Salat oder zum Kochen. Sie erreichen geschmacklich eine größere Abwechslung und bekommen die ganze Bandbreite an essenziellen Vitaminen und Fettsäuren. Und kaufen Sie besser kleinere Flaschen, dann wird das Öl nicht ranzig.

Und bei den Ölen und Fetten und Nüssen gilt der Esslöffel als das Maß aller Dinge?

Ganz genau. Eine Portion Fett entspricht einem Esslöffel Butter, Öl oder Margarine beziehungsweise drei gestrichenen Esslöffeln gehackter Nüsse. Zusammen mit der Handregel erlaubt Ihnen das ein recht genaues Bestimmen Ihrer Portionsgrößen.

Die Balanced-Food-Säulen sind ja für all diejenigen entwickelt worden, die sich allgemein gesund und ausgewogen ernähren wollen. Lassen sie sich eigentlich mit den Säulen aus zum Beispiel Soul Food oder Erotic Food kombinieren?

Aber selbstverständlich. Jede spezielle Säule ist mit Balanced Food kombinierbar und erweiterbar. Bei Balanced Food sind ja lediglich die grundlegenden Lebensmittel für eine optimale Ernährung dargestellt.

TIPP Bewegung gehört zu einem gesunden Leben wie Essen und Trinken einfach dazu. Sie müssen sich keinen Marathon als Ziel setzen, genießen Sie lieber den täglichen Spaziergang an der frischen Luft oder finden Sie etwas, was Ihnen vielleicht schon als Kind Spaß gemacht hat. Und halten Sie durch! Nach einer gewissen Zeit, werden Sie gar nicht mehr ohne Bewegung auskommen wollen.

Und die Bewegung hat, wie ich sehe, auch einen großen Stellenwert in Ihrem Ernährungsprogramm.

Ja, einen enormen. Es kommt nicht von ungefähr, dass als Grundlage von Balanced Food neben Wasser auch das Wort Bewegung steht. Sport sollte aber nicht ein Stressfaktor in Ihrem Tagesprogramm sein, sondern eine Selbstverständlichkeit. Ob es ein kurzer Spaziergang ist, ob Schwimmen, Gymnastik, Tennis, Golfen oder Laufen, im Winter Langlaufen oder Skifahren, was immer Spaß macht, sollte gemacht werden. Nur bloß nicht eine vermeintlich freie Stelle in Ihrem ohnehin schon knappen Kalender mit einem Termin im Fitnesscenter ausfüllen. Das bedeutet nämlich für Sie und Ihren Körper Stress, zusätzlichen Stress. Lieber weniger Sport treiben, dafür regelmäßig und ein ganzes Leben lang. Wenn Sie nämlich kein Spitzensportler sind, dann sind sowohl Sie als auch Ihr Organismus durch die ungewohnte Anstrengung schnell überfordert.

Also lieber Sport light?

Nein, besser: Sport forever. Etwas zu finden, was einem Spaß macht, was man überall machen kann, auch im Urlaub, auf Geschäftsreisen, im täglichen Leben. Und bitte sagen Sie nicht, Schach sei eine Sportart! Wasser und Bewegung müssen die Basis Ihres zukünftigen Ernährungsdenkens sein.

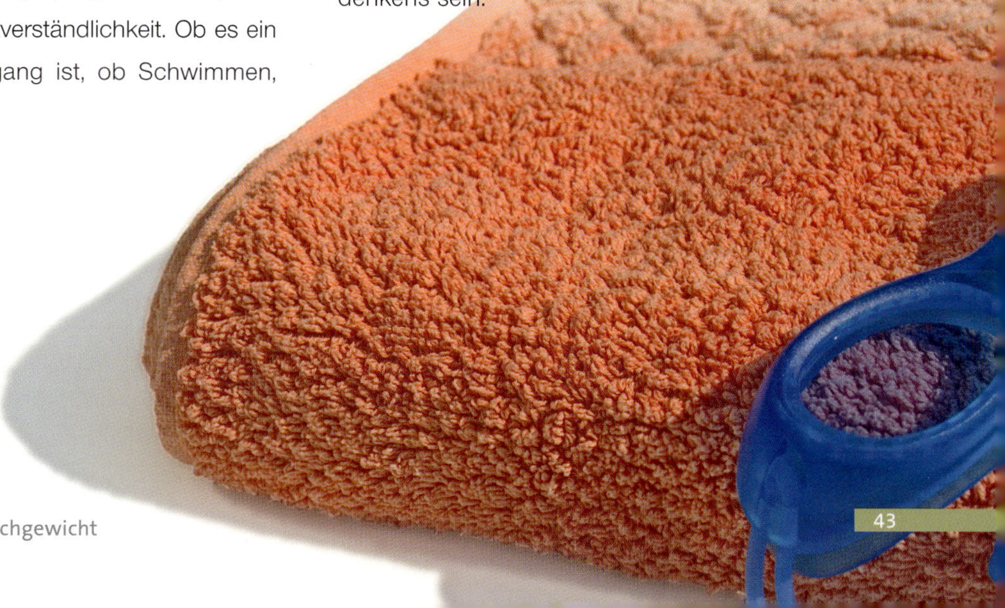

Mengenberechnung für die einzelnen Säulen

So einfach kann Kombinieren sein

Functional Eating® ist ganz unkompliziert. Mit der Zeit werden Sie all die Lebensmittel, die für Ihre momentane Lebenssituation optimal sind, kennen. Anfangs werden zwar sicherlich noch die Säulentabellen, die für Balanced Food und die speziellen Ernährungstypen erstellt wurden, Ihre tagtäglichen Begleiter sein, aber schon bald werden Sie darauf verzichten können.

Für die ersten Schritte mit Functional Eating® werden nachfolgend einige Beispiele gegeben, wie Sie mit den einzelnen Ernährungstypen, mit den Säulen und den Mengenangaben umgehen.

Angenommen, Sie wollen sich einfach gesund und ausgewogen ernähren, dann sind die für Balanced Food erstellten Säulentabellen die richtigen.

Zunächst müssen Sie Ihren täglichen Energiebedarf bestimmen, denn auch hier und nicht nur bei den Nährstoffen sollte Ausgewogenheit herrschen, was bedeutet, dass Sie sich nicht mehr zuführen sollten, als Sie verbrauchen – aber auch nicht weniger. Wenn Sie nicht gerade Alpinistin oder Holzfäller am Polarkreis sind, dürften Sie in eine der drei Kategorien passen.

Dabei gilt:

Körperlich wenig aktive Frauen, ältere Menschen und körperlich wenig aktive Männer sollten pro Tag circa 1800 Kalorien zu sich nehmen.

Kinder, weibliche Jugendliche und körperlich aktive Frauen haben einen täglichen Bedarf von etwa 2000 Kalorien.

Bei männlichen Jugendlichen und körperlich aktiven Männern geht man von einem Tagesbedarf von 2200 Kalorien aus.

Nehmen wir an, Sie ordnen sich in die mittlere Kategorie (Tagesbedarf 2000 Kalorien) ein: Ihr Tagesbedarf an **Flüssigkeit** beläuft sich auf zwei bis drei Liter, was aber nichts Besonderes ist, denn das braucht nun einmal jeder.

Beim **Gemüse** wird es dann spannend. Hier liegt Ihr Tagesbedarf bei fünf Portionen zu je 50 Kalorien, also decken Sie 250 Kalorien Ihres Energiebedarfs mit Gemüse. Die fünf Portionen suchen Sie sich aus der Gemüsesäule aus, also zum Beispiel mittags 160 Gramm Hülsenfrüchte, abends 200 Gramm gemischte Blattsalate mit ein paar Avocadostückchen – und voilà, Ihr Gemüsebedarf ist gedeckt!

Die vier Portionen **Obst** zu je 50 Kalorien (= 200 Kalorien) wählen Sie aus der nächsten Säule aus, beispielsweise essen Sie einen Apfel und ein paar Trockenfrüchte am Vormittag, eine Handvoll Kirschen als Dessert und nachmittags noch einen Pfirsich.

In der **Getreide**säule hat jede Portion 150 Kalorien, Sie brauchen – wegen der darin enthaltenen Nährstoffe – drei Portionen, führen sich also 450 Kalorien durch Getreide und Getreideprodukte zu. Das erreichen Sie, indem Sie morgens 45 Gramm Müslimischung essen, mit der Milch aus der nächsten Säule natürlich. Mittags gibt es drei mittelgroße Kartoffeln und abends zwei Scheiben Vollkornbrot.

Aus der **Milch**säule können Sie sich ebenfalls drei Portionen aussuchen. Morgens haben Sie schon einen Viertelliter Milch ins Müsli gegossen (150 Kalorien). Weil's so gesund ist, trinken Sie über den Tag verteilt einen halben Liter Molke oder Buttermilch und gönnen sich abends ein kleines Stückchen Käse (= 300 Kalorien).

Jetzt wird es langsam sparsam, denn aus der **Fleisch**säule gibt es nur zwei Portionen zu je 160 Kalorien. Da gibt es mittags – kombiniert mit Hülsenfrüchten und Kartoffeln – ein handtellergroßes Stück mageres Fleisch und abends ein hart gekochtes Ei im Salat – wieder eine hervorragende Kombination.

Aus der nächsten Säule gibt es nur noch eine Portion: **Öle, Fett und Nüsse** sind zwar gute Nährstofflieferanten, bringen aber auch viel Energie. Wenn Sie Ihren abendlichen Salat mit einem guten Öl anmachen (210 Kalorien), ist es schon genug.

Wenn Sie das alles gut geschafft haben, dürfen Sie sich noch aus der **Naschwerk-**

säule eine Kleinigkeit aussuchen – die letzten 100 Kalorien.

Jetzt zählen Sie, bevor Sie sich zum Schlummer begeben, alles zusammen und kommen auf 1980 Kalorien, was ziemlich genau Ihrem anfangs bestimmten Tagesbedarf entspricht.

Treiben Sie regelmäßig Sport, greifen Sie zu den Ernährungssäulen von Power Food und ordnen sich, da Sie dreimal wöchentlich durch den Stadtwald traben, eher in die dritte Kategorie ein, haben also einen Tagesbedarf von 2200 Kalorien.

Den decken Sie mit je fünf Portionen Getreide und Gemüse – viele Kohlenhydrate! – und drei Portionen Obst, denn Sie müssen ja Reserven schaffen und nach dem Sport Ihre Glukosespeicher wieder auffüllen. Aus den nächsten Säulen bedienen Sie sich nach der beschriebenen Art und Weise mit drei Portionen Milch, zwei Portionen Fleisch und je einer Portion Fette und Öle sowie Nascherei.

Schwierig ? Nein.

Zu Anfang machen Sie sich vielleicht noch einen Merkzettel, aber spätestens nach einer Woche werden Sie nicht mehr lange nachdenken müssen, wie viel Sie aus jeder Säule benötigen, aus welchen Säulen Sie sich schon bedient haben und was Ihnen bis zum Abend noch fehlt. Japanisch zu lernen dauert länger, ist bedeutend schwieriger und lange nicht so gesund.

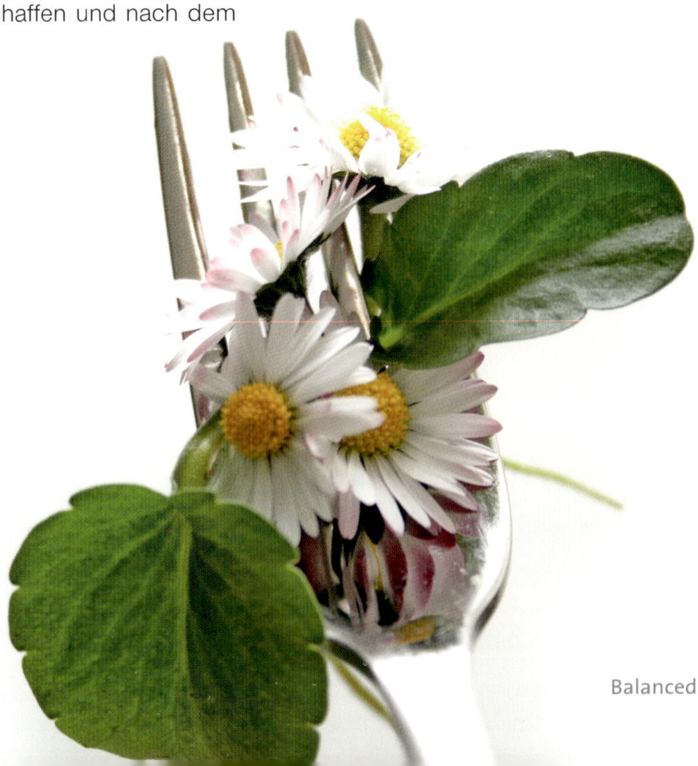

Balanced Food

Balanced Food steht als Synonym für eine gesunde, abwechslungsreiche und nährstoffdeckende Ernährung. Hier vereinen sich die Zufuhrempfehlungen von Kohlenhydraten, Eiweiß, Fett sowie Vitaminen, Mineralstoffen und Spurenelementen. Ziel ist die Balance zwischen Bedarf/Verbrauch und Zufuhr zu halten, ohne aus dem Gleichgewicht zu geraten. Individueller Energiebedarf wie auch das richtige Essverhalten fließen in die Balanced-Food-Philosophie mit ein.

Lebensmittelgruppen	**1800-kcal-Aufteilung: pro Tag konsumierte Portionen**	**2000-kcal-Aufteilung: pro Tag konsumierte Portionen**	**2200-kcal-Aufteilung: pro Tag konsumierte Portionen**
Wasser	2–3 l	2–3 l	2–3 l
Gemüse ca. 50 kcal/Portion	4	5	5
Obst ca. 50 kcal/Portion	3	4	4
Getreide ca. 150 kcal/Portion	3	3	4
Milch und Milchprodukte, Käse ca. 150 kcal/Portion	2	3	3
Fleisch, Fisch, Ei, Wurst ca. 160 kcal/Portion	2	2	3
Fette/Öle ca. 210 kcal/Portion	1	1	1
Naschwerk ca. 100 kcal/Portion	1	1	1

Die sieben Säulen

Dieses Stufenschema beinhaltet eine Lebensmittelauswahl, welche den Nährstoff- und Mikronährstoffempfehlungen entspricht, und als Basis einer gesunden Ernährung dienen soll. Sie sollten jedoch, speziell Ihres Ernährungstypus (zum Beispiel Beauty Food) entsprechende Lebensmittel bevorzugen, die auf Ihre individuellen Bedürfnisse abgestimmt sind. Diese individuelle Fokussierung der Lebensmittel ist jederzeit mit Lebensmitteln aus dem Bereich Balanced Food ergänzbar beziehungsweise erweiterbar.

Gemüse

50 kcal/Portion

Algen	10 g
Avocado	20 g
Blattsalate	100 g*
Gemüsesaft (frisch gepresst)	200 ml
Gemüsesorten (alle Sorten)	100 g
Hülsenfrüchte (alle Sorten)	80 g
Ingwer	2 g
Kresse	5–10 g
Meerrettich	10 g
Pilze	150 g*
Sojasprossen	50 g

Chili
Galgant
Knoblauch
Petersilie
Safran
Schnittlauch
Vanille
Zimt

(Kräuter und Gewürze nach Bedarf)

Obst

50 kcal/Portion

alle Obstsorten, zum Beispiel:

Ananas	100 g
Apfel	100 g
Aprikosen	100 g
Banane	50 g
Beeren	125 g
Birne	100 g
Feige	80 g
Fruchtsaft (frisch gepresst)	100 ml
Granatapfel	70 g
Grapefruit	100 g
Guave	125 g
Honigmelone	150 g
Kiwi	80 g
Mandarine	80 g
Mango	80 g
Nektarine	100 g
Orange	120 g
Papaya	150 g*
Pfirsich	120 g
Preiselbeeren	125 g
Sauerkirschen	100 g
Süßkirschen	80 g
Trockenfrüchte	20 g
Wassermelone	150 g
Weintrauben	80 g
Zwetschgen	100 g

Getreide

150 kcal/Portion

Amaranth	40
Bierhefe	10
Brötchen	60
Cornflakes	40
Getreidekörner/Keime	30
Hirse	40
Kartoffeln	200
Knäckebrot	40
Maisgrieß (Polenta)	45
Mischbrot	70
Müslimischung	45
Quinoa	40
Sandwich-/Weißbrot/Toast	60
Teigwaren	40
Vollkornbrot	80
Vollkornnudel (roh)	50
Vollkornreis (roh)	40

Wasser, Mineralwasser, unges

ausreich

*Haushaltsmaße < 50 kcal/Portion

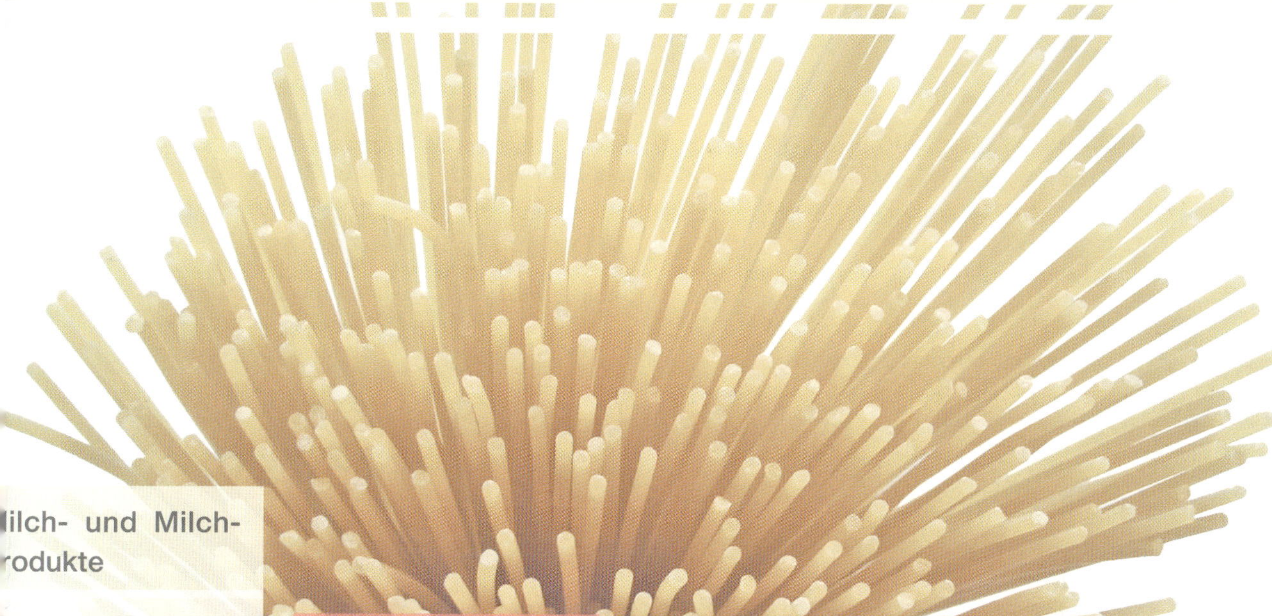

ilch- und Milch- rodukte

0 kcal/Portion

ıttermilch	1/2 l
schkäse (mager)	150 g
ırt-/Schnittkäse	
35 % F.i.Tr.)	60 g
ırt-/Schnittkäse	
5 % F.i.Tr.)	60 g
ghurt (1,5 % Fett)	400 g
fir	1/4 l
agermilch	400 ml
agerquark	200 g
olke	1/2 l
ozzarella	60 g
rmesan	
2 % F.i.Tr.)	40 g
hafs- und	
egenmilch	1/4 l
llmilch	1/4 l

Fleisch oder Fisch

160 kcal/Portion

Austern	200 g
Ente	70 g
Fisch (geräuchert)	70 g
Fisch	150 g
Fleisch (mager)	120 g
Fleisch (durchzogen)	100 g
Gans	70 g
Huhn/Pute/Truthahn	120 g
Hühnerei (groß)	1 Stk.
Kaviar (echt)	20 g
Leber	100 g
Meeresfrüchte	150 g
Thunfisch (naturell)	70 g
Wild	140 g
Wurst (fett, z.B. Salami)	40 g
Wurst (mager)	70 g

Fette/Öle

210 kcal/Portion

alle Pflanzenöle (Distel-/Kürbiskern-/Oliven-/Sonnenblumenöl) je	20 g
Butter	30 g
Margarine	60 g
Nüsse	30 g
Oliven	100 g
Samen	80 g
saure Sahne	120 g
Schlagsahne	50 g
Schmand (20 % Fett)	50 g
Schmand (30 % Fett)	80 g
Sesamsamen	30 g

Naschwerk

100 kcal/Portion

Apfelstrudel	80 g
Biskuit	50 g
Bitterschokolade	25 g
Eis	70 g
Grissini	30 g
Honig	30 g
Kakao (echt)	30 g
Marmelade	30 g
Popcorn	30 g
Reiswaffeln	30 g
Salzstangen	25 g
Vollkornkekse	25 g

utertees (mindestens 2–3 l)

vegung

Rezept-Ideen: Balanced Food

Hier finden Sie eine kleine Auswahl an Vorschlägen, die Sie ganz nach Belieben kombinieren können.

	Vorschlag 1*	Vorschlag 2
Frühstück	Kräutertee Vollkornbrot mit Edamer Joghurt mit Erdbeeren Karotten-Sticks	Kräutertee Cornflakes mit Vollmilch Tomaten-Mozzarella-Baguette Obstsalat
Snack 1	Zwetschgen	getrocknete Feigen
Mittagessen	Romanasalat mit gebratenen Pilzen und Kürbiskernen Kalbsschnitzel mit Vollkorn-Gnocchi und grünem Spargel Zitroneneis	Kürbiscreme-suppe Gebratener He auf Wurzel-gemüse und Meerrettichsau Pochierter Pfir
Snack 2	Mangomilch	Vollkornkekse Kefir
Abendessen	Honigmelone mit rohem Schinken Gegrillte Auberginen mit Schafskäse und Rosmarin-kartoffeln	Kopfsalat mit gehackten Eie Crêpe mit Cremespinat

TIPP Die Berechnung der Rezepte basiert auf dem Tagesbedarf von 2000 Kalorien. Sollten Sie mehr oder weniger Kalorien benötigen, erhöhen beziehungsweise verringern Sie dementsprechend die Mengen oder die Portionen.

TIPP Suchen Sie sich einfach ein bis zwei Rezeptvorschläge aus und kombinieren Sie die Gerichte ganz nach Ihrem persönlichen Geschmack.

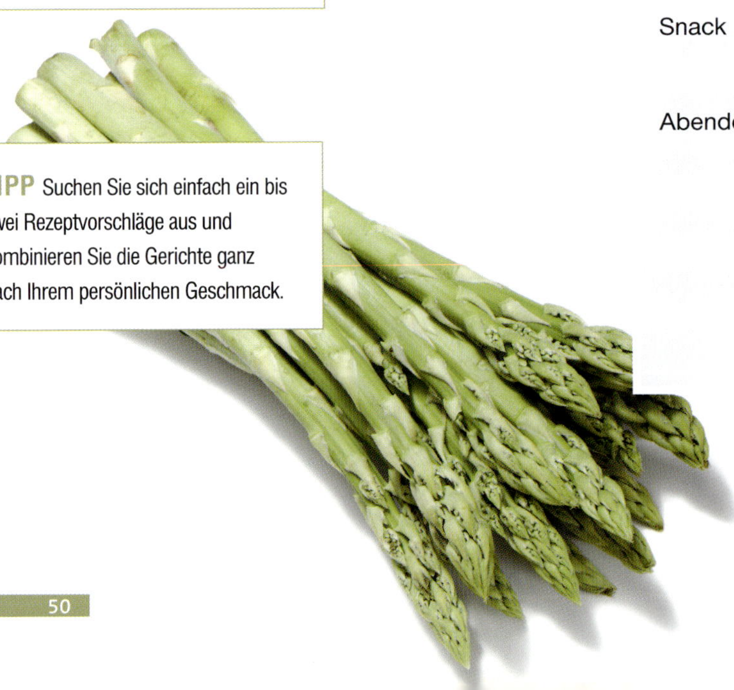

*Für Vorschlag 1 finden Sie auf Seite 53 die genaue Zutatenmenge

rschlag 3	Vorschlag 4	Vorschlag 5	Vorschlag 6	Vorschlag 7
äutertee schbrot mit hinken; ein-egte Paprika sch gepresster angensaft	Kräutertee Vollkornbrot mit Brie und Weintrauben Radieschen	Kräutertee Vollkornmüsli mit Joghurt Brötchen mit Butter und Gurken	Kräutertee Vollkornbrot mit Honig Frischer Apfel-Sellerie-Saft Tomaten	Kräutertee gekochtes Ei; Vollkorntoast mit Butter Müsli mit Apfel und Bananen
dbeermolke	Beerenshake	Apfel	Joghurt mit Kiwi	Nektarinenshake
üner Salat mit is und Oliven sagne lognese eich	Chicoréesalat mit Orangen und rosa Pfeffer Rücken vom Jungschwein mit cremiger Polenta und Karotten** Kiwi	Gemüsesalat mit Leinsamen Dorschfilet auf Mangold Mango-Sorbet	Feldsalat mit Mozzarellakugeln und Sonnenblumenkernen Spargel-Risotto mit Safran und Parmesan	Gegrillte Zucchini mit Kirschtomaten und Schnittlauch Rinderroulade mit Vollkornreis und Rotkraut
rmesan mit ssini	Buttermilch	Nektarinenmolke	Wassermelonen-cocktail	Apfelstrudel
ottensalat mit hafskäse und sinen tkartoffeln mit müse der son ssermelone	Geräucherte Forelle mit Salat, Tomaten und Weizenbrot Birnen-Nuss-Strudel	Nudelsalat mit Bergkäse, Tomaten und Gurken Obstsalat	Pochierter Saibling an sommerlichen Salaten mit Kartoffel-Gurken-Vinaigrette** Pochierte Birnenspalten	Bunter Salat mit Gemüse und Kräutern Linsensuppe Orangen

*Das Rezept dazu finden Sie auf Seite 54 bzw. 55

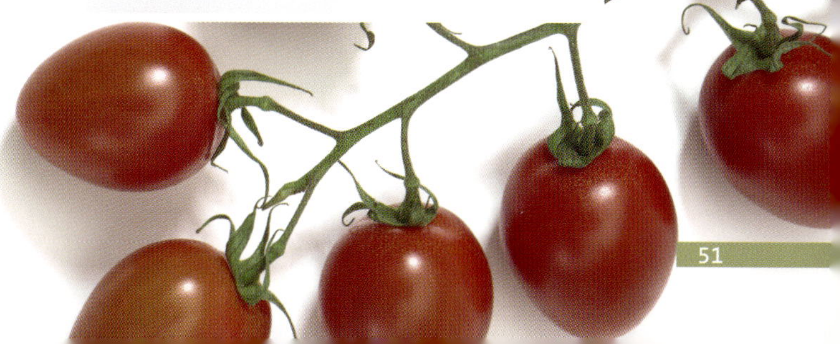

REZEPTE: BALANCED FOOD

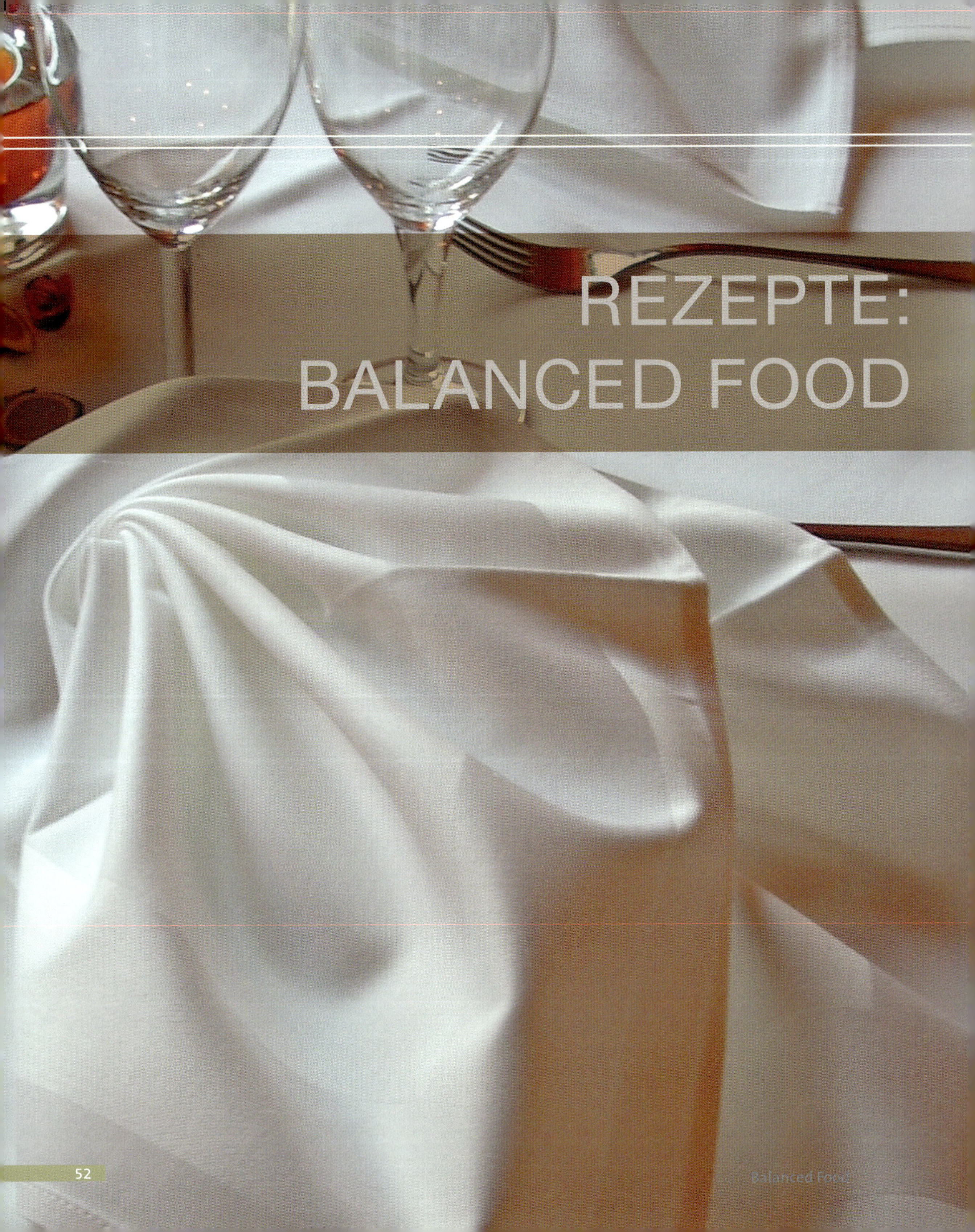

VORSCHLAG 1

Zutaten für jeweils 1 Portion

Frühstück:

80 g Vollkornbrot, 60 g Edamer

***

200 g Joghurt (1,5 % Fett), 125 g Erdbeeren

***

100 g Karotten

★

Snack 1:

100 g Zwetschgen

★

Mittagessen:

100 g Romanasalat, 7 g Kürbiskerne, 5 g Kürbiskernöl, Zitronensaft, 100 g Pilze der Saison

***

120 g Kalbsschnitzel, 40 g Vollkorn-Gnocchi, 130 g grüner Spargel, 5 g Öl zum Braten

***

70 g Zitronenreis

Snack 2:

200 g Magermilch
80 g Mango

★

Abendessen:

150 g Honigmelone, 70 g roher Schinken (mager)

***

100 g Auberginen, 60 g Schafskäse
150 g Kartoffeln, Rosmarin, 5 g Olivenöl

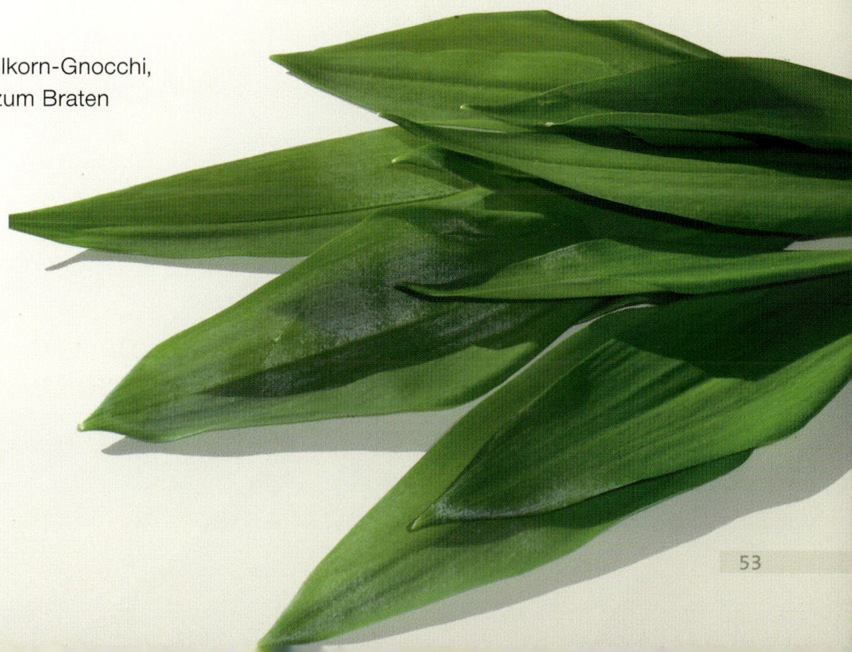

RÜCKEN VOM JUNGSCHWEIN MIT CREMIGER KRÄUTER-POLENTA UND KAROTTEN

Zutaten für 4 Portionen

Für den Jungschweinrücken:
500 g Jungschweinrücken (ohne Knochen)
20 ml Cognac, Limettensaft
Salz, Pfeffer
gerebelter Majoran, Kümmelsamen
Nussöl zum Braten

Für die Karotten:
120 g junge Karotten mit Grün, Salz

Für die Polenta:
100 g Maisgrieß (Polenta)
200 g Gemüsebrühe
Salz, geriebene Muskatnuss
10 g Schmand oder saure Sahne
frische Petersilie, frischer Kerbel
frischer Thymian

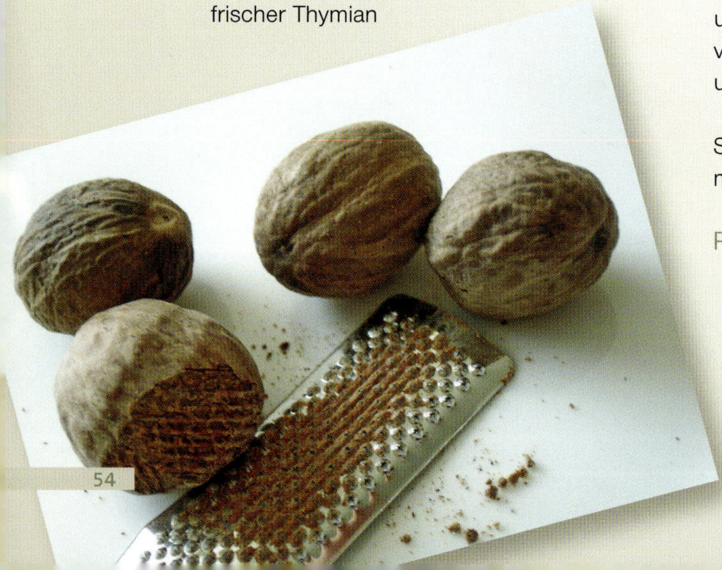

Schweinerücken abbrausen, trocken tupfen. Die Schwarte kreuzweise einritzen. Cognac mit Limettensaft, Salz, Pfeffer, Majoran und Kümmel verrühren. Schweinerücken mit der Hautseite nach unten darin etwa 30 Minuten marinieren. Herausnehmen, abtropfen lassen und in wenig heißem Öl rundum anbraten. Dann auf der Hautseite bei kleiner Hitze ca. 5 Minuten braten, wenden und Temperatur erhöhen. Braten in weiteren 15–20 Minuten fertig garen.

Karotten putzen und in kochendem Salzwasser in 5–8 Minuten garen.

Polenta nach Packungsangabe mit Brühe zubereiten. Mit Salz und Muskat würzen und mit Schmand oder saurer Sahne verfeinern. Kräuter abbrausen, hacken und unterrühren.

Schweinrücken in Scheiben schneiden und mit Karotten und Polenta servieren.

PRO PORTION: CA. 340 KCAL

POCHIERTER SAIBLING AN SOMMERLICHEN SALATEN MIT KARTOFFEL-GURKEN-VINAIGRETTE

Für den Pochierfond Schalotten und Knoblauch abziehen, in Scheiben schneiden, mit Fischfond, Essig, Thymian, Salz, Pfeffer und Lorbeerblatt mischen und einmal aufkochen. Pochierfond auf etwa 50 Grad abkühlen lassen und Öl zugeben. Fisch abbrausen, trocken tupfen und im Pochierfond in etwa 15–20 Minuten bei kleiner Hitze garen.

Für den Salat Blattsalate putzen, abbrausen, trocken schütteln. Tomaten waschen. Alles mischen. Kartoffel und Gurken schälen, in kleine Würfel schneiden, in einer Pfanne in heißem Öl scharf anbraten, mit Wein und Wermut ablöschen. Etwas Himbeeressig zugeben und mit Meersalz und Pfeffer würzen. Kerbel und Kresse abbrausen, Kerbel hacken, beides über den Salat streuen. Salat zum Saibling servieren.

PRO PORTION: CA. 155 KCAL

Zutaten für 4 Portionen

Für den Fisch:
100 g Schalotten, 1 Knoblauchzehe
500 ml Fischfond (Glas)
50 ml Himbeeressig
getrockneter Thymian, Salz, Pfeffer
1 Lorbeerblatt
30 g Sonnenblumenöl
4 Saiblingsfilets ohne Gräten (à 70 g)

Für den Salat:
120 g gemischte Blattsalate
(Frisée, Lollo Rosso,
Löwenzahn), 8 Kirschtomaten
1 Kartoffel, 100 g Gurken
30 g Olivenöl, 2 cl Weißwein, 2 cl Wermut
etwas Himbeeressig, grobes Meersalz
Pfeffer, frischer Kerbel, Gartenkresse

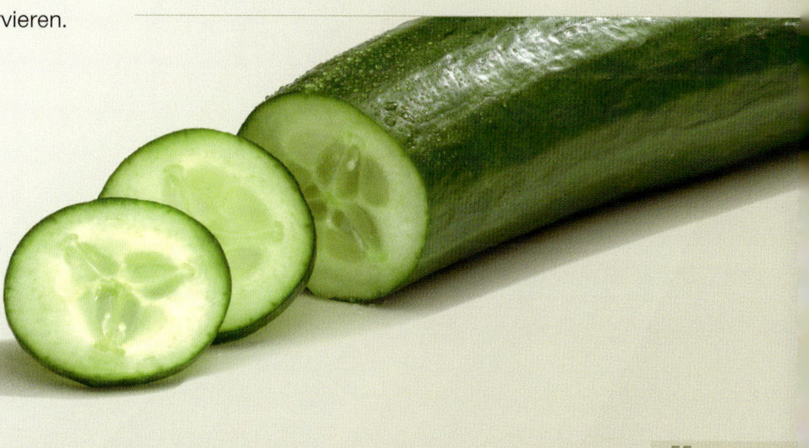

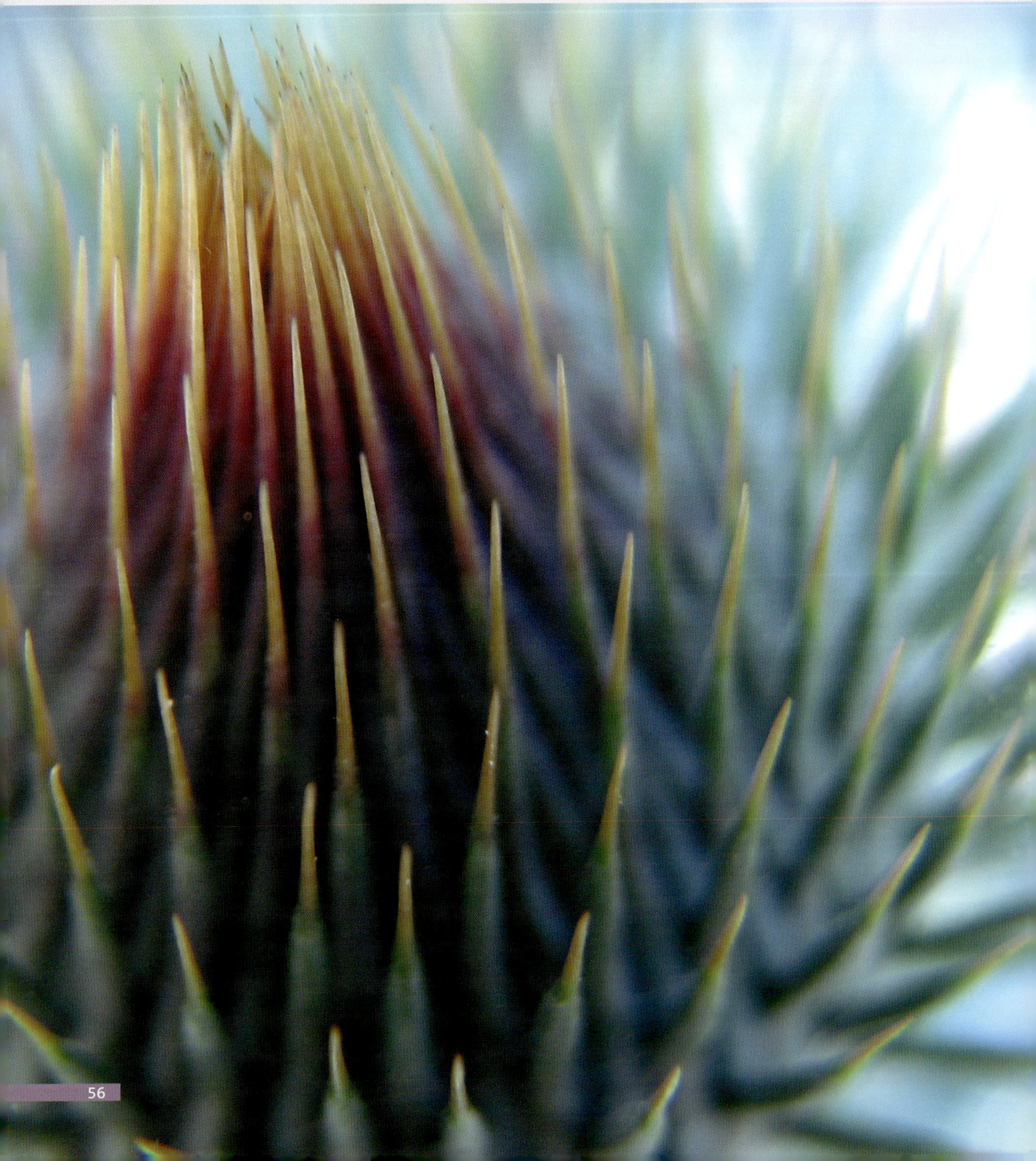

FREIE RADIKALE

DER KAMPF DER MOLEKÜLE

Birte Karalus: Herr Dr. Lindschinger, immer wieder ist vorhin der Begriff „freie Radikale“ gefallen. Er ist ja auch im Zusammenhang mit Erkrankungen wie Krebs, Herzinfarkt oder Arteriosklerose seit einiger Zeit in aller Munde. Viele Menschen – und mir geht es da nicht viel anders – wissen zwar, dass freie Radikale gesundheitsschädlich sind, können sich aber darunter nichts Richtiges vorstellen. Können Sie das mit ein paar kurzen Worten erklären?

Dr. Meinrad Lindschinger: So ganz kurz geht das leider nicht. Zunächst muss ich etwas richtigstellen: Man kann freie Radikale aus wissenschaftlicher Sicht nicht generell als gesundheitsschädlich bezeichnen, denn bei bestimmten Vorgängen sind sie sogar nützlich. Es kommt mal wieder, wie auch bei unserer Ernährung allgemein, auf die Ausgewogenheit an.

Das Wort „Ausgewogenheit“ deutet für mich darauf hin, dass es einen Gegenpol zu den freien Radikalen gibt.

Ganz genau, man kann das Wirken der freien Radikale in unserem Körper nicht erklären, ohne dabei auch näher auf ihre Gegenspieler, die Antioxidantien, einzugehen, denen ja eine wahre Wunderwirkung gegen die eben erwähnten Krankheiten nachgesagt wird, weil sie unsere Zellen vor den ständigen Angriffen der freien Radikale schützen.

Etwas genauer bitte, Herr Dr. Lindschinger. Was sind denn nun freie Radikale und wie kommen sie überhaupt in unseren Körper?

Freie Radikale entstehen in unserem Körper ganz normal und auf ganz natürliche Weise als Nebenprodukt des Stoffwechsels, nämlich beim Sauerstoffaustausch innerhalb der Zelle. Unsere Atmung ist ja etwas Lebensnotwendiges, wir müssen entweder atmen und Sauerstoff aufnehmen oder sterben. Wir empfinden Sauerstoff daher instinktiv als etwas Gesundes, etwas, das uns guttut. Nun ist Sauerstoff aber gleichzeitig auch ein sehr aggressives und bisweilen zerstörerisches Element. Jeder weiß, was Oxidation ist, jeder weiß, dass Eisen rostet, wenn es ungeschützt der Luft ausgesetzt ist, oder dass organische Stoffe verfaulen, was ebenfalls ein Oxidationsprozess ist. Aber niemand macht sich darüber Gedanken, dass das Gleiche in unserem Körper geschehen kann, dass Sauerstoff – in bestimmten Formen zumindest – die Bestandteile unserer Zellen angreift und im schlimmsten Fall zerstört. Man merkt es natürlich nicht, weil es im Mikrobereich stattfindet, aber jede unserer Milliarden von Körperzellen muss täglich ungefähr 10.000 Angriffe von freien Radikalen aushalten.

Habe ich Sie richtig verstanden? Diese aggressiven Sauerstoffmoleküle entstehen also zwangsläufig dadurch, dass wir ein- und ausatmen. Dann müssten sich aber doch im Laufe der Jahrmillionen entsprechende Abwehrmechanismen entwickelt haben?

Das ist in der Tat so, denn jedes sauerstoffabhängige Lebewesen produziert in seinen Körperzellen auch freie Radikale und muss verhindern, dass es zu viele werden. Es sind die sogenannten Antioxidantien, die wir mit unserer Nahrung aufnehmen und die buchstäblich für die Entschärfung der gefährlichen Sauerstoffverbindungen sorgen. Sie verhindern, salopp gesagt, das Rosten unserer Zellen.

Na, dann ist doch alles in Ordnung, oder?

Eben leider nicht. Und damit sind wir wieder beim Stichwort „Gleichgewicht“. Einerseits nehmen wir, und da gibt es bei unserer heutigen Lebensweise eine ganze Menge an Möglichkeiten, zusätzlich freie Radikale verstärkt aus der Umwelt auf. Andererseits hat sich der Gehalt unserer Nahrung an Antioxidantien in den letzten Jahrzehnten durch die zunehmende Schadstoffbelastung insbesondere der Böden deutlich verringert, sodass die schädlichen Sauerstoffverbindungen, man nennt sie statt freie Radikale auch Oxidantien, im Körper zahlenmäßig die Oberhand gewinnen.

Ich gebe Ihnen Recht, so ganz kurz kann man das offenbar wirklich nicht erklären.

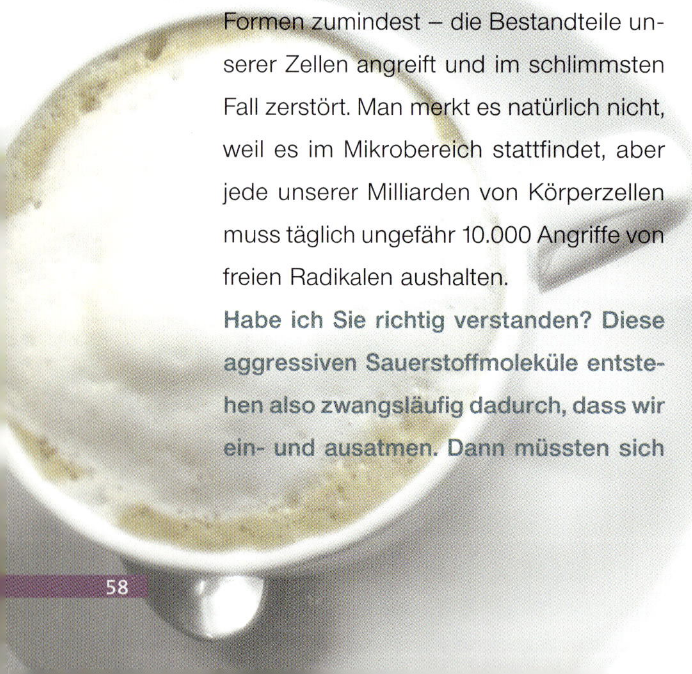

„Freie Radikale" gefällt mir übrigens als Bezeichnung besser, das klingt schon gleich so gefährlich. Wieso hat man die überhaupt so benannt?

Ich bin über die Bezeichnung nicht so besonders glücklich, sie ist zwar recht prägnant, aber auch dazu geeignet, unnötig Angst und Panik zu verbreiten. Der Begriff stammt letztlich aus der Chemie, in die wir jetzt doch ein wenig einsteigen müssen. Freie Radikale aus dem Atmungsstoffwechsel, aber auch aus der Umwelt, sind instabile Moleküle mit einem oder mehreren ungepaarten Elektronen. Sie sind dadurch sehr reaktionsfreudig und versuchen, um stabil zu werden, sich das fehlende Elektron bei einem Molekül unseres Körpers zu holen, das dadurch seinerseits instabil und reaktionsfreudig, also selbst zu einem freien Radikal wird. Das sucht sich daraufhin wieder ein Molekül, dem es ein Elektron entreißen kann und so fort.

Das klingt wie eine Kettenreaktion.

Es ist auch nichts anderes. Es finden immer wieder neue Oxidationsvorgänge statt, die unter anderem Proteine verändern und Zellwände, Zellkern und Erbsubstanz zerstören.

Das scheint jetzt wirklich bedrohlich. Wie kann diese Kettenreaktion denn gestoppt werden?

Das übernehmen die Antioxidantien. Trifft ein freies Radikal auf ein Antioxidans, spendet dieses ein Elektron und wird dabei verbraucht. Das freie Radikal wird zu einem stabilen und damit ungefährlichen Molekül. Es entsteht also kein neues freies Radikal, womit die Kettenreaktion zu Ende ist.

Wenn ich höre, dass unsere Körperzellen täglich milliardenfach Angriffen freier Radikale ausgesetzt sind, heißt das doch, dass wir unserem Körper nur in ausreichender Menge Antioxidantien zuführen müssen. Woher nehmen wir die?

Ganz einfach aus unserer Nahrung, denn unser Körper kann sie nicht selbst bilden. Voraussetzung ist aber, dass wir die richtigen Nahrungsmittel in der richtigen Zusammensetzung zu uns nehmen. Grundsätzlich werden unsere Zellen durch den Einsatz von speziellen Enzymen seit Jahrtausenden mit den bei der Zellatmung entstehenden freien Radikalen fertig. Durch zunehmende Umweltbelastungen gelangen aber immer mehr freie Radikale von außen her in den Körper beziehungsweise ihre Entstehung wird begünstigt. UV-Strahlung, Tabakrauch, Schwermetalle in der Nahrung, bestimmte Arzneimittel, aber auch physischer oder psychischer Stress spielen hier eine wesentliche Rolle. Werden es zu viele, gerät unser Gewebe in oxidativen Stress, das heißt, es finden mehr zerstörerische Oxidationsprozesse statt als der Körper verkraften kann, und den anfangs genannten Krankheiten und noch einigen mehr sind Tür und Tor geöffnet. Wir müssen also vermehrt Antioxidantien aufnehmen, um das Überhandnehmen der freien Radikale und damit ein schädliches Ungleichgewicht zu verhindern.

Welche Bestandteile unserer Nahrung wirken denn überhaupt antioxidativ?

Insbesondere sind das zunächst die Vitamine C und E sowie das Provitamin A, das Betacarotin. Außerdem sind es, über den chemischen Umweg der Enzyme, die Spurenelemente Selen, Zink, Kupfer und Eisen, die ebenso wie die Vitamine B_2 und B_3 zum Abbau freier Radikale beitragen. Nicht zu verachten ist auch die Wirkung der sogenannten sekundären Pflanzenstoffe, zum Beispiel der Flavonoide, denen eine hohe antioxidative Wirkung beigemessen wird. Ein Grund mehr, den Schwerpunkt unserer Ernährung bei pflanzlicher Nahrung anzusiedeln.

Und was müssen wir konkret essen, um unseren Bedarf an Antioxidantien zu decken?

Wichtig ist grundsätzlich eine abwechslungsreiche und vollwertige Mischkost, die auf jeden Fall die vorgenannten Vitamine und Spurenelemente enthält. Provitamin A (Carotin) ist in Obst und Gemüse enthalten, zum Beispiel in Aprikosen, Honigmelonen, Karotten und Tomaten und gehört zu den fettlöslichen Vitaminen.

Deswegen ist der Tropfen Öl am Karottensalat so wichtig.

Richtig. An einer rohen Karotte zu knabbern, bringt nicht viel. Kommen wir zum Vitamin C. Es gehört zu den wasserlöslichen Vitaminen und ist in verschiedenen Obstsorten vorhanden, besonders in Zitrusfrüchten, Kiwis, Erdbeeren und Roten Johannisbeeren, und in verschiedenen Gemüsesorten wie in Paprika, Brokkoli, Rosenkohl und Tomaten. Der Vitamin-C-Bedarf eines gesunden Erwachsenen liegt bei 75 bis 100 Milligramm pro Tag, da reicht schon ein Apfel vom Biobauern.

Jetzt fehlen noch Vitamin E ...

Das ist das effektivste Antioxidans in unserem Körpergewebe und schützt insbesondere die Zellmembranen vor freien Radikalen. Vitamin E zählt zu den fettlöslichen Vitaminen und ist in pflanzlichen Ölen, Keimen, grünen Pflanzenteilen und in Getreide enthalten.

... und die eben erwähnten Spurenelemente.

Die wirken, wie schon gesagt, nicht direkt als Antioxidantien, sondern bilden wichtige Bestandteile derjenigen Enzyme, die freie Radikale in der Zelle unschädlich machen. Ich will Sie nicht mit den empfohlenen Tagesdosen im Milli- und Mikrogrammbereich quälen, dafür gibt es Tabellen. Grundsätzlich gilt aber: Wenn Sie sich vollwertig und abwechslungsreich ernähren, viel Gemüse und Obst essen, leiden Sie sicher keinen Mangel an diesen oder anderen Spurenelementen.

Gibt es dabei Besonderes zu beachten?

Die verschiedenen Antioxidantien sollten nicht einzeln, sondern miteinander kombiniert aufgenommen werden, damit Wechselwirkungen und notwendige Ergänzungen zum Tragen kommen. Beispielsweise kann oxidiertes Vitamin C durch Vitamin E regeneriert und auf diese Weise wieder aufs Neue wirksam gemacht werden.

Beim Stichwort „Regeneration“ fällt mir ein, dass Antioxidantien auch Einfluss auf den natürlichen Alterungsprozess haben sollen und zwar im Sinne einer Verlangsamung. Was ist da dran?

Da ist sogar sehr viel dran, was nach dem, was Sie eben über die Rolle der Antioxidantien gehört haben, nur logisch ist. Alterung ist nichts anderes als der Abbau von Körperfunktionen und der ist nach dem Ergebnis neuester Forschungen vor allem den durch freie Radikale an den Zellen verursachten Schäden zuzuschreiben. Je mehr wir also durch ausreichende Zufuhr von Antioxidantien Zellschäden verhindern, umso langsamer verläuft der Alterungsprozess.

Also in Zukunft ewiges Leben durch Antioxidantien?

Diese Vorstellung können wir wohl getrost in den Bereich der Utopie verweisen. Die wissenschaftliche Literatur geht inzwischen recht übereinstimmend von einer Höchstlebenserwartung von 120 Jahren aus, denn irgendwann ist die Abwehr- und Regenerationsfähigkeit der Körperzellen nun wirklich am Ende. Von den meisten wird dieses Alter aber nicht einmal annähernd erreicht. Denn die individuelle Lebenserwartung hängt von zu vielen Faktoren ab, als dass man sie allein durch Antioxidantien nach oben bringen könnte. Aber das oxidative Gleichgewicht, also die Ausgeglichenheit zwischen freien Radikalen und Antioxidantien, spielt eine wesentliche Rolle bei der Frage, ob jemand schneller oder langsamer altert. Ein vitaler 80-Jähriger ist sicherlich keine Utopie, wenn er sich in seinem Leben entsprechend ernährt hat.

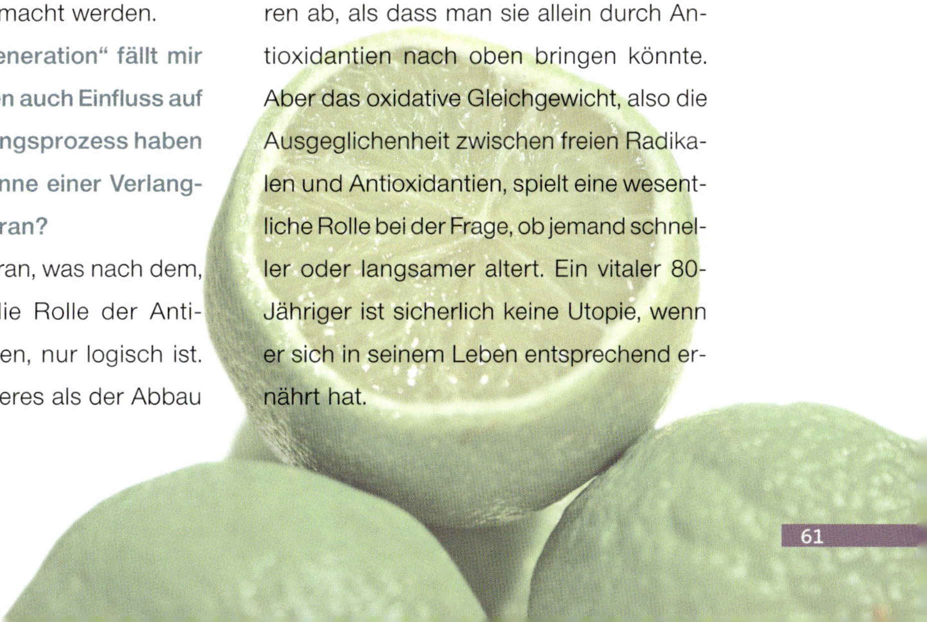

Ist oxidativer Stress eigentlich messbar?

Es gibt inzwischen Geräte, die, ähnlich wie bei einer Blutzuckerbestimmung, den Gehalt des Bluts an freien Radikalen messen können. Wichtig ist, dass mehrfach im Abstand von einigen Wochen gemessen wird, um ein Ansteigen oder Sinken feststellen zu können. Eine Momentaufnahme bringt wenig bis gar nichts.

Eine Frage geht mir noch durch den Kopf: Sie hatten anfangs eher beiläufig erwähnt, dass freie Radikale auch durchaus nützliche Funktionen haben können. Was denn nun: schädlich oder nützlich?

Ich habe die ganze Zeit auf diese Frage gewartet. Wie bei jeder Sache gibt es auch bei den freien Radikalen zwei Seiten. Sie sind nämlich in der Wahl der Herkunft eines weiteren Elektrons, das sie brauchen, um chemisch stabil zu werden, nicht unbedingt wählerisch. Es können durchaus auch Pilze, Bakterien oder Viren sein, denen sie ein Elektron abnehmen und die sie dadurch letztlich unschädlich machen. Freie Radikale haben also sogar eine wichtige Aufgabe bei der Bekämpfung schädlicher Organismen. Erst, wenn sie zahlenmäßig überhandnehmen, weil zu wenig Antioxidantien vorhanden sind, beginnen sie die zerstörerische Wirkung an unseren Körperzellen.

Ich sehe schon, wir landen immer wieder beim Gleichgewicht.

Stimmt. Ausgewogenheit ist wichtig und gesund, Einseitigkeit schadet in den meisten Fällen.

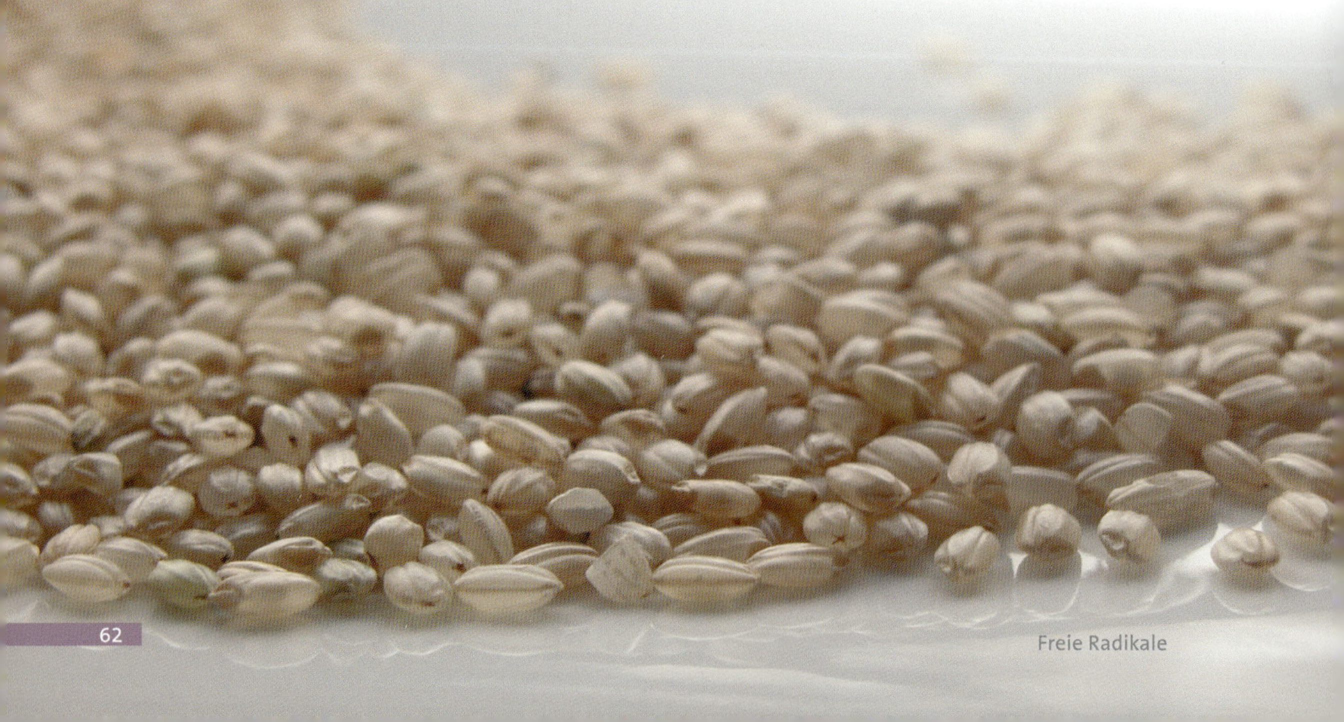

MINERALSTOFFE

Name	Vorkommen (Hauptquelle)	Aufgaben	täglicher Bedarf	Auswirkungen bei Mangel/ Überdosierung
Chlorid	wie Natrium vor allem in Form von Kochsalz	kommt vor allem im Raum außerhalb der Zellen vor und ist für einen ausgeglichenen Säure-Basen-Haushalt sehr wichtig. Chlorid ist als Bestandteil des Magensafts (Salzsäure, HCL) bedeutend	ca. 830 mg (5 g Kochsalz enthalten ca. 3 g Chlorid)	Mangelzustände entstehen durch Erbrechen und führen zu Muskelschwäche und Säureverlust. Zu hohe Dosen bewirken hingegen Übersäuerung
Eisen	rotes Muskelfleisch, Fisch, Hülsenfrüchte, Hirse, Nüsse; Eisen im Fleisch lässt sich besser ausnutzen; die Verfügbarkeit in pflanzlichen Lebensmitteln wird durch Vitamin C gesteigert	dient zahlreichen Wirkgruppen als Sauerstoffüberträger und ist im Antioxidationsstoffwechsel von Bedeutung	ca. 10 mg Frauen haben einen erhöhten Eisenbedarf von ca. 15 mg	Eisenmangel wird vor allem durch einseitige Ernährung, starke Blutverluste und Störungen im Magen-Darm-Trakt verursacht; Folgen sind Müdigkeit, Mattigkeit, Abgeschlagenheit, Zungenbrennen, Veränderung der Mund- und Speiseröhrenschleimhäute, Infektanfälligkeit
Jodid	Seefische wie Seelachs, Kabeljau, Rotbarsch; Milchprodukte	Jod ist ein Bestandteil von Schilddrüsenhormonen	180–200 µg aufgrund des geringen Jodgehalts in unserer Gegend wird die Verwendung von jodiertem Salz empfohlen	Jodmangel kann zur Kropfbildung führen; Betroffene leiden an Müdigkeit, Mattigkeit und Abgeschlagenheit
Kalium	vor allem in pflanzlichen Lebensmitteln wie Kartoffeln, Gemüse, Hülsenfrüchten, Nüssen, Obst (Bananen, Aprikosen)	befindet sich weitgehend in der Zelle und ist dort für den Gehalt an Flüssigkeit verantwortlich; spielt eine zentrale Rolle in der Erregungsleitung; im Gegensatz zu Natrium kann die Niere das Kalium nur schlecht ausgleichen	2 g	schwere Durchfälle. Abführmittel und wassertreibende Mittel können zu einem Mangel führen, der sich in der Erschlaffung der Muskulatur äußert (Darmlähmung und Herzrhythmusstörungen). Überdosierung führt zu Taubheit, Verwirrung, Halluzinationen, Ohrensausen und Herzrhythmusstörungen

Name	Vorkommen (Hauptquelle)	Aufgaben	täglicher Bedarf	Auswirkungen bei Mangel/ Überdosierung
Kalzium	Milch und Milchprodukte	ist ein zentrales Element im Stoffwechsel. Es dient der Stabilisierung der Zellmembranen, ist entscheidend für den Aufbau von Knochen und Zähnen, übermittelt Signale in der Zelle, überträgt Reize im Nervensystem und ist für die Blutgerinnung wichtig. Die Steuerung des Kalziumgehalts unterliegt Hormonen und lässt sich durch die Zufuhr von Kalzium in der Nahrung erhöhen. Eine hohe Phosphatzufuhr erniedrigt den Kalziumspiegel	1000–1200 mg (vor allem während des Wachstums); erhöhter Bedarf in der Schwangerschaft und Stillperiode um Kalzium aufnehmen zu können, benötigt der Körper Vitamin D	Kalziummangel ist weit verbreitet. Es wird Knochensubstanz abgebaut (Osteoporose/Knochenschwund). Überdosierung durch unkontrollierte Aufnahme kann Kalkablagerungen in der Lunge, den Nieren und im Herzen bewirken, außerdem wird die Aufnahme von Zink behindert
Magnesium	pflanzliche Lebensmittel wie Vollkorngetreide, Hülsenfrüchte, Nüsse	aktiviert viele Enzyme und ist besonders wichtig für den Energiestoffwechsel. Wirkt bei neuromuskulärer Reizübertragung auf die Muskelkontraktion. Magnesium ist auch in der Knochensubstanz vorhanden, wird aber im Unterschied zu Kalzium nur sehr langsam freigesetzt, sodass der Blutmagnesiumgehalt sehr rasch absinken kann	ca. 300–400 mg Vorsicht bei unkontrollierter Aufnahme, vor allem vor Überdosierung in der Schwangerschaft. Substitution nur bei diagnostischem Mangel!	Mangelerscheinungen bei Magen-Darm-Erkrankungen, ständigem Leistungssport, starkem Schwitzen und Stressbelastung. Eine überhöhte Aufnahme von Alkohol, Kortison und harntreibenden Mitteln wirkt sich negativ auf den Magnesiumspiegel aus; Symptome: Kribbeln, Gefühllosigkeit, Muskelschwäche, Zittern, Krampfanfälle
Natrium	vor allem in verarbeiteten Lebensmitteln in Form von Kochsalz	reguliert den Flüssigkeitshaushalt und damit den Blutdruck; beeinflusst die Zellmembranen und bewirkt über den Austausch mit Kalium Muskelerregung; aktiviert die Aufnahmesysteme für Zucker und Aminosäuren aus dem Verdauungstrakt	ca. 550 mg (das heißt, wir sollten nicht mehr als 2–5 g Kochsalz zu uns nehmen)	starke Durchfälle, Erbrechen, Schwitzen. Wassertreibende Mittel können einen Mangel hervorrufen, der zu Herzrhythmusstörungen, Apathie und Krämpfen in der Muskulatur führt

Name	Vorkommen (Hauptquelle)	Aufgaben	täglicher Bedarf	Auswirkungen bei Mangel/ Überdosierung
Phosphat	Fleisch, Wurst und Fisch; Zusatzstoffe in Schmelzkäse und Cola; Pökelsalze	wichtig als Bestandteil bei der Speicherung der Energie, die durch den Abbau von Nährstoffen entsteht. Wird für den Aufbau von Knochen benötigt, um den Säurewert konstant zu halten. Wichtiger Baustein in der Erbsubstanz (Nukleinsäuren)	700–1250 mg; Schwangere 800 mg hohe Aufnahmen sollten vermieden werden, da sie sich negativ auf den Kalziumgehalt auswirken das ideale Verhältnis zur Kalziumaufnahme liegt bei 1 : 1 bzw. 1 : 1,5	Der Phosphatspiegel wird über die Niere geregelt. Phosphatmangel resultiert meist aus einer Funktionsstörung der Niere und führt zu einer nicht ausreichenden Mineralisierung der Knochen. Ein zu hoher Phosphatspiegel im Blut kann Kalzium aus den Knochen freisetzen. Da die meisten Menschen zu viel Phosphat aufnehmen, wird empfohlen, mehr kalziumreiche Lebensmittel zu essen
Selen	Fisch, Fleisch, Nüsse	antioxidative Wirkung (Selen ist Bestandteil der Glutathionperoxidase, dient als Zellschutzfaktor gegenüber aggressivem Sauerstoff). Positive Wirkung auf das Immunsystem (stimuliert die Antikörperproduktion und körpereigene Killerzellen zur Abwehr). Wichtig im Schilddrüsenhormonstoffwechsel (bei der Umwandlung und Aktivierung von Schilddrüsenhormonen)	30–70 µg zur Prävention	Mangelzustände entstehen meist infolge von Zufuhrmangel, Magen-Darm-Erkrankungen, Schwermetallbelastung, chronischen Erkrankungen
Zink	Milch, Milchprodukte, Fleisch, Fisch, Vollkorngetreide, Nüsse	Zink hat eine zentrale Bedeutung in der Abwehr von freien Radikalen	Frauen ca. 7 mg, Männer ca. 10 mg	Zinkmangel steigert die Infektanfälligkeit, begünstigt Wachstumsstörungen, Appetitlosigkeit, verzögerte Wundheilung, verminderte Infektabwehr

Quelle: Deutsche Gesellschaft für Ernährung (DGE), Österreichische Gesellschaft für Ernährung (ÖGE), Schweizerische Gesellschaft für Ernährungsforschung (SGE), Schweizerische Vereinigung für Ernährung (SVE): Referenzwerte für die Nährstoffzufuhr, Umschau/Braus, Frankfurt/Main 2000

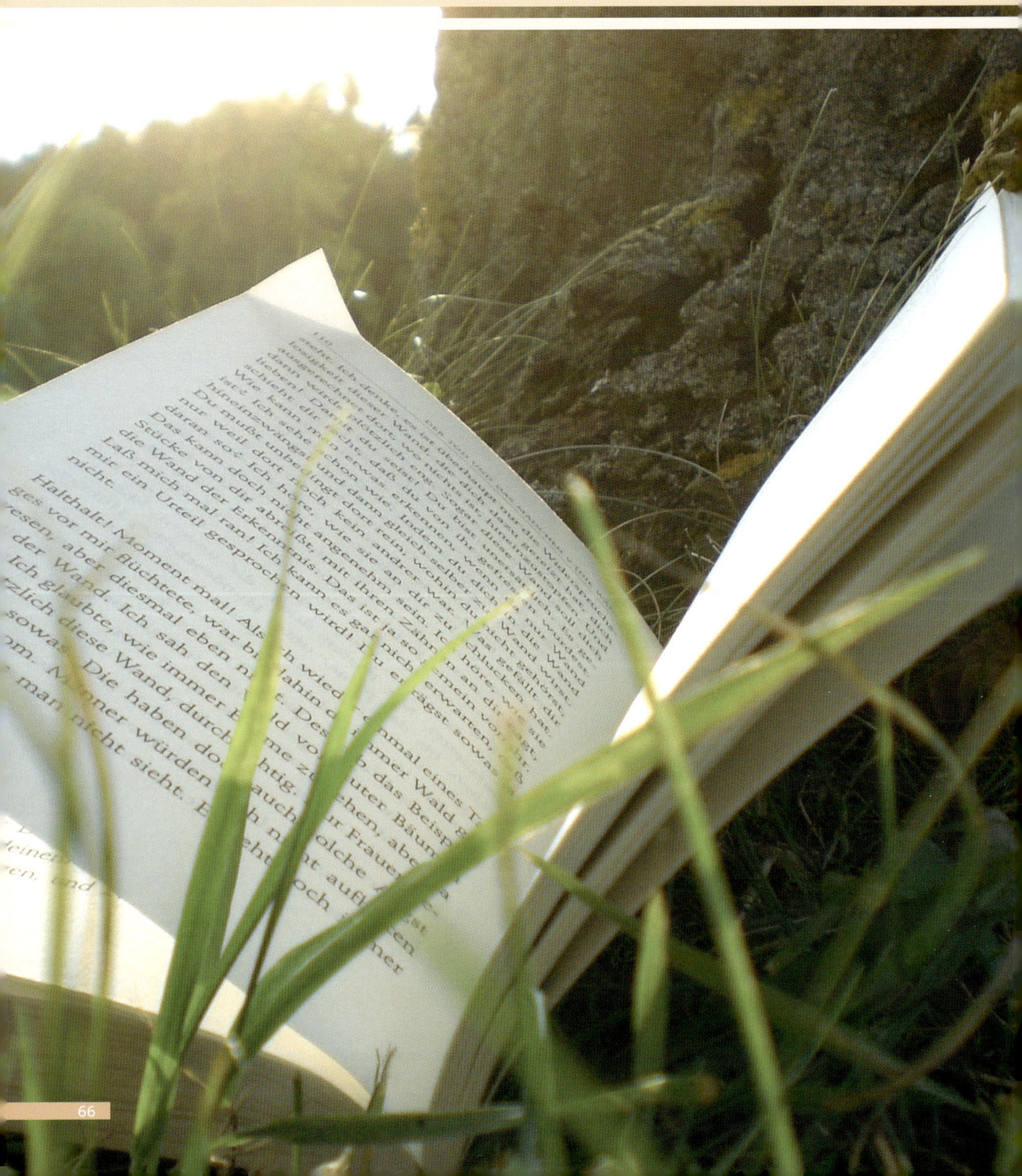

BRAIN FOOD

„Mit dem Geist ist es wie mit dem Magen: Man sollte ihm nur Dinge zumuten, die er verdauen kann.“ WINSTON CHURCHILL

ISS DICH KLUG

DOPING FÜR DIE GRAUEN ZELLEN

In unserer modernen Leistungs- und Informationsgesellschaft wachsen die Anforderungen an unsere geistigen Fähigkeiten in gleichem Maß wie die körperlichen Herausforderungen abnehmen – vielleicht sogar um ein Mehrfaches schneller. Bewegung findet bei vielen Menschen fast nur noch statt, um Ideen und Gedanken über Finger und Tastatur in den Laptop zu übertragen und sie dann in die Welt hinauszuschicken. Mit unserer Ernährung sind wir hingegen in der Industriegesellschaft des 19. Jahrhunderts verblieben: zu viel Eiweiß, zu viel Fett, zu viel Falsches, überhaupt zu viel von allem. Die zugeführten Kalorien werden nicht verbrannt, sondern für schlechte Zeiten, die dann doch nicht kommen, in Fettzellen abgespeichert. Wir brauchen also eine ausgewogene Ernährung, die den neuzeitlichen Kopfarbeiter durch ausgeklügelte Zusammenstellung bei seinen Aufgaben unterstützt, aber seinen Körper nicht strapaziert.

Birte Karalus: **Sie und ich, Herr Dr. Lindschinger, sind tagtäglich überwiegend oder ausschließlich geistig tätig. Sie sagen, Balanced Food kann auch auf die ganz besonderen Bedürfnisse von Dichtern und Denkern ausgerichtet werden.**

Dr. Meinrad Lindschinger: Mit dem Begriffspaar „Dichter und Denker" grenzen Sie die Gruppe derjenigen, für die ich Brain Food, einen speziell auf die Förderung der Gehirn- und Nerventätigkeit ausgerichteten Ernährungstypus, entwickelt habe, sehr stark ein. Es sind ja nicht nur Ärzte und Journalisten oder vielleicht noch Künstler und Anwälte geistig tätig. Denken Sie bitte an die Vertreter oder die vielen Fernfahrer, die tagtäglich mehrere Stunden hinter dem Steuer sitzen und in jeder Sekunde geistig hoch konzentriert sein müssen. Denken Sie bitte auch an das Heer derjenigen, die im weitesten Sinne einen Verwaltungsjob haben, egal ob Sachbearbeiter oder Top-Manager. Bei all diesen Berufsgruppen ist eine Ernährung notwendig, die den ganz speziellen Anforderungen der geistigen Tätigkeit gerecht wird. Studium oder Doktortitel allein sind keine Voraussetzung für Brain Food.

Iss Dich klug – Wunsch oder Wahrheit?

Beides, Frau Karalus. Den Wunsch hegen wir Menschen seit Jahrhunderten. Es gab Naturvölker, die versuchten, ihre Intelligenz durch den Verzehr von Hirn zu steigern – ein interessanter Ansatz mit letztlich enttäuschendem Ergebnis. Und ebenso wenig wie diese Methode funktioniert, werden Sie sich durch Brain Food das Staatsexamen oder die zündende Werbeidee mit dem Suppenlöffel einschaufeln können. Das wird eine Utopie bleiben wie der berühmte „Nürnberger Trichter". Aber Sie können durch gezielte und ausgewogene Ernährung ein Gutteil dazu beitragen, dass die grauen Zellen angeregt und in ihren Aufgaben unterstützt werden. Insofern kann man sicherlich sagen, dass Gehirnnahrung nicht nur in der Bibliothek, sondern auch auf unseren Tellern zu finden ist.

> **TIPP** Wissen bekommt man nur durch lernen, erfahren, verstehen. Brain Food allein bringt Ihnen nicht den Nobelpreis – aber es hilft auf dem Weg dorthin. .

Was muss man dafür tun?

Man muss zunächst ein wenig darüber wissen, wie unser Gehirn funktioniert. Zuständig für den Datenverkehr zwischen den grauen Zellen und somit für die geistige Arbeit und die Konzentrationsfähigkeit sind sogenannte Neurotransmitter. Dabei handelt es sich um Botenstoffe, die das Gehirn, also uns, in Freude, Konzentration oder auch Depression versetzen können.

Dazu zählen Endorphine, Serotonin und Acetylcholin. Die Bildung dieser Botenstoffe und den damit verbundenen „Intelligenzboom“ können Sie mit einer ausgewogenen Mischkost unterstützen und fördern.

Ausgiebige Gehirntätigkeit ist ja meist mit Bewegungsarmut verbunden. Ich könnte mir vorstellen, dass da der Energiebedarf gegenüber anderen Ernährungstypen deutlich geringer ist.

Das kann man so nicht sagen. Das Gehirn läuft ja nicht nur einfach so mit, es braucht für seinen Betrieb ebenso Energie wie ein Muskel oder ein inneres Organ. Zum Vergleich: Alles, was Sie im Auto einschalten, ob Radio, Licht oder Klimaanlage, wirkt sich auf den Benzinverbrauch aus. Beanspruchen Sie Ihr Gehirn, und sei es nur für den aufrechten Gang oder auch im Schlaf beim Träumen, bedient es sich bereits an den Energiespeichern Ihres Körpers. Beim erwachsenen Menschen macht das Gehirn zwar nicht einmal zwei Prozent seines Körpergewichts aus, genehmigt sich aber fast 20 Prozent seines Gesamtkalorienbedarfs. Beim Kleinkind sind es sogar 50 Prozent, denn in den ersten drei Lebensjahren bilden sich Milliarden von Synapsen – das sind die Kontaktstellen zwischen den Nervenzellen – und auch die bereits erwähnten Neurotransmitter. Der Aufbau und der Betrieb des Gehirns verschlingen also eine Menge Energie und der Hunger der kleinen grauen Zellen will ständig gestillt sein. Nährstoffmangel und Ernährungsfehler machen sich als Erstes durch Müdigkeit, Stimmungsschwankungen und Konzentrationsstörungen bemerkbar oder Sie schlafen ein. An Ihrem Schreibtisch hat das keine Folgen, in einer Sitzung ist es allerhöchstens peinlich, am Steuer hingegen tödlich.

Und was gibt man den grauen Zellen nun am besten?

Die notwendige Energie gewinnen unsere Nerven- und Gehirnzellen aus Glukose, deswegen gab man früher den Kindern Traubenzucker mit in die Schule. Traubenzucker treibt den Glukosespiegel aber nur kurzfristig hoch. Heute weiß man, dass komplexe Kohlenhydrate aus Obst und Gemüse den Körper und damit natürlich auch unser Gehirn konstanter mit Energie versorgen. Allein 120 bis 150 Gramm werden täglich im Kopf benötigt.

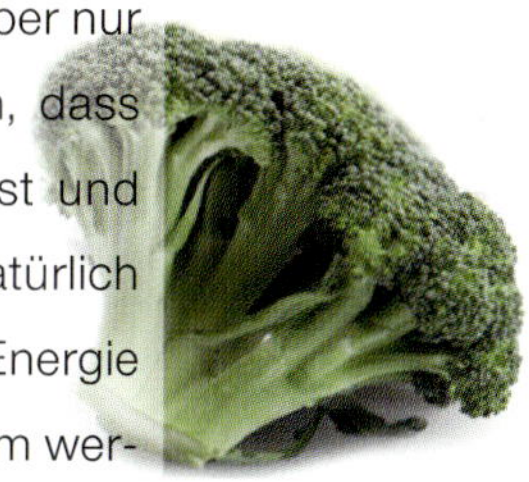

Das deutet wieder auf eine Ernährung mit Schwerpunkt im pflanzlichen Bereich hin.

Sie sagen es. Und deswegen stehen bei Brain Food die Gemüse- und Obstsäulen auch an vorderster Stelle. Lassen Sie mich aber erst noch auf die Flüssigkeitszufuhr eingehen. Natürlich können auch Gehirn und Nerven nur richtig arbeiten, wenn der Wasserhaushalt im Körper stimmt. Speziell in diesem Fall sollten Sie aber einen Teil der täglichen zwei bis drei Liter in Form von Ginkgotee genießen. Die chinesische Medizin macht sich seit Jahrtausenden die wirksamen Extrakte aus den Blättern des Ginkgobaums zunutze. Diese Substanzen fördern die Durchblutung des Gehirns wie in Studien nachgewiesen werden konnte.

Und neben der ausreichenden Flüssigkeitszufuhr ist natürlich Bewegung wichtig als Ausgleich.

Ganz besonders wichtig, denn, wie Sie schon sagten, ist geistige Tätigkeit ja meist eine sitzende Tätigkeit hinter dem Lenkrad oder am Schreibtisch, im Extremfall in immer gleicher Haltung. Das heißt, man sollte sich zwischendurch regelmäßig bewegen. Es reicht schon ein schneller Spaziergang an der frischen Luft – der bringt den Stoffwechsel auf Touren.

Schauen wir uns einmal die einzelnen Säulen genauer an. Beim Gemüse heben Sie besonders den Brokkoli hervor. Warum?

Brokkoli gehört zu den Vitaminbomben unter den Gemüsen. Beim Vitamin-C-Gehalt kommt er gleich nach der Paprika und darüber hinaus bietet er eine ganze Palette an Vitaminen der B-Gruppe, außerdem noch Vitamin E, Betacarotin und jede Menge Mineralien – also eine geballte Portion Gehirnfutter.

In der Obstsäule haben Sie den Trockenfrüchten besondere Priorität verliehen.

Nicht ohne praktischen Hintergrund, denn alle getrockneten Früchte haben den Vorteil, dass man sie am Schreibtisch aus der Hand essen kann, ohne dass Obstsaft auf die Unterlagen oder in die Tastatur tropft. Ein weiterer Vorteil ergibt sich aus ernährungsmedizinischer Sicht. Langes Sitzen führt dazu, dass der Darm träge wird, also muss man ihm etwas zu tun geben. Da kommen die im Trockenobst reichlich vorhandenen Ballaststoffe genau recht. Sie kurbeln nämlich die Darmperistaltik an – die Wirkung von Trockenpflaumen ist da ja geradezu legendär. Aber Vorsicht: Nicht nur die wertvollen Nährstoffe, auch die Kalorien sind natürlich durch den Wasserentzug viel konzentrierter vorhanden als in der gleichen Menge Frischobst.

> **TIPP** Trockenfrüchte und Nüsse schmecken lecker, ob im Müsli oder zwischendurch. Achten Sie aber auf die Menge, denn zusätzlich zum konzentrierten Gehalt an Nährstoffen enthalten beide auch viele Kalorien.

Wer es pur nicht mag, kann sich sein Trockenobst ja auch morgens unter sein Müsli rühren.

Natürlich, womit wir beim Getreide wären, das dem Kopfarbeiter ebenfalls komplexe Kohlenhydrate für die nachhaltige Versorgung mit Glukose liefert. Aber im Korn und in seinen Keimen stecken ja noch ganz andere Dinge. Da tun sich besonders die Weizenkeime hervor, wegen ihrer reichhaltigen Inhaltsstoffe auch das Gold der Naturkost genannt. Viele Vitamine und Mineralstoffe und dazu reichlich pflanzliches Eiweiß im morgendlichen Frühstücksmüsli sorgen sozusagen für einen Kavalierstart in den Bürotag.

Wozu die Milch im Müsli ja auch noch beiträgt.

Ja, sie bringt wieder die ernährungsphysiologisch wertvolle Kombination des pflanzlichen Eiweißes mit dem tierischen, enthält darüber hinaus aber auch noch Kalzium und Magnesium und den Serotoninbaustoff Tryptophan. Das ist wie eine erfrischende Dusche fürs Gehirn. Wer da ins Büro fährt, ohne zu frühstücken, ist selbst schuld und braucht sich nicht zu wundern, wenn er keine Leistung bringt.

Tipps

- Mahlzeiten regelmäßig über den Tag verteilen.
- Üppige Speisen meiden: „Ein voller Bauch studiert nicht gern“; fetthaltige Mahlzeiten haben eine lange Verweildauer im Magen.
- Kohlenhydrat- und ballaststoffreiche Gerichte mit Gemüsebeilagen und Salat bevorzugen.
- Fettarme Eiweißlieferanten bevorzugen – und die in nur kleinen Mengen.
- Sehr fettreiche Speisen meiden.
- Die Zwischenmahlzeiten nicht vergessen. Günstig sind hier: Obst, Getreideriegel, Studentenfutter, Trockenobst, Vollkorngebäck mit Kräuterquark oder Hüttenkäse, Gemüse zum Knabbern.
- Ausreichend trinken. Mineralwasser, Trinkwasser oder anderen kalorienarmen und koffeinarmen Getränken den Vorzug geben.
  Hinweis: Wasser ist ein wichtiges Transportmittel für Nährstoffe.

Und wie ist das mit dem Frühstücksei? Ist das auch gut fürs Gehirn?

Sehr gut sogar. Das Hühnerei, insbesondere sein Dotter, wird immer noch als schädlich für den Cholesterinspiegel angesehen. Zu Unrecht, wie ich finde. Denn das Ei enthält – ebenso wie die Milch – alle neun essenziellen Aminosäuren. Das sind diejenigen, die wir dem Körper mit der Nahrung zuführen müssen, weil er sie nicht selbst bilden kann. Außerdem sind diese Eiweißbausteine im Ei im für den menschlichen Körper besten Mischungsverhältnis vorhanden und haben daher die höchste biologische Wertigkeit. Für den Aufbau von Gehirn- und Nervenzellen braucht der Körper ständig hochwertiges Eiweiß und Lezithin – da ist ein Ei die perfekte Mahlzeit. Gut für die grauen Zellen ist auch der im Eidotter enthaltene Stoff Cholin, aus dem einer der wichtigsten Botenstoffe des Gehirns, das Acetylcholin, gebildet wird. Dieser Stoff ist als Hauptneurotransmitter für die Steuerung der Emotionen und des Verhaltens im Gehirn und außerdem für das Speichern und Abrufen von Erinnerungen zuständig.

Und das Cholesterin im Ei macht nichts aus?

Schauen Sie, etwa Mitte der Achtziger des letzten Jahrhunderts wurde das Cholesterin als böse, schädlich und tödlich verteufelt und diese Kampagne wirkt bis in unsere Tage in der Werbung für cholesterinarme Produkte nach. Verschwiegen wird dabei, dass Cholesterin ein lebensnotwendiger Bestandteil unserer Zellmembranen ist und dass der Körper es zu 90 Prozent selbst herstellt. Wird von außen Cholesterin zugeführt, regelt der gesunde Körper das, indem er überschüssiges über die Leber ausscheidet. Wenn Sie sich vollwertig und abwechslungsreich, sprich, nach der Methode von Balanced Food ernähren, also mageres Fleisch und viel Obst und Gemüse essen, hochwertige Pflanzenöle verwenden und sich ausreichend bewegen, dann haben Sie von Vornherein keinen erhöhten Cholesterinspiegel und müssen ihn auch nicht durch spezielle Lebensmittel senken. Und das Cholesterin in dem einen Ei macht den Kohl nicht fett – und Ihre Blutgefäße auch nicht.

Gut, so viel zum Cholesterin. Aber seit dem Brokkoli mit seinem hohen Gehalt an den Vitaminen C und E habe ich noch eine Zwischenfrage im Hinterkopf: Spielen eigentlich freie Radikale im Gehirn und in den Nervenzellen eine Rolle?

Lassen Sie mich doch noch kurz etwas zum Cholesterin sagen. Die wenigsten wissen, dass die Muttermilch einen hohen Anteil an Cholesterin enthält. Es wird sogar vermutet, dass Stillen einen Einfluss auf die Intelligenz des Kindes ausübt, was nicht verwundert, wenn man weiß, dass Cholesterin beim Aufbau des Gehirns eine wesentliche Rolle spielt. Und was für einen höheren IQ sorgt, kann doch nicht schlecht sein, oder? Und nun zu Ihrer Frage: Aber sicher spielen freie Radikale im Gehirn und in den Nervenzellen eine Rolle. Wie wir wissen, sind freie Radikale in der Wahl eines Spenders für ein freies Elektron nicht wählerisch. Es ist ihnen egal, ob der im kleinen Zeh oder im Kopf zu finden ist. Unsere Gehirnzellen bleiben von Angriffen freier Radikale nicht etwa deswegen verschont, weil sie schlauer sind als die anderen. Brain Food sorgt aber in seiner Zusammensetzung dafür, dass wir hinreichend Zufuhr von antioxidativ wirksamen Vitaminen und Nährstoffen erhalten.

Ich hatte es mir eigentlich schon gedacht. Aber gehen wir zur nächsten Säule. Erdnüsse sind ja Bestandteil des berühmten Studentenfutters.

Nicht ohne Grund. Die Erdnuss liefert – genau wie die Cashewnuss und andere Nüsse – viele Vitamine aus der B-Gruppe, insbesondere B_1 und B_6, die für den Neurotransmitterstoffwechsel unerlässlich sind. Erdnüsse sind auch eine gute Quelle für die Aminosäuren Phenylalanin und Tyrosin, die an der Bildung der Neurotransmitter Tyramin, Dopamin, Noradrenalin und Adrenalin beteiligt sind.

Ich bin froh, dass mein Stoffwechsel das alles aus der kleinen Erdnuss herausholt, ohne dass ich mir die vielen Namen merken muss.

Ja, eigentlich ist es ganz einfach. Sie wählen nur die richtigen Lebensmittel in einem ausgewogenen Verhältnis aus, den Rest macht unser Organismus ganz allein.

Sie hatten eingangs die Endorphine erwähnt, auch „Glückshormone“ genannt. Aus welchen Lebensmitteln kann ich mir die denn holen?

Da muss ich Sie enttäuschen: Direkt essen können Sie Endorphine nicht. Der Körper bildet sie vielmehr selbst und schüttet sie dann in bestimmten Situationen aus. Die Bezeichnung „Glückshormone“ ist auch nicht ganz richtig, denn eigentlich sind es körpereigene Schmerzstiller, die im Verletzungsfall für einen euphorischen Zustand sorgen, sodass Sie keine Schmerzen spüren. Nun müssen Sie sich nicht selbst verstümmeln, um die Wirkung der Endorphine zu entfalten. Bestimmte Inhaltsstoffe der Chilischote zum Beispiel fördern die Freisetzung, ebenso Schokolade oder Eis. Und Sonnenlicht, Langstreckenläufe oder Sex können ebenfalls das ersehnte Glücksgefühl herbeiführen. Natürlich müssen Sie vorher dafür sorgen, dass Ihr Körper einen Vorrat an Endorphinen gebildet hat, und da lautet die Antwort auf Ihre Frage: Eine ausgewogene und nährstoffreiche Ernährung ist eine wesentliche Voraussetzung.

Ich werde es mir merken. Und die Bananenchips aus der Naschwerksäule, was machen die?

Bereits die Banane im frischen Zustand hat ja einen hohen Gehalt an B-Vitaminen sowie an Magnesium und Kalzium für die Nerven. Umso mehr gilt das für die getrockneten Fruchtscheiben – damit bekommen Sie alles hoch konzentriert. Die Vitamine B_2 und B_6 der B-Gruppe sind für die Bildung des Stimmungsaufhellers Serotonin im Gehirn notwendig – so bringen die Bananenchips Sonnenschein für Geist und Seele. Aber es gilt dasselbe wie beim Trockenobst: Auch hier sind die Kalorien in konzentrierter Form enthalten, deshalb bitte nicht pfundweise essen.

Wenn ich mich also morgens, mittags und abends an die Empfehlungen von Brain Food halte, bleibe ich den ganzen Tag über geistig fit?

Ja, aber noch besser als die klassische Aufteilung in drei Hauptmahlzeiten ist es, den Tagesbedarf an Nährstoffen auf fünf kleinere Mahlzeiten zu verteilen, die auch in regelmäßigen Abständen aufeinanderfolgen sollten. Das Gehirn braucht ja wegen seiner ununterbrochenen Tätigkeit viel Energie in Form von Glukose, seine Zellen können Glukose aber nicht speichern und sind daher auf eine stetige Zufuhr über das Blut angewiesen. Damit der Blutzuckerspiegel konstant bleibt, sollten komplexe Kohlenhydrate aus Vollkornprodukten, Vollkornreis, Kartoffeln, Gemüse und Obst bevorzugt werden, die im Körper langsam, aber stetig zu Glukose abgebaut werden. Damit steht dem Gehirn immer ausreichend Energie zur Verfügung und die geistige Leistungsfähigkeit bleibt über einen langen Tageszeitraum erhalten.

Ernährungsbedingte Ursachen für ein Absinken der geistigen Leistungsfähigkeit

- unregelmäßige Mahlzeiten
- fettreiche Mahlzeiten
- Weißmehlprodukte
- zu wenig Flüssigkeit

Brain Food

Hier lautet der Slogan: Essen mit und fürs Köpfchen. Um volle Leistung zu bringen, braucht unser Gehirn einen Nährstoffcocktail, gedopt mit Vitaminen (B-Gruppe) und Mineralstoffen (Kalium, Magnesium). Außerdem braucht es essenzielle Fettsäuren (Omega-3) und Aminosäuren (Tryptophan, Phenylalanin) zur Bildung von Neurotransmittern, die wiederum für „Glücksgefühle" sorgen.

Lebensmittelgruppen	**1800-kcal-Aufteilung: pro Tag konsumierte Portionen**	**2000-kcal-Aufteilung: pro Tag konsumierte Portionen**	**2200-kcal-Aufteilung: pro Tag konsumierte Portionen**
Wasser	2–3 l	2–3 l	2–3 l
Gemüse ca. 50 kcal/Portion	4	5	5
Obst ca. 50 kcal/Portion	3	4	4
Getreide ca. 150 kcal/Portion	3	3	4
Milch und Milchprodukte, Käse ca. 150 kcal/Portion	2	3	3
Fleisch, Fisch, Ei, Wurst ca. 160 kcal/Portion	2	2	3
Fette/Öle ca. 210 kcal/Portion	1	1	1
Naschwerk ca. 100 kcal/Portion	1	1	1

Die sieben Säulen

Dieses Stufenschema beinhaltet eine Lebensmittelauswahl, die als Präferenzliste dienen soll.

Die Lebensmittel basieren auf den Nähr- und Wirkstoffempfehlungen von **Brain Food** und können nach Belieben mit Lebensmitteln aus dem Bereich Balanced Food erweitert werden.

Gemüse

50 kcal/Portion

Brokkoli	**150 g***
Blattsalate	100 g*
Gurke	150 g*
Kresse	5–10 g*
Paprika	150 g*
Rote Bete	120 g
Spinat (frisch)	150 g*

(Kräuter und Gewürze nach Bedarf)

Obst

50 kcal/Portion

Trockenfrüchte	**20 g**
Banane	50 g
Feige	80 g
Grapefruit	100 g
Heidelbeeren	125 g
Himbeeren	125 g
Pfirsich	120 g

Getreide

150 kcal/Portion

Weizenkeime	**30**
Dinkelmehl	45
Haferflocken	40
Hirse	40
Müslimischung	45
Quinoa	45
Vollkornbrot	80

Wasser, Mineralwasser, grü

ausreich

*Haushaltsmaße < 50 kcal/Portion

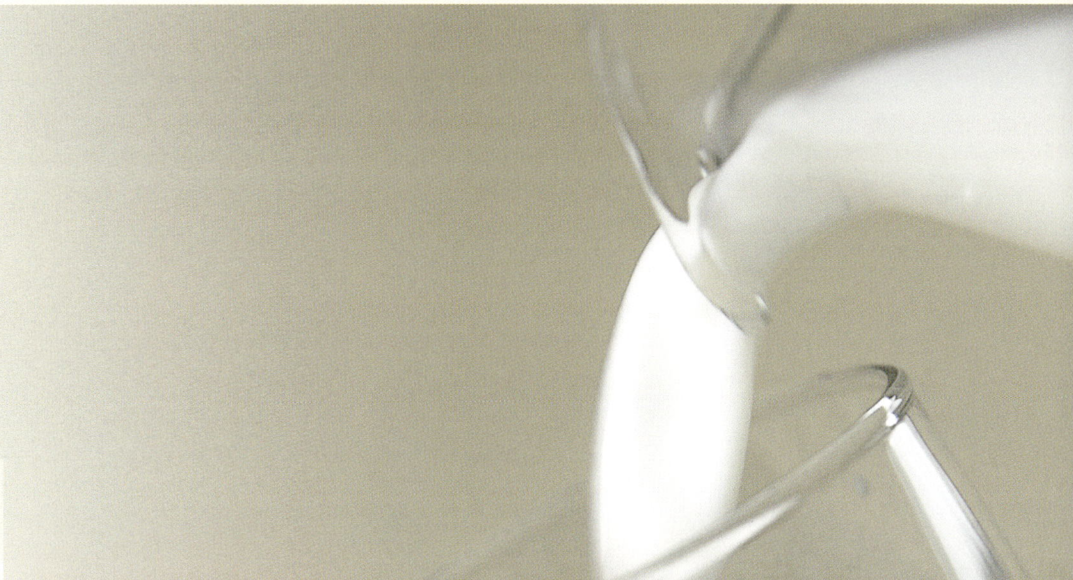

ilch- und Milch-rodukte

i0 kcal/Portion

ollmilch	**1/4 l**
ergkäse	
5 % F.i.Tr.)	40 g
uttermilch	1/2 l
ghurt	
.5 % Fett)	400 g
agerquark	200 g
olke	1/2 l
rmesan	
2 % F.i.Tr.)	40 g

Fleisch oder Fisch

160 kcal/Portion

Hühnerei (groß)	**1 Stk.**
Dorsch/Thunfisch	
(naturell)	120 g
Fleisch (mager)	120 g
Forelle	120 g
Garnelen	
(gegart)	150 g
Geflügel	120 g
Hering (Dose)	50 g

Fette/Öle

210 kcal/Portion

Erdnüsse	**30 g**
Butter	25 g
Haselnüsse	30 g
Leinsamen	80 g
Sonnenblumen-/	
Traubenkern-/	
Weizenkeimöl je	20 g

Naschwerk

100 kcal/Portion

Bananenchips	**25 g**
Dinkelcracker	30 g
Fruchteis	70 g
Fruchtgummi	30 g
Honigwaffeln	25 g
Knabbersoja	25 g
Quark-Beeren-	
Creme	150 g

, Ginkgotee (mindestens 2–3 l)

wegung

BRAIN

Bananenchips

Idealer „Brain-Snack“ in Stresszeiten. Sie liefern Mineralstoffe wie Magnesium und Kalium, aber auch den Glücksbotenstoff Serotonin. Aufgrund ihres Zuckergehalts aber nur in Maßen genießen!

Brokkoli

Durch die enthaltenen Vitamine B_1, B_2, B_6, E und C wie auch Carotin zählt er zu den Vitaminbomben. Er ist besonders reich an Mineralstoffen wie Kalium, Kalzium, Eisen und Zink. Sekundäre Pflanzenstoffe wie Flavonoide können durch ihre antioxidative Wirkung Schadstoffe neutralisieren.

Erdnüsse

In der Erdnuss stecken – wie in der Cashewnuss und in anderen Nüssen – besonders viele B-Vitamine, die unentbehrlich für die Neurotransmitterbildung im Gehirn sind. Die (im unraffinierten Zustand) gesunden Fettsäuren transportieren außerdem viel Vitamin E.

Hühnerei

Im Eigelb steckt die Aminosäure Cholin, aus der Acetylcholin hergestellt wird, einer der wichtigsten Botenstoffe im menschlichen Gehirn. Auch Lezithin ist im Ei enthalten; es ist unerlässlich für den Aufbau der kleinen grauen Zellen.

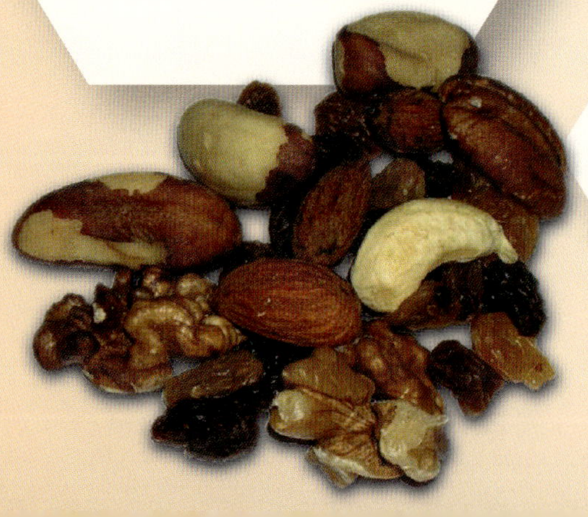

FOOD

Milch

Mit Kalzium, Magnesium, wertvollem Eiweiß und dem Serotoninbaustoff Tryptophan macht Milch müde Geister munter.

Trockenfrüchte

Sie enthalten ein geballtes Nährstoffangebot, das reich an Kalium, Eisen und B-Vitaminen ist. Der konzentrierte Ballaststoffgehalt (hier speziell Trockenpflaumen) stimuliert die Darmtätigkeit. Jedoch sollte man bei getrockneten Früchten den höheren Kaloriengehalt gegenüber frischem Obst berücksichtigen.

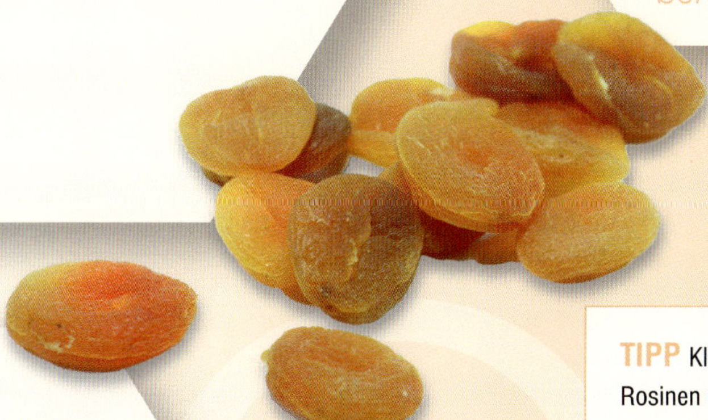

Weizenkeime

Aufgrund ihres Gehalts an pflanzlichem Eiweiß, Folsäure, Zink, Magnesium, 'itamin E und Vitaminen der Gruppe werden sie auch als das ›ld der Naturkost" bezeichnet. Sie ienen im Müsli als ideales „Brain-Frühstück".

TIPP Klassisches Brain Food besteht aus Nüssen, Rosinen und Mandeln und steckt voller Eiweißbausteine, B-Vitamine und wichtiger Mineralstoffe wie Kalium, Eisen und Zink. In den USA weicht man Mandeln gerne über Nacht ein – und hilft damit ihren Enzymen auf die Sprünge. Ein weiterer wichtiger Proteinlieferant ist natürlich Milch. Auch der tägliche Löffel Weizenkeimöl (ungesättigte Fettsäuren) ist gut für das Gehirn.

Rezept-Ideen: Brain Food

Hier finden Sie eine kleine Auswahl an Vorschlägen, die Sie ganz nach Belieben kombinieren können.

TIPP Die Berechnung der Rezepte basiert auf dem Tagesbedarf von 2000 Kalorien. Sollten Sie mehr oder weniger Kalorien benötigen, erhöhen beziehungsweise verringern Sie dementsprechend die Mengen oder die Portionen.

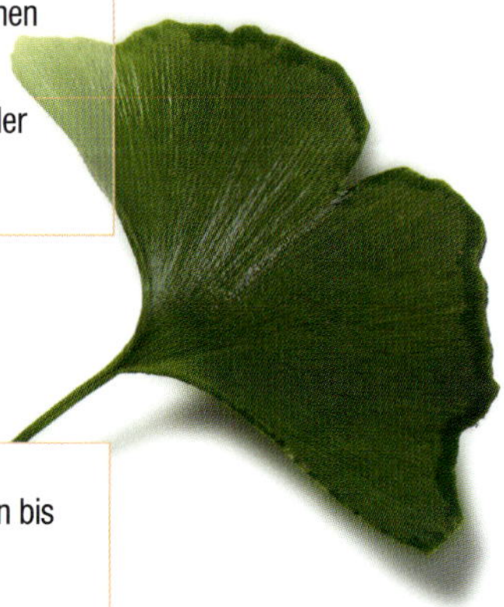

TIPP Suchen Sie sich einfach ein bis zwei Rezeptvorschläge aus und kombinieren Sie die Gerichte ganz nach Ihrem persönlichen Geschmack.

	Vorschlag 1*	Vorschlag 2
Frühstück	Grüner Tee oder Gingkotee Haferflockenmüsli mit Banane Pfirsich	Grüner Tee od Gingkotee Vollkornbrot m Bergkäse und Grapefruit Gurken mit Frischkäse
Snack 1	Paprika-Sticks	Himbeerjoghu
Mittagessen	Rote-Bete-Salat mit Zwiebeln und Kresse Dinkelnudeln mit Hähnchenbrust-filet, Brokkoli und Parmesan	Spinat-Lasagn
Snack 2	Quarkbeeren-creme	Honigwaffeln Pfirsichmus
Abendessen	Spinatsalat mit Garnelen, Gurken und Leinsamen Trockenfrüchte	Gemischter S mit gekochten und Weizen-keimen Feigen

*Für Vorschlag 1 finden Sie auf Seite 83 die genaue Zutatenmenge

schlag 3	Vorschlag 4	Vorschlag 5	Vorschlag 6	Vorschlag 7
ner Tee oder gkotee zenflocken mit ckenfrüchten Buttermilch	Grüner Tee oder Gingkotee Vollkornbrot mit Frischkäse, Paprika und Hering Grapefruit mit Joghurt	Grüner Tee oder Gingkotee Fruchtmüsli mit Nüssen Pfirsichmolke	Grüner Tee oder Gingkotee Vollkornbrot mit Kräuterquark und Gurkenscheiben	Grüner Tee oder Gingkotee Rührei mit Kräutern und Vollkorntoast Frisch gepresster Fruchtsaft
renjoghurt	Frischer Waldbeerensaft	Gurken-Sticks mit Dilljoghurt	Haferflockenmüsli mit Bananen	Bananenmilch
ter Blattsalat Haselnüssen Traubenkern- osrücken auf lgemüse und jus**	Chicoréesalat mit Joghurt-Dip Vollkorn-Risotto mit Kräutern und Blumenkohl-röschen	Thunfischsteak mit Paprikagemü-se und Hirsepüree Blattsalat mit gehackten Eiern	Gurkensalat Kalbsbraten mit Dinkelnudeln und gekochtem Brokkoli	Brokkolicreme-suppe mit gehackten Haselnüssen Rinderstreifen auf leichtem Gemüse-Risotto mit Parmesan
rkcreme mit en und erflocken	Dinkelcracker	Pfirsicheisshake	Heidelbeermilch	Beerenteller mit Joghurtsauce
nfischsalat Paprika und ken tsalat	Sautierter Blattspinat mit gebratener Forelle Milchreis mit Himbeeren	Crêpe, gefüllt mit sautiertem Gemüse Heidelbeer-kompott	Shrimpscocktail auf Blattsalaten Feigen-Tarte mit Erdnüssen und marinierten Waldbeeren**	Gemüse-Nudel-Salat Feigenkompott und Knabbersoja

**Das Rezept dazu finden Sie auf Seite 84 bzw. 85

REZEPTE: BRAIN FOOD

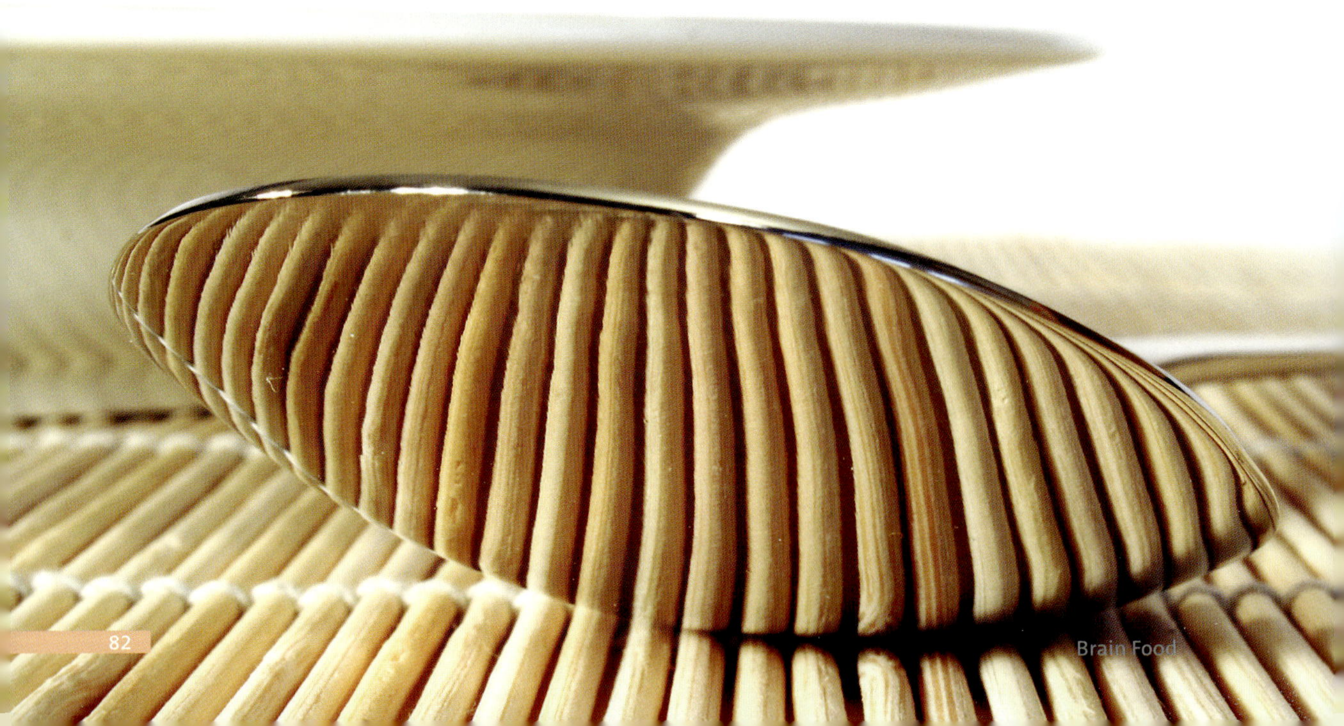

Zutaten für jeweils 1 Portion

Frühstück:

40 g Haferflocken
1/8 l Vollmilch
200 g Joghurt (3,5 % Fett)
50 g Banane

***

120 g Pfirsich

★

Snack 1:

150 g Paprika

★

Mittagessen:

100 g Rote Bete
20 g Zwiebeln
10 g Kresse

***

60 g Dinkelnudeln
120 g Hähnchenbrustfilet
150 g Brokkoli
40 g Parmesan
10 g Weizenkeimöl zum Braten

Snack 2:

125 g Magerquark
125 g Beeren

★

Abendessen:

100 g Spinat (frisch)
50 g Gurken
150 g Garnelen
20 g Leinsamen
5 g Traubenkernöl zum Braten
Zitronensaft

***

20 g Trockenfrüchte

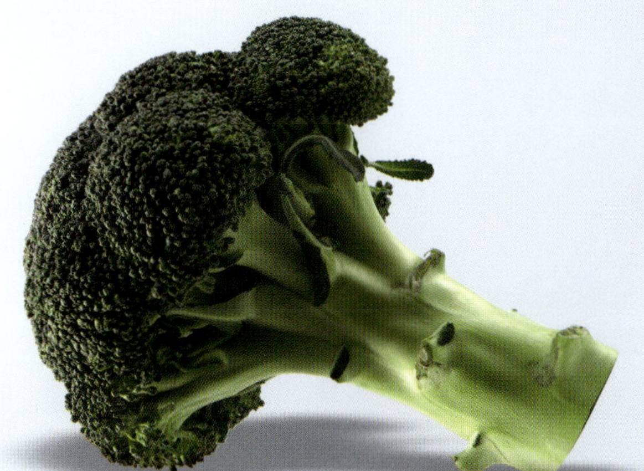

KALBSRÜCKEN AUF KOHLGEMÜSE UND CHILI-JUS

Zutaten für 4 Portionen

Für die Gemüse:
80 g Saubohnen
100 g Blumenkohl
100 g Romanesco
100 g Brokkoli
frische Petersilie
frischer Kerbel
15 g Sonnenblumenöl
8 kleine Pellkartoffeln vom Vortag

Für den Kalbsrücken und die Chili-Jus:
480 g Kalbsrücken (vorbereitet; ohne Sehnen und Fett)
Salz, weißer Pfeffer
Sonnenblumenöl zum Braten
1 Chilischote
frisches Basilikum
frischer Thymian
frischer Rosmarin
80 ml Rotwein
40 ml dunkler Kalbsfond (Glas)

Backofen auf 180 Grad vorheizen. Bohnen, Blumenkohl, Romanesco und Brokkoli putzen, waschen. Petersilie und Kerbel abbrausen, hacken. Kohlsorten in Röschen teilen. Alle Gemüse kurz blanchieren und dann in wenig Sonnenblumenöl leicht anbraten, sodass sie nur etwas Farbe bekommen, Gemüse warm halten.
Kartoffeln nach Belieben pellen, halbieren und ebenso in wenig Sonnenblumenöl anbraten. Kartoffeln und gehackte Kräuter in die Fettpfanne des Ofens geben.
Fleisch abbrausen, trocken tupfen, mit Salz und Pfeffer würzen und rundum bei mittlerer Hitze in wenig heißem Öl anbraten. Fleisch auf dem Bratrost in den Ofen schieben, die Fettpfanne mit den Kartoffeln darunter geben. Fleisch und Kartoffeln im vorgeheizten Ofen bei 180 Grad in etwa 15 Minuten garen.
Für die Chili-Jus Chili entkernen, abbrausen, fein hacken. Basilikum, Thymian und Rosmarin abbrausen, fein hacken. Den Bratensatz in der Pfanne, in der der Kalbsrücken angebraten wurde, mit Rotwein ablöschen und einkochen lassen. Kalbsfond zugeben und mit gehackten Kräutern und Chili verfeinern. Braten mit Gemüse, Kartoffeln und Chili-Jus anrichten.

PRO PORTION: CA. 315 KCAL

FEIGEN-TARTE MIT ERDNÜSSEN UND MARINIERTEN WALDBEEREN

Backofen auf 220 Grad vorheizen. Blätterteig, falls nötig, noch mal ausrollen, sodass er etwa 2–3 mm dünn ist. Eine Tarteform hauchdünn einfetten, mit dem Teig auskleiden. Ingwer schälen, sehr fein hacken. Honig mit gemahlenen Erdnüssen und Ingwer pürieren und den Teig dünn damit bestreichen. Feigen schälen, in ca. 3–4 mm dünne Scheiben schneiden und auf dem Teig verteilen. Tarte im vorgeheizten Ofen bei 220 Grad ca. 15 Minuten backen.

In der Zwischenzeit Waldbeeren verlesen. Etwa 1/3 der Früchte pürieren und durch ein feines Sieb streichen. Die übrigen Früchte im Püree marinieren. Tarte mit Minze garnieren und mit den Beeren servieren.

PRO PORTION: CA. 135 KCAL

Zutaten für 4 Portionen

120 g Blätterteig (Fertigprodukt)
Butter für die Form
Ingwer nach Belieben
20 g Honig
20 g gemahlene Erdnüsse
16 Feigen
100 g gemischte Waldbeeren (Erdbeeren, Himbeeren, Heidelbeeren, Johannisbeeren)
Minze

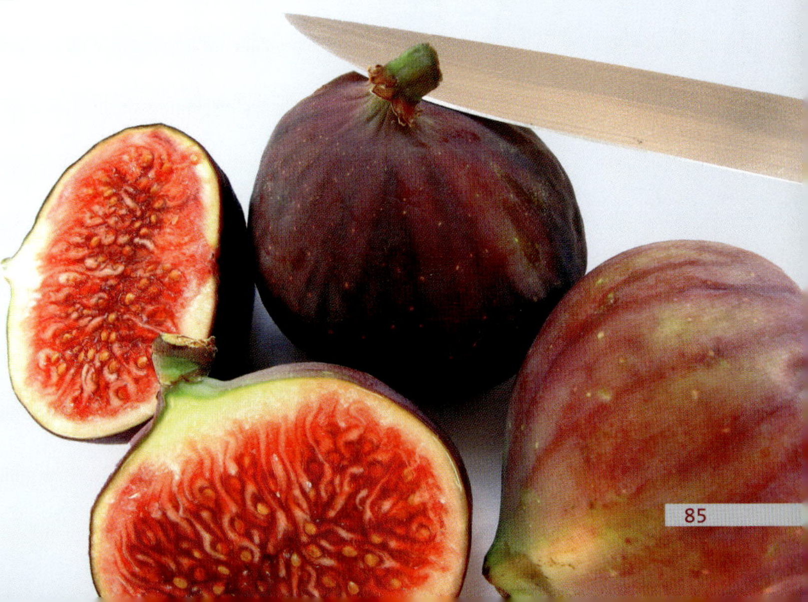

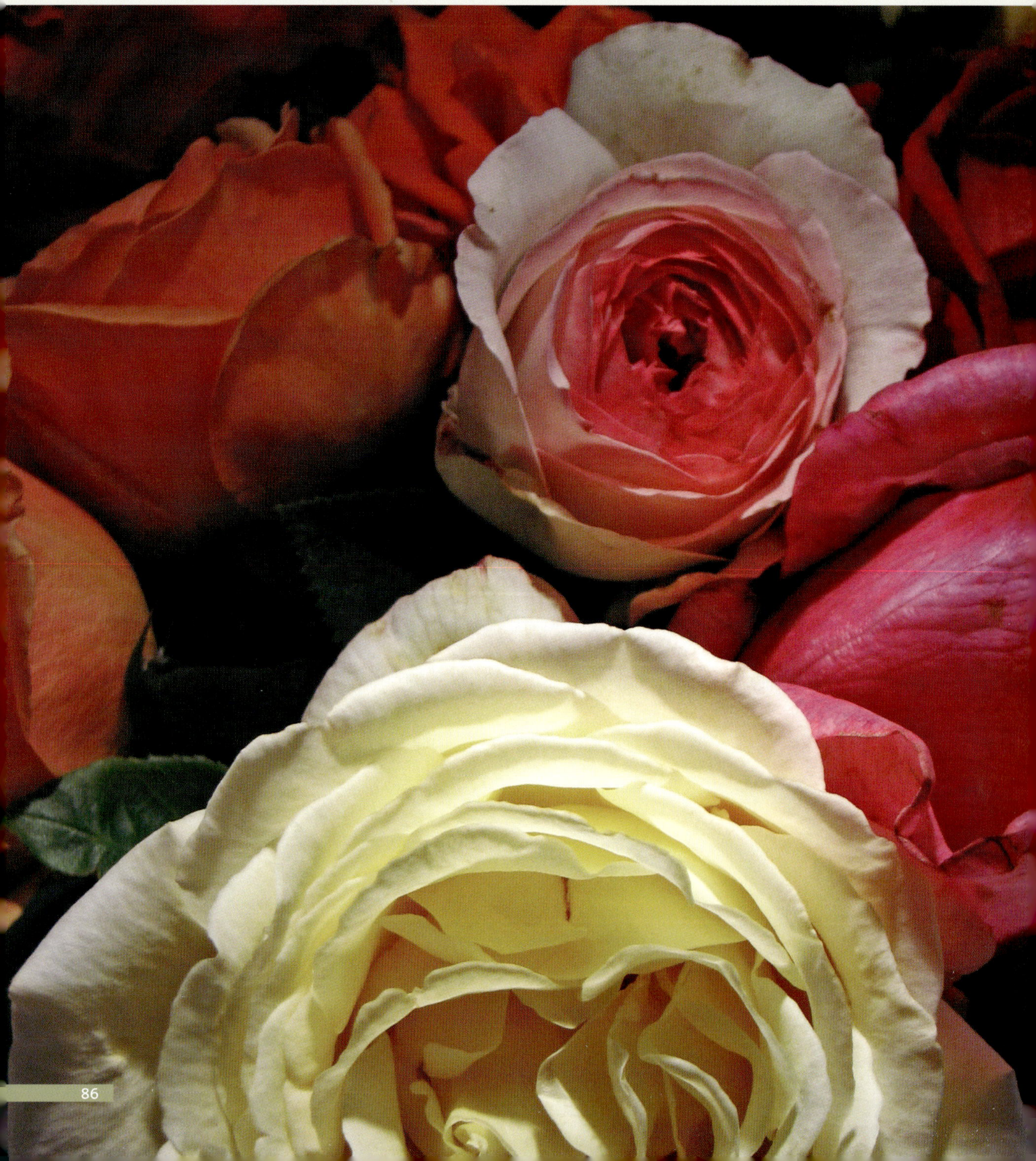

„Schönheit ist zeitlos. Sie kann Männer zu Narren machen und Frauen zu Göttinnen."

FALSCHE ERNÄHRUNG LÄSST SIE GANZ SCHÖN ALT AUSSEHEN

Die Schönheitsindustrie setzt jedes Jahr weltweit Milliarden um. Um besser und noch besser, jünger und noch jünger auszusehen, um die ersten Spuren des natürlichen Alterungsprozesses zu verhindern oder zu verdecken, greifen wir zu allem, was die Werbung als Erfolg versprechend darstellt. Der legendäre Jungbrunnen sprudelt heute aus Töpfchen und Tube – so wird uns suggeriert. Reicht das nicht aus, wird gespritzt, wenn auch das nicht mehr hilft, geschnippelt. Der jährliche Gang zum Schönheitschirurgen gehört in manchen Schichten schon zum Pflichtprogramm und die ständige Straffung der Gesichtshaut gerät zur Zerreißprobe.

Birte Karalus: Wir kommen jetzt zu einem Thema, das vor allem uns Frauen interessiert: Iss dich schön mit Beauty Food. Kann frau das tatsächlich?

Dr. Meinrad Lindschinger: Eines muss ich zunächst korrigieren: Das Thema ist durchaus nicht nur auf das weibliche Geschlecht beschränkt, was das riesige Angebot an Männerkosmetik und die zunehmende Zahl von sogenannten Schönheitsoperationen bei Männern bestätigen. Und mit der entsprechenden Ernährung, also mit Beauty Food, sollten sich Männer ebenfalls befassen, auch wenn man das Attribut „schön" nicht unbedingt mit ihnen in Verbindung bringt und manche vielleicht unangenehm berührt sind, wenn man sie als schön bezeichnet. Aber zu Ihrer Frage: Ja, es stimmt, Schönheit kann man essen.

Da sollten wir erst einmal klären, was schön überhaupt heißt. Die Schönheit eines Menschen ist doch ohnehin etwas sehr Subjektives, oder?

Natürlich kommt es immer auf das Empfinden des Einzelnen an. Nicht jeder, der sich selbst für schön hält, wird auch von anderen so gesehen – und umgekehrt. Und die Geschmäcker sind auch verschieden. Es heißt ja nicht von ungefähr: Schönheit liegt im Auge des Betrachters oder, wie Christian Morgenstern sagt: Schön ist, was man mit Liebe betrachtet. Dabei kommt es gar nicht immer auf Äußerlichkeiten an. Der Wissenschaftsjournalist Gábor Paál hat in seinem Buch „Was ist schön?“ vier Kategorien ästhetischer Bewertung beschrieben. Eine davon besagt, dass Schönheit aus der Interaktion entsteht, das heißt: Rein aus der Tatsache, dass wir mit einem anderen Menschen etwas gemeinsam tun und dabei Freude empfinden, ergibt sich, dass wir ihn oder sie als schön empfinden. Das Aussehen tritt dabei fast völlig in den Hintergrund.

Außerdem ändern sich unsere Schönheitsvorstellungen doch stetig.

Stimmt, das Schönheitsideal hat eine ständige Wandlung erfahren. Aber es gab die Zeiten hindurch sozusagen ewige körperliche Merkmale, die anderen auf den ersten Blick signalisiert haben: Dieser Mensch ist schön.

Und die wären?

Das ist auf jeden Fall die Figur eines Menschen, zu dick wird ebenso wenig als schön empfunden wie zu mager. Die Beschaffenheit der Haut ist ein wichtiges Schönheitsmerkmal, sie muss glatt und straff sein, denn trocken und schuppig oder runzlig setzen wir unwillkürlich gleich mit alt und krank. Volles und dichtes Haar signalisiert Jugend und Lebenskraft ...

Das klingt, als wäre „schön“ gleichbedeutend mit „gesund“.

Sie bringen es auf den Punkt. Wir sind ja auch als Menschen unseren Instinkten unterworfen und an gewisse Schemata gebunden. Sehen wir einen Menschen mit guter Beschaffenheit von Haut, Haaren und Figur, sprich, einen schönen Menschen, gehen wir instinktiv einen Schritt weiter und verbinden ihn mit Gesundheit und außerdem mit der Fähigkeit – lachen Sie jetzt nicht –, starke und gesunde Nachkommen zu erzeugen. Hier wird im Endeffekt tatsächlich einer unserer Urinstinkte, nämlich der Arterhaltungstrieb, angesprochen.

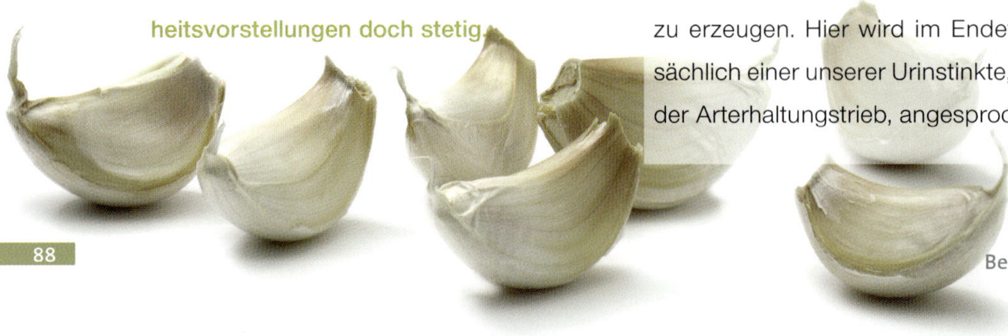

Ich lache bestimmt nicht, aber zu Erotic Food kommen wir später.

Erotic Food ist auch noch einmal etwas anderes. Aber ich merke, wir schweifen da in puncto Schönheit in philosophische und tiefenpsychologische Betrachtungen ab, wo wir das Thema doch vom ernährungsmedizinischen Blickwinkel her beleuchten wollen. Deshalb kehren wir jetzt zurück zu: Wahre Schönheit kommt von innen, in unserem Fall von der Ernährung.

Heißt: morgens etwas Bestimmtes essen, damit frau abends schön ist?

Das wäre ideal, aber leider geht es nicht so schnell. Ebenso wenig essen Sie abends 20 Tomaten und wachen morgens mit dem Gesicht von Grace Kelly auf. Die Auswirkungen Ihrer Ernährung, ob gut oder schlecht, sind immer eher mittel- bis langfristig, außer, Sie nehmen etwas wirklich Giftiges zu sich. Diese Wirkung merken Sie dann ziemlich schnell.

TIPP Knoblauch hält jung! Würzen Sie Ihr Essen mit dieser tollen Knolle und Sie tun Ihrem Kreislauf, Ihrem Herzen und Ihren Arterien Gutes. Und außerdem haben Sie eine medizinische Ausrede, falls der Geruch doch mal jemanden stören sollte.

Das lassen wir dann außen vor. Aber erklären Sie doch mal, was es mit den Auswirkungen für die Schönheit auf sich hat.

Schauen Sie, wenn Sie sich von Kindesbeinen an gesund ernähren, das heißt, vollwertig und abwechslungsreich, merken Sie eigentlich gar nichts, denn es wird lediglich der natürliche Alterungsprozess deutlich verlangsamt, was bedeutet, dass die üblichen Alterserscheinungen erheblich später auftreten. Weil Sie das nicht merken, nehmen Sie es als selbstverständlich hin. Bei falscher Ernährung hingegen wird der Alterungsprozess beschleunigt, aber die körperlichen Veränderungen werden eher schleichend eintreten. Nur – irgendwann stellen Sie fest, dass Sie leider älter aussehen als Ihre Altersgenossinnen.

Beauty Food macht also nicht eigentlich schön, sondern verhindert das Altern?

Ich sagte es schon, verhindern können Sie das Altern nicht, wir sind nun einmal nicht unsterblich. Aber es ist muss kein Wunschtraum sein, 20 Jahre lang 40 zu bleiben. Slow- and Better-Aging ist hier das Stichwort, denn Sie können das natürliche Altern – es handelt sich ja, wie wir bereits festgestellt haben, um das fortschreitende Absterben unserer Körperzellen – erheblich verzögern. Ihr wahres Alter steht nämlich nicht in Ihrem Pass, es lässt sich vielmehr am Zustand Ihrer Körperzellen ablesen.

Wir landen wieder bei den freien Radikalen und den Antioxidantien, oder?

Richtig, Frau Karalus. Noch einmal: Ausreichende Zufuhr von Antioxidantien sorgt dafür, dass freie Radikale unschädlich gemacht werden, die ansonsten milliardenfach unsere Zellen schädigen würden. Das bedeutet: Beauty Food besteht primär aus pflanzlicher Nahrung, die die Vitamine A, B_2, B_3, C und E enthält, außerdem die Spurenelemente Zink, Kupfer, Eisen und vor allem Selen, um die Bildung der körpereigenen Antioxidantien, nämlich bestimmter Enzyme, zu unterstützen.

Wenn Sie schon „primär" sagen, kann pflanzliche Nahrung allein noch nicht alles sein.

Nein, aber die pflanzliche Nahrung bildet bei Beauty Food die ersten beiden Säulen der Ernährung. Gemüse und Obst enthalten nun einmal den höchsten Anteil an Antioxidantien, da kommt kein anderes Lebensmittel mit. Nehmen Sie die Avocado. Viel Vitamin E sorgt für schöne Haut und auch die beiden anderen Radikalgegner Vitamin A und C sind reichlich vorhanden. Der Wermutstropfen ist der hohe Kaloriengehalt. Beim Obst ist es die Aprikose, die Ihnen mit viel Betacarotin eine „Pfirsichhaut" verleiht und vor Sonnenbrand schützt.

Was kann man gegen den natürlichen Alterungsprozess noch tun?

Wir sind eigentlich einen Schritt zu weit vorausgegangen, weil wir unseren Sockel vergessen haben. Die Basis jeder gesunden Ernährung, und beim Thema „Beauty Food" ist es nicht anders, ist die ausreichende Flüssigkeitszufuhr in Form von Wasser, Mineralwasser oder Tee, und zwar insgesamt mindestens zwei bis drei Liter am Tag. Wasser ist die Quelle unseres Lebens und sein Genuss die einfachste Form der Schönheitspflege, was verständlich wird, wenn man weiß, dass unsere Haut bis zu siebeneinhalb Liter Wasser speichern kann. Einen Mangel an Flüssigkeit können Sie äußerlich sofort am Hautbild ablesen.

Die andere Hälfte unseres Ernährungssockels ist Bewegung ...

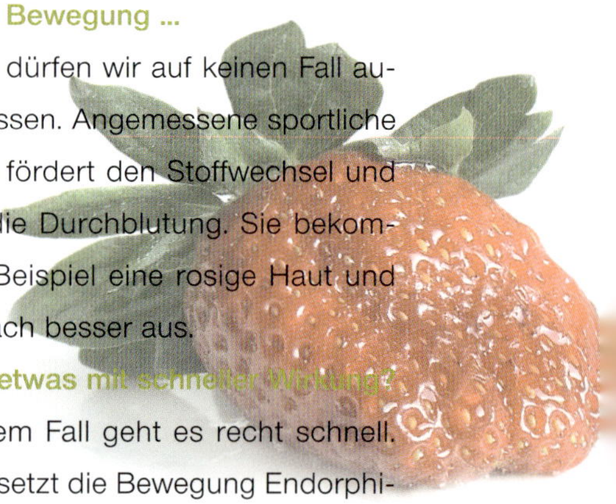

Genau, die dürfen wir auf keinen Fall außer Acht lassen. Angemessene sportliche Betätigung fördert den Stoffwechsel und vor allem die Durchblutung. Sie bekommen zum Beispiel eine rosige Haut und sehen einfach besser aus.

Also doch etwas mit schneller Wirkung?

Ja, in diesem Fall geht es recht schnell. Außerdem setzt die Bewegung Endorphine frei, Sie fühlen sich besser und das strahlen Sie im wahrsten Sinne des Wortes auf Ihre Umgebung aus.

Schön. Doch kehren wir zur Ernährung zurück. Was bildet denn bei Beauty Food die dritte Säule?

Das ist unsere Getreidesäule. Reis zum Beispiel wirkt durch seinen hohen Kaliumgehalt entwässernd und versorgt uns mit den für die Verdauung wichtigen Ballaststoffen. Weizen enthält viel Vitamin E, dem wichtigsten Antioxidans. Kleiner Tipp am Rande: Wenn man Weizen auskeimen lässt, ist der Gehalt an Vitamin E in der Sprosse nach vier Tagen um sage und schreibe 400 Prozent höher als im Korn. Haben Sie keine Lust oder Zeit zur Sprossenzucht, dann nehmen Sie Weizenkeimöl, das ist ebenso wirksam gegen Oxidations- und Alterungsprozesse.

Bei Beauty Food liegt der Schwerpunkt ganz offensichtlich bei der pflanzlichen Ernährung. Soll man da überhaupt noch tierisches Eiweiß zu sich nehmen?

Auf jeden Fall! Wir weichen auch hier nicht von dem Prinzip ab, dass es allein auf die richtige Zusammensetzung ankommt. Ausgewogenheit ist die Devise. Unsere nächste Säule ist bereits die Milch und ihre Produkte. Wie gut insbesondere Schafs- und Ziegenmilch für unsere Gesundheit sind, wusste schon die österreichische Kaiserin Sisi, eine zu ihrer Zeit für ihre Schönheit berühmte Frau. Sie trank jeden Tag einen halben Liter Ziegenmilch, die, wie man heute weiß, ebenso wie Eselsstuten- oder Schafsmilch einen beeindruckenden Mix an Beauty-Substanzen wie Biotin, Kupfer und Zink, Vitamin A, Vitamine der B-Gruppe und außerdem wichtige Enzyme enthält.

TIPP Wasser ist nicht nur lebensnotwendig, sondern auch der Fitmacher schlechthin für Ihre Haut. Sie werden sehr schnell merken, wie sich Ihr Hautbild verbessert.

Nur, dass Schafs- oder Ziegenmilch nicht überall so einfach zu bekommen ist.

Dann nehmen Sie normale Frischmilch von der Kuh, aber mit 1,5 Prozent Fett, oder Buttermilch. Wichtig ist, dass Sie den halben Liter Milch nicht auf die tägliche Wasserration anrechnen: Milch ist ein Nahrungsmittel, keine Flüssigkeit.

Was machen denn in diesem Zusammenhang Menschen, die eine Unverträglichkeit gegenüber Milchzucker haben?

Wenn eine Laktoseintoleranz oder auch eine Milcheiweißallergie vorliegen, kann ohne Bedenken auf Sojamilch ausgewichen werden. Hinsichtlich des Gehalts an Kohlenhydraten, Eiweiß und Fett ist Sojamilch annähernd vergleichbar mit Kuhmilch. Beim Eiweiß handelt es sich um Sojaeiweiß, das eine ebenso hohe Bioverfügbarkeit wie tierisches Eiweiß aufweist, weil es acht essenzielle Aminosäuren in günstiger Zusammensetzung enthält.

Also kann ich, wenn ich Inhaltsstoffe der Kuhmilch nicht vertrage, auch auf die ent-

sprechenden Produkte aus Sojamilch zurückgreifen?

Aber natürlich! Da gibt es ja inzwischen, auch aufgrund der zunehmenden Nachfrage durch Vegetarier und Veganer, eine ganze Palette an Möglichkeiten. Tofu beispielsweise ist in der Küche vielseitig verwendbar, darüber gibt es inzwischen jede Menge Literatur. Oder Sie kaufen Joghurt oder Speiseeis aus Sojamilch.

Welche Rolle spielt denn dann Fleisch im Rahmen von Beauty Food?

Fleisch liefert wichtige Aminosäuren, also Proteinbausteine, wie zum Beispiel Keratin, ohne das kein Haar und kein Nagel wachsen würde, außerdem Elastin, Zystein, Threonin und die Kollagene. Achten Sie nur immer darauf, dass es sich um mageres Fleisch handelt. Ich würde bei Beauty Food sogar so weit gehen, Fisch dem Fleisch vorzuziehen.

Da sind wir gleich bei der nächsten Säule. Darf man überhaupt Fett zu sich nehmen, wenn man schön sein und bleiben will?

Ja klar! Es müssen nur die richtigen Fette sein, nämlich die mit einem hohen Gehalt an mehrfach ungesättigten Fettsäuren, die in hochwertigen pflanzlichen Ölen wie Distel- oder Weizenkeimöl enthalten sind. Tierisches Fett besteht dagegen überwiegend aus gesättigten Fettsäuren, eben deshalb sollte unser Fleisch möglichst mager sein.

Fisch enthält ja diese hochwertigen Fette.

Ja, Seefischsorten, aber auch unsere heimische Forelle liefern Eiweiß und enthalten die wertvollen Omega-3-Fettsäuren, die Bestandteile der Zellwände sind und für deren Elastizität sorgen. Aber die Omega-3-Fettsäuren sind zudem wahre Allrounder, regeln die Zellfunktionen, regulieren die Blutfette, das Cholesterin, den Blutdruck und die Blutgerinnung und erhalten eine gesunde Haut.

Wie sieht es in unserer letzten Säule aus? Verträgt sich Beauty mit Nascherei?

Ich habe in der Naschwerksäule einige Nahrungsmittel aufgeführt, die viele Menschen schon gar nicht mehr als Nascherei bezeichnen würden, weil sie ihnen nicht süß genug sind. Aber Zucker ist nun einmal ein Beauty- und Wellness-Killer. Wer zu viel Süßes konsumiert, peitscht nicht nur seinen Insulinspiegel unnötig in die Höhe, sondern löst auch hektische Zellteilungen und einen gestörten Hormonhaushalt in seinem Körper aus. Beides sind Ursachen für frühzeitige Alterung. Zucker, da sind sich die Anti-Aging-Experten sicher, lässt die Zeiger unserer biologischen Uhr schneller laufen.

Also besser gar keinen Zucker?

Das wäre wieder zu extrem, ein bisschen dürfen wir uns das Leben schon versüßen. Aber hier gilt ganz besonders: Weniger ist mehr.

Gibt es denn eigentlich Nahrungsmittel, die unserer Schönheit regelrecht schaden?

Grundsätzlich nicht, außer, Sie achten nicht auf die Ausgewogenheit und die richtige Zusammensetzung und ernähren sich einseitig. Wenn Sie sich beim Ernährungstypus Beauty Food unsere sieben Säulen vor Augen führen, darf es aus den einzelnen Säulen weder ein Zuviel noch ein Zuwenig geben, außer beim Wasser – davon können Sie eigentlich gar nicht genug trinken. Aber auch außerhalb des Feldes „Ernährung" gibt es Dinge, die unser Aussehen negativ beeinflussen und die man bei aller bewusst gesunden Ernährungsweise tunlichst vermeiden sollte.

Sie meinen Umwelteinflüsse?

Ganz genau! Sie können zum Beispiel über reichlich Gemüse und Obst Antioxidantien zu sich nehmen, so viel Sie wollen und können. Wenn Sie sich aber dann im Urlaub zwei Wochen lang nur in die pralle Sonne legen, dann ist das auf jeden Fall kontraproduktiv. Ultraviolette Strahlung erhöht die Produktion von Sauerstoffradikalen – wie auch Umweltgifte, Röntgenstrahlen, Alkohol-, Nikotin- und Drogenkonsum das Zerstörungswerk der freien Radikale begünstigen. Und dann gibt es ja noch die Schadensursachen, die in uns selbst liegen.

Stress?

Ja, wir hatten schon darüber gesprochen, dass psychischer und physischer Stress ebenfalls zu vermehrten Oxidationsprozessen an unseren Körperzellen und damit zu oxidativem Stress führt. Viele von uns stehen beruflich oder privat unter einem starken Leistungsdruck, sodass ein wesentlicher Erholungsfaktor ebenfalls zu kurz kommt, nämlich zeitlich ausreichend bemessener Schlaf. Solchen Menschen sehen Sie an, dass sie sich am Rande der Erschöpfung entlangbewegen.

Oftmals liegt das Problem aber auch in der Qualität des Schlafs. Schlafstörungen in der Nacht und daraus resultierende Übermüdung am Tag sind ja schon eine Art Zivilisationskrankheit geworden. Was macht man in solchen Fällen?

Das ist ein großes Problem unserer Zeit. Wir setzen uns inzwischen grundlos unter Druck, weil wir glauben, dass jede Minute unserer Freizeit, also der Phase, die wir nicht mit Erwerbstätigkeit verbringen, sinnvoll ausgenutzt werden muss. Wir müssen zu innerer Ruhe zurückkehren und auch

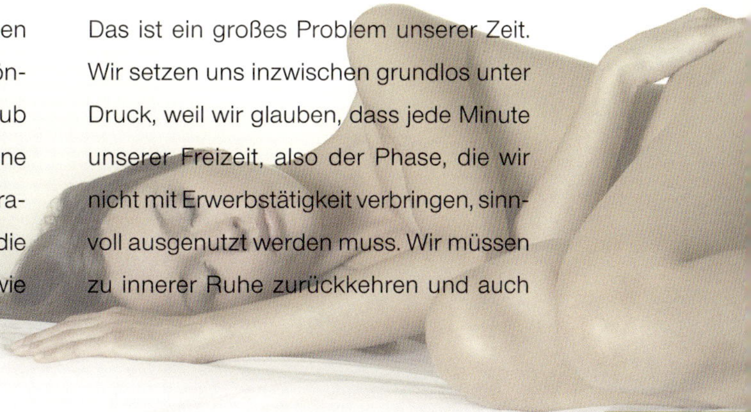

hier kann die entsprechende Zusammensetzung unserer Ernährung helfen. Damit wären wir bei Soul Food, einem anderen Thema. Aber bevor wir dazu kommen, möchte ich noch ein anderes Feld ansprechen, auf dem sich Essen und Schönheit begegnen, besser gesagt, wo sie sich verbinden lassen.

Sie machen mich neugierig.

Nun, ganz einfach: Das hat nichts mit Vitaminen oder freien Radikalen zu tun, sondern findet vor unseren Augen statt, dort, wo wir essen, auf dem Tisch oder auf dem Teller.

Ich verstehe. Das Auge isst mit ...

Sie sagen es. Beauty Food bedeutet nämlich nicht nur, dass Sie nach meinen Empfehlungen ein bestimmtes Gemüse essen oder sich allgemein vitaminreich ernähren, ich möchte damit auch insgesamt für die Welt des kultivierten Genusses begeistern. Beim Functional Eating® werden nicht einfach Pillen oder Pülverchen geschluckt, nein, man sitzt kultiviert am Tisch und speist auf klassische Weise. Lebensfreude und Genuss am Essen – sowieso untrennbar verbunden – werden sich dazugesellen, ganz gleich, ob man allein isst oder in angenehmer Gesellschaft.

Da stoßen Sie bei mir auf offene Ohren: Ich liebe einen schön gedeckten Tisch, egal, mit wie vielen Leuten man dann dort Platz nimmt.

Wobei sich Stil beim Essen nicht nur auf das Tischdecken beschränken sollte, auch das Ambiente des Zimmers spielt eine Rolle. Je nach Anlass kann es ein festlich geschmücktes Speisezimmer sein, die gemütliche Wohnküche, in der man mit Freunden zusammensitzt, oder die rustikale Bauernstube, in der sich eine fröhliche Runde versammelt. Wichtig ist, dass der Raum in passender Weise gastronomisch inszeniert wird. Das muss sich dann auf dem Tisch und schließlich auf dem Teller fortsetzen.

> **TIPP** Auch wenn Sie allein sind: Essen Sie am Tisch und nicht mal schnell zwischendurch im Stehen oder beim Fernsehen. Sie verlieren sonst den Überblick und es wertet das Essen ab. Nehmen Sie sich die Zeit, Ihre Mahlzeiten bewusst zu genießen. Sie tun es schließlich für sich!

Im Extremfall wird dann sogar ein Picknick auf der Wiese zur delikaten Uraufführung und damit zum kulinarischen Erlebnis für alle Sinne.

Das haben wir alle schon erlebt. In den meisten Fällen genügen einige wenige Zutaten. Doch es ist wie bei der gesunden Ernährung: Es kommt auf die richtige Kombination an. Und so wird über den Weg des kultivierten Genusses auch der Mensch verschönert – abgesehen davon, dass kultiviertes Essen auch immer wohltuend gesund ist.

Beauty Food

Slow- and Better-Aging wird durch eine bedarfsdeckende Nähr- und Wirkstoffzufuhr sehr positiv beeinflusst. Beauty Food vereint das genussvolle Zelebrieren einer gesunden Ernährung, die durch eine ausreichende Eiweißaufnahme (Bausubstanz für Haut, Haar und Nägel) sowie durch die Zufuhr von Antioxidantien (verlangsamte Hautalterung), Vitaminen (A, B, C und E) und Mineralstoffen (Kalzium, Kalium und Kieselsäure) gekennzeichnet ist.

Lebensmittelgruppen	**1800-kcal-Aufteilung: pro Tag konsumierte Portionen**	**2000-kcal-Aufteilung: pro Tag konsumierte Portionen**	**2200-kcal-Aufteilung: pro Tag konsumierte Portionen**
Wasser	2–3 l	2–3 l	2–3 l
Gemüse ca. 50 kcal/Portion	4	5	5
Obst ca. 50 kcal/Portion	3	4	4
Getreide ca. 150 kcal/Portion	3	3	4
Milch und Milchprodukte, Käse ca. 150 kcal/Portion	2	3	3
Fleisch, Fisch, Ei, Wurst ca. 160 kcal/Portion	2	2	3
Fette/Öle ca. 210 kcal/Portion	1	1	1
Naschwerk ca. 100 kcal/Portion	1	1	1

Die sieben Säulen

Dieses Stufenschema beinhaltet eine Lebensmittelauswahl, die als Präferenzliste dienen soll. Diese Lebensmittel basieren auf den Nähr- und Wirkstoffempfehlungen von **Beauty Food** und können nach Belieben mit den Lebensmitteln aus dem Bereich Balanced Food erweitert werden.

Gemüse

50 kcal/Portion

Avocado	**20 g**
Blattsalat	100 g*
Champignons	150 g*
Karotten	70 g
Linsen	80 g
rote Bohnen/ Tomaten	150 g*
Zucchini	150 g*

(Kräuter und Gewürze nach Bedarf)

Obst

50 kcal/Portion

Aprikosen	**100 g**
Erdbeeren	150 g
Honigmelone	150 g
Mango	100 g
Orange	120 g
Pfirsich	100 g
Schwarze Johannisbeeren	125 g
Zwetschgen	100 g

Getreide

150 kcal/Portion

Vollkornreis (roh)	**4**
Bierhefe	1
Dinkel(-flocken)	5
Getreidekörner/ Keime	3
Hirse	4
Maisgrieß (Polenta)	4
Vollkornbrot	8

*Haushaltsmaße < 50 kcal/Portion

Wasser, Mineralwasser,

ausreich

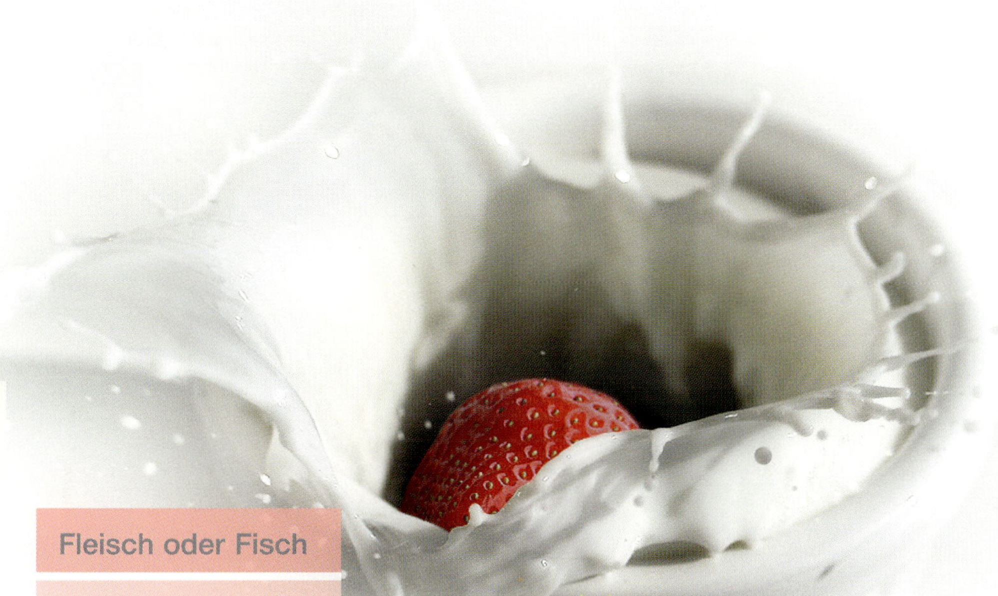

ilch- und Milch-
odukte

0 kcal/Portion

ttermilch	**1/2 l**
igerquark	200 g
ılke	1/2 l
ɔzzarella	60 g
rmesan ! % F.i.Tr.)	40 g
hafs- und genmilch	1/4 l
lmilch	1/4 l

Fleisch oder Fisch

160 kcal/Portion

Forelle (geräuchert)	**150 g**
Austern	200 g
Fleisch (mager)	120 g
Hühnerei (groß)	1 Stk.
Lachs	120 g
Lamm (mager)	120 g
Wurst (mager)	50 g

Fette/Öle

210 kcal/Portion

Mandeln	**30 g**
Butter	25 g
Distel-/Mandel-/ Raps-/ Weizenkeimöl je	20 g
Walnüsse	30 g

Naschwerk

100 kcal/Portion

Kakao (echt)	**30 g**
Aprikosen (getrocknet)	30 g
Bitterschokolade	25 g
Erdbeertörtchen	50 g
Joghurteis	70 g
Marmelade	30 g
Reiswaffeln	30 g

Ringelblume (mindestens 2–3 l)

vegung

BEAUTY

Avocados

Avocados enthalten reichlich Vitamin E für schöne Haut, aber auch an den Radikalfängern A und C sowie an Mineralien herrscht kein Mangel. Leider ist die Baumfrucht ziemlich kalorienreich.

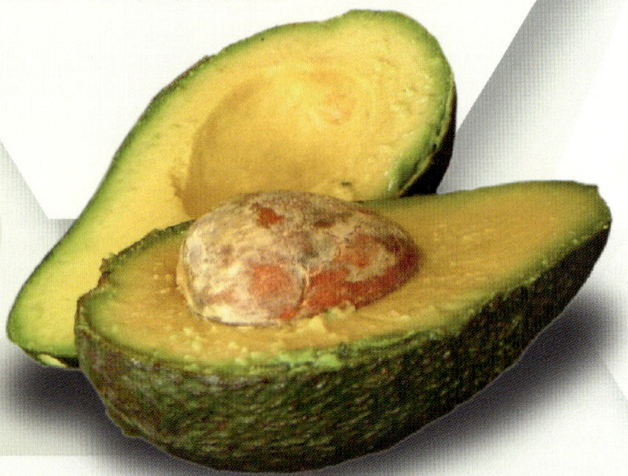

Aprikosen

Ihnen sieht man den Betacarotingehalt so richtig an. Mit der Vorstufe zum Vitamin A schützt man die Haut vor Sonnenbrand und anderen schädlichen Einflüssen. Außerdem enthält die Aprikose – neben Mineralstoffen und B-Vitaminen – das für die Schönheit wichtige Silizium.

Buttermilch

Buttermilch ist die fettarme Form der Milchzufuhr und sie enthält wertvolle Proteine. Der Sommer-Tipp: eine Mischung aus Buttermilch und Mineralwasser zum Durstlöschen.

Forelle

Der fettarme Süßwasserfisch liefert Omega-3-Fettsäuren sowie das antioxidative Spurenelement Selen, das die Haut vor vorzeitigem Altern bewahrt.

FOOD

Kakao

Gesundes Naschen gibt es? Ja, denn das im Kakao enthaltene Flavonoid Epicatechin hat eine positive Wirkung auf das Gefäßsystem. Auch warmer Kakao als Getränk enthält gesundheitsfördernde Antioxidantien.

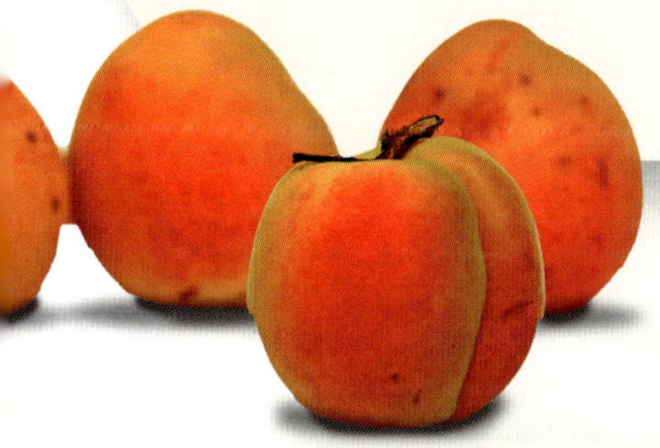

Mandeln/Mandelöl

Aus den ölhaltigen Samen des Mandelbaums wird ein hautfreundliches Pflegeöl gewonnen. Mandeln enthalten das zur Familie der B-Vitamine gehörige Biotin, das im Stoffwechsel eine wichtige Rolle spielt und Haut und Haare von innen pflegt.

(Vollkorn-)Reis

Reis zählt wie Weizen zu den ältesten Grundnahrungsmitteln der Menschheit. Sein hoher Kaliumgehalt wirkt entwässernd; in Vollkornreis stecken vor allem viele Ballaststoffe, die B-Vitamine B_6 (Pyridoxin) und B_1 (Thiamin) inklusive Niacin sowie essenzielle Aminosäuren.

TIPP Ein Cocktail aus frischen reifen Beeren sieht nicht nur wunderbar aus, sondern wirkt auch so. Die Polyphenole der Heidelbeeren schützen die Zellen, Brombeeren liefern überdurchschnittlich viel Kupfer und Eisen und Erdbeeren sind die reinsten Vitamin-C-Bomben. Die Beeren schmecken auch, gut gemixt, als Drink vorzüglich – kaum süßen und entweder Joghurt, Milch oder Buttermilch (250 ml) hinzugeben.

Rezept-Ideen: Beauty Food

Hier finden Sie eine kleine Auswahl an Vorschlägen, die Sie ganz nach Belieben kombinieren können.

	Vorschlag 1*	Vorschlag 2
Frühstück	Tee mit Ringelblume Vollkornbrot mit Schafskäse und Tomaten Erdbeeren	Tee mit Ringelblume Dinkelbrot mit Kräuterquark Frisch gepress Orangensaft
Snack 1	Pfirsich-Mango-Ragout	Honigmelone
Mittagessen	Tomaten-Mozzarella-Salat Lammrücken mit Zucchini-Karotten-Gemüse und Couscous	Blattsalat mit Tomaten und Parmesan Vollkornbrötch Kartoffel-Zucchini-Puffe Erdbeeren
Snack 2	Zwetschgenmolke	Getrocknete Aprikosen
Abendessen	Grüner Salat mit gekochtem Ei und Baguette Joghurteis	Geräuchertes Forellenfilet auf Avocadota und Mandel-Vinaigrette**

TIPP Die Berechnung der Rezepte basiert auf dem Tagesbedarf von 2000 Kalorien. Sollten Sie mehr oder weniger Kalorien benötigen, erhöhen beziehungsweise verringern Sie dementsprechend die Mengen oder die Portionen.

TIPP Suchen Sie sich einfach ein bis zwei Rezeptvorschläge aus und kombinieren Sie die Gerichte ganz nach Ihrem persönlichen Geschmack.

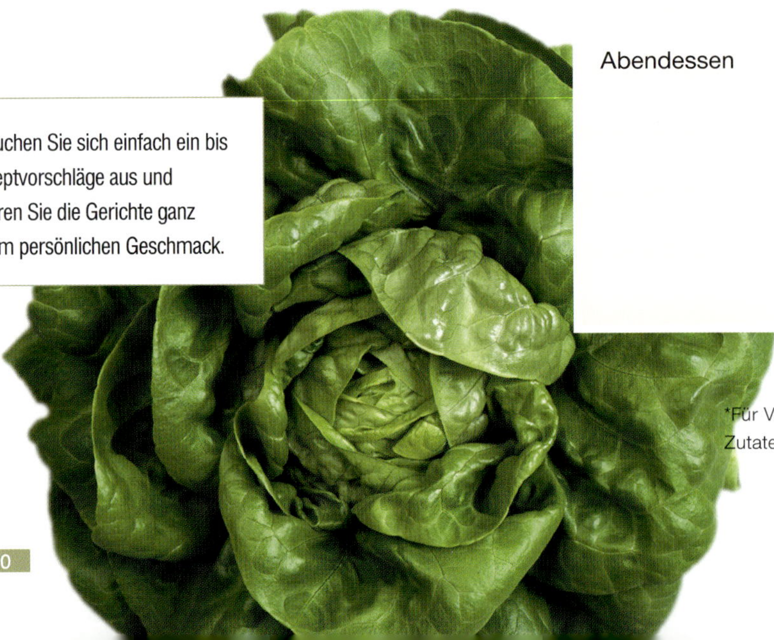

*Für Vorschlag 1 finden Sie auf Seite 103 die genaue Zutatenmenge

rschlag 3	Vorschlag 4	Vorschlag 5	Vorschlag 6	Vorschlag 7
e mit ngelblume	Tee mit Ringelblume	Tee mit Ringelblume	Tee mit Ringelblume	Tee mit Ringelblume
nkelmüsli mit rikosen dbeer-Ziegen- chshake	Vollkornbrot mit Kräuterquark und Tomaten Wurst (mager)	Vollkornbrot mit Tomaten und Mozzarella Honigmelone	Weizenmüsli mit Kakao und Mango Vollkorntoast mit gekochtem Ei	Vollkornbrot mit Putenschinken Obstsalat
ttermilch mit rikosen und nze	Aprikosenshake	Frisch gepresster Orangensaft Reiswaffeln	Karotten-Sticks mit Frischkäse	Hirseflocken mit Milch und Zwetschgen
nter Salat mit telöl hnchenbrust- t mit Polenta- nnitte, gebrate- n Champignons d Kräutern	Hirse-Gemüse- Auflauf Mango	Gratinierter Schafskäse auf Zucchinischeiben und Distelöl Tomaten- Couscous mit Basilikum	Blattsalat mit Pilzen und Tomaten Gedämpftes Forellenfilet mit Kräuterkartoffeln	Karotten- Orangen-Suppe Gebratener Schweinerücken auf marinierten Linsen
scher müsesaft	Erdbeertörtchen	Karotten-Sticks mit Kräuterquark	Trockenfrüchte	Käse mit Walnüssen
ter Bohnenein- f mit Thymian d Kartoffeln atinierte angen mit terschokolade	Vollkornreis mit Gemüse und Schnittlauch Pfirsich	Lachs-Carpaccio mit Limetten und Champignons auf Vollkornbrot Honigmelone mit weißem Pfeffer	Gefüllte Zucchini mit Parmesan Obstsalat	Vollkornspaghetti mit Tomaten, Rucola und Parmesan Aprikosen, in der Folie gegart, mit leichtem Butter- milchschaum**

**Das Rezept dazu finden Sie auf Seite 104 bzw. 105

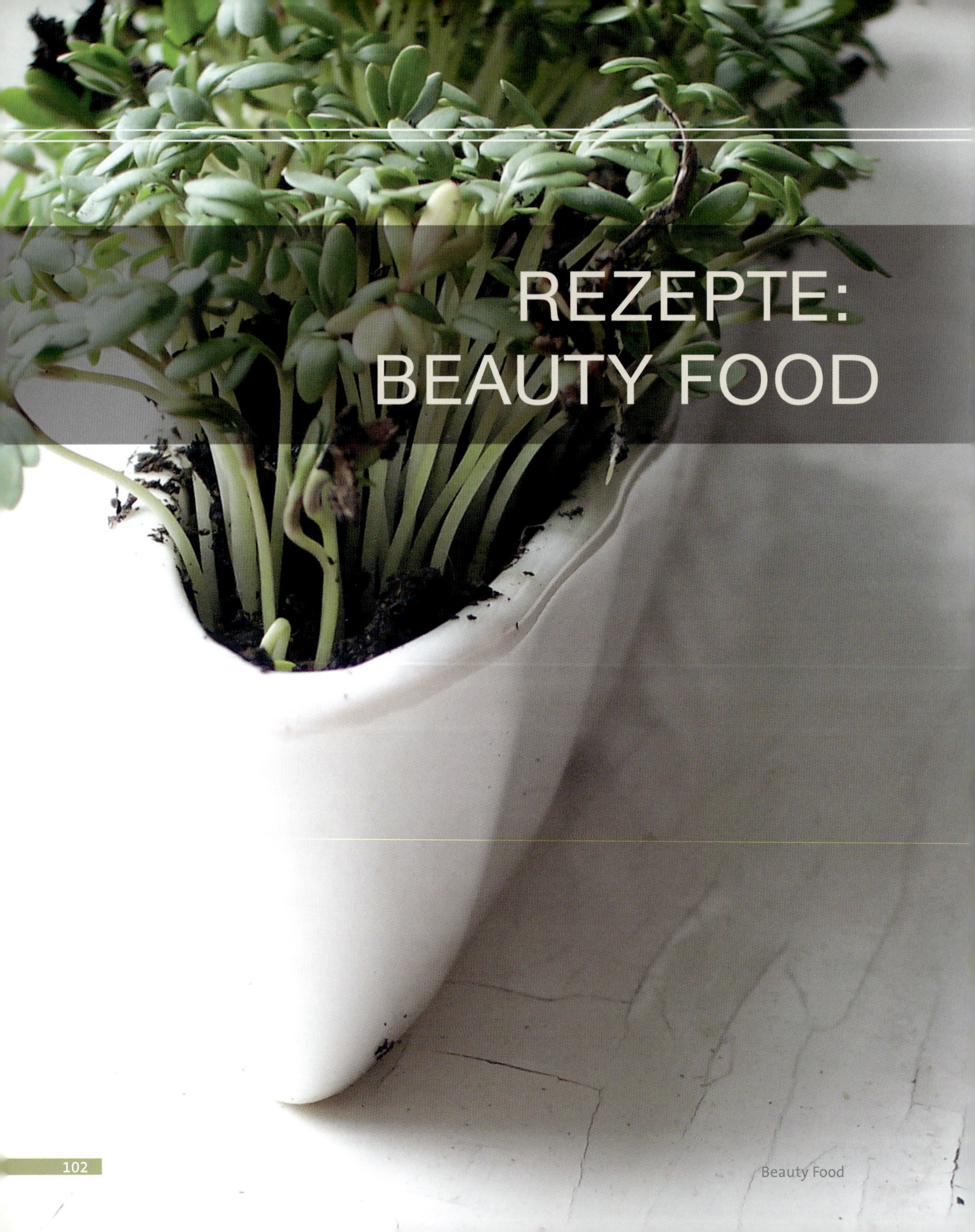

REZEPTE: BEAUTY FOOD

VORSCHLAG 1

Zutaten für jeweils 1 Portion

Frühstück:

2 Scheiben Vollkornbrot (à 40 g)
30 g Schafskäse
100 g Tomaten

***

100 g Erdbeeren

★

Snack 1:

100 g Pfirsich
100 g Mango

★

Mittagessen:

150 g Tomaten, 60 g Mozzarella
Öl, Essig, Salz, Pfeffer für das Dressing

***

120 g Lammrücken (mager)
100 g Zucchini
70 g Karotten
10 g Öl zum Braten und Dünsten
60 g Couscous mit Kräutern

Snack 2:

1/2 l Molke
100 g Zwetschgen

★

Abendessen:

100 g Kopfsalat
1 gekochtes Hühnerei
15 g Distelöl
Zitronensaft
60 g Baguette

***

70 g Joghurteis

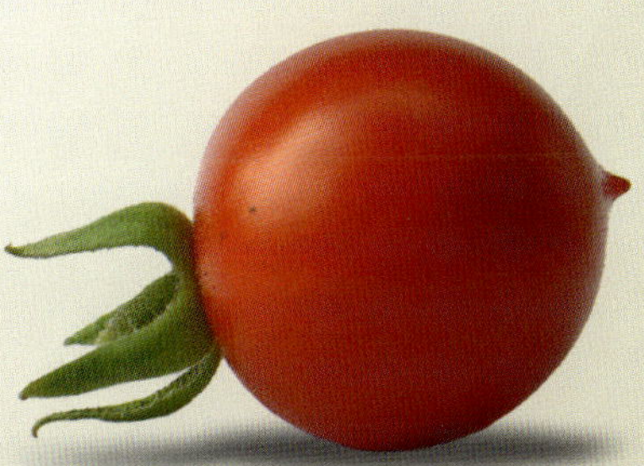

GERÄUCHERTES FORELLENFILET AUF AVOCADOTATAR UND MANDEL-VINAIGRETTE

Zutaten für 4 Portionen

10 g Dinkelflocken
20 g Schalotten
frischer Koriander
120 g reife Avocados
Limettensaft, Salz, Pfeffer
4 geräucherte Forellenfilets ohne Gräten (à 60 g)
100 g Blattsalate (Frisée, Rucola, Radicchio)
frischer Schnittlauch
30 g Mandelöl
Limettensaft, Salz
4 Champignons
4 Kapuzinerblüten

Dinkelflocken in etwas Wasser einweichen. Schalotten abziehen, würfeln. Koriander abbrausen, hacken. Avocados schälen, Kern entfernen. Fruchtfleisch in kleine Würfel schneiden und mit etwas Limettensaft beträufeln. Avocados mit eingeweichten Flocken, Schalottenwürfeln, Koriander und etwas Limettensaft vermengen und mit Salz und Pfeffer abschmecken. Tatar auf Teller verteilen und die geräucherten Forellenfilets darauf setzen.

Salate putzen, abbrausen, trocken schütteln. Schnittlauch abbrausen, trocken schütteln, in Röllchen schneiden. Mandelöl mit Limettensaft, Salz und Schnittlauch vermischen und mit den Salaten gut vermengen.

Champignons putzen und in hauchdünne Scheiben hobeln. Salat mit Pilzen und Blüten garniert zu den Forellen servieren.

PRO PORTION: CA. 150 KCAL

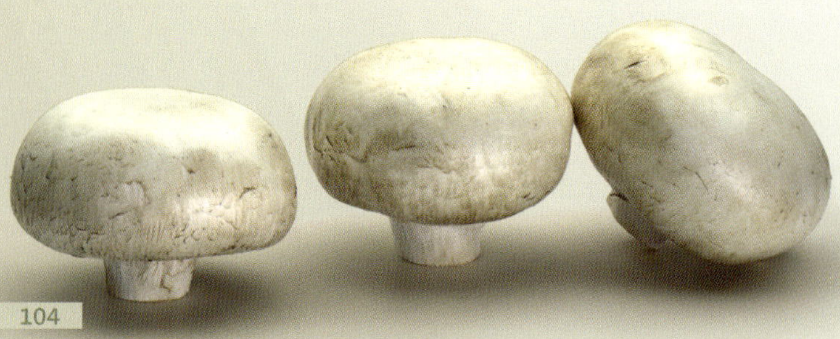

APRIKOSEN, IN DER FOLIE GEGART, AN LEICHTEM BUTTERMILCHSCHAUM

Backofen auf 180 Grad vorheizen. Ein großes Stück Alufolie auf ein Backblech geben. Aprikosen waschen, trocken reiben, entsteinen und mit Johannisbeeren, Vanilleschote, Zitronensaft und Nelken auf der Folie verteilen. Honig überträufeln. Alufolie zu einem Säckchen verschließen und Aprikosenpäckchen im vorgeheizten Ofen bei 180 Grad in ca. 8–10 Minuten garen.

Für den Buttermilchschaum Buttermilch mit Zitronen- und Orangensaft sowie Zitronen- und Orangenschale vermengen, Fruchtzucker dazugeben und mit Schmand oder saurer Sahne glatt rühren. Kühl stellen und kurz vor dem Anrichten mit einem Stabmixer aufschäumen. Gegarte Aprikosen mit Minze und frischen Aprikosen garnieren und mit dem Buttermilchschaum servieren.

PRO PORTION: CA. 70 KCAL

Zutaten für 4 Portionen

Für die Aprikosen:
8 Aprikosen
20 Schwarze Johannisbeeren
1/2 Vanilleschote
Zitronensaft
Nelken
10 g Honig

Für den Buttermilchschaum:
125 ml Buttermilch
Saft und abgeriebene Schale von 1 Zitrone (unbehandelt)
Saft und abgeriebene Schale von 1 Orange (unbehandelt)
20 g Fruchtzucker
100 g Schmand oder saure Sahne

Außerdem: Alufolie, Minze, 2 Aprikosen

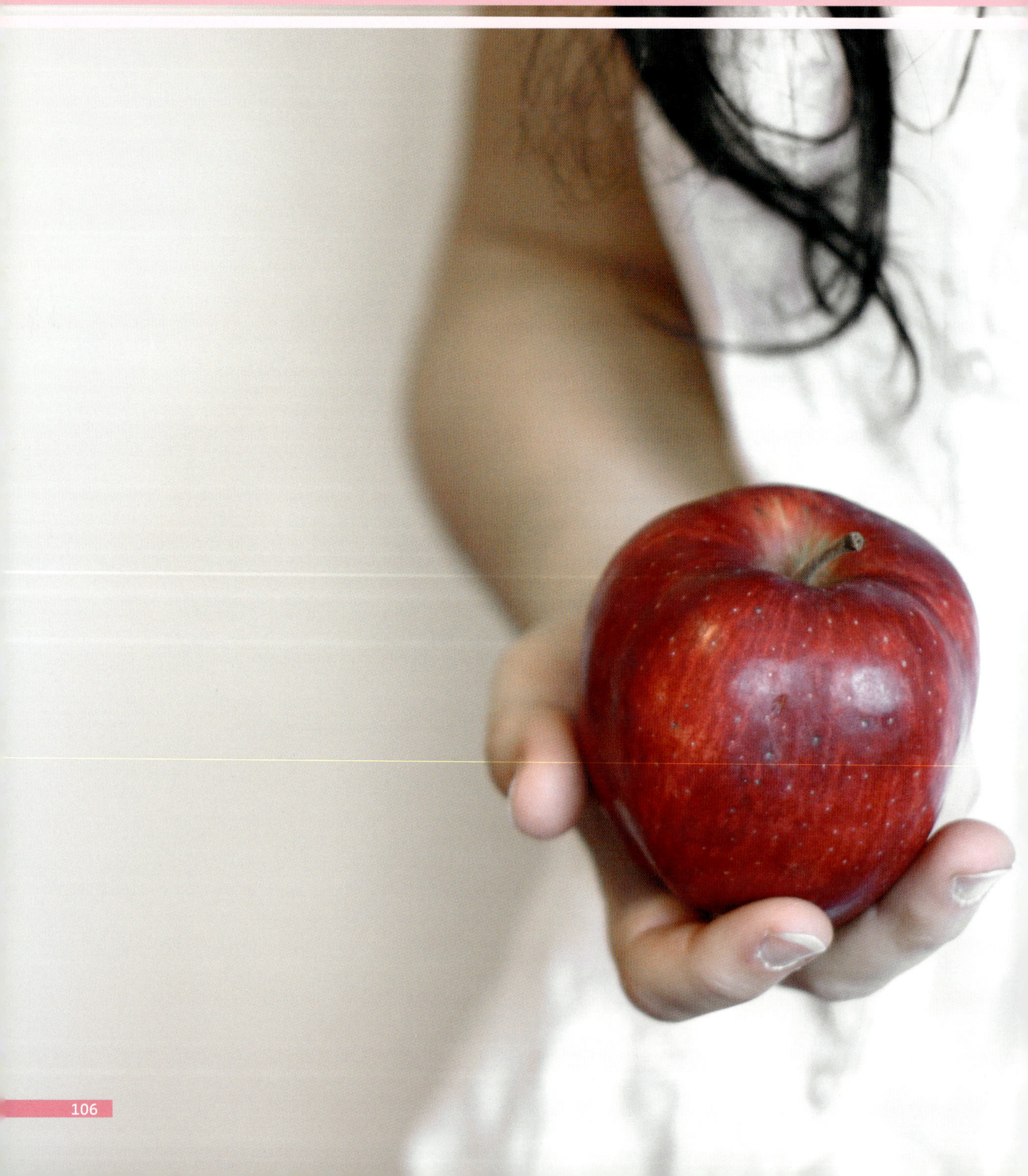

EROTIC FOOD

„Einen Mann magst du ja im Bett gewinnen, aber halten wirst du ihn am Tisch.“ VOLKSMUND

DIE KRAFT DER KULINARISCHEN VERFÜHRUNG

Jahr für Jahr hört man von gigantischen Umsatzzuwächsen beim Hersteller der berühmten blauen Pille namens Viagra. Innerhalb der ersten vier Jahre nach Markteinführung hatten bereits 20 Millionen Männer weltweit das Wundermittel getestet. Die Zahl der Verwender steigt von Jahr zu Jahr, was den Erfindern des Präparats Milliardengewinne beschert.

Im Bett gilt das Leistungsprinzip, dort hat ein Mann gefälligst seinen Mann zu stehen. Schon Heinrich IV. vertraute auf seine Alchimisten und die zermahlene „Spanische Fliege“, eine Käferart. Massive Reizungen in den Harnwegen und schmerzhafte Dauererektionen dürften wohl der Preis gewesen sein, den er für die unerschöpfliche Liebeskraft zu zahlen hatte. Der moderne Mann greift, um allem und „jeder“ gerecht zu werden, zum blauen Zaubermittel aus der Apotheke, ohne groß über mögliche Nebenwirkungen nachzudenken. Denn wenn er schon älter ist oder unter Herzproblemen leidet, rafft ihn mitunter der große Tod dahin, bevor er noch den „kleinen Tod“ erreicht hat.

Dabei kann es doch auch viel natürlicher zur Sache gehen. Schon seit Jahrhunderten weiß man, dass Liebe durch den Magen geht. Ein schönes Essen zu zweit, ausgewählte Zutaten und das perfekte Ambiente bringen die Einstimmung auf das weitere Geschehen, steigern die Lust aufeinander und sorgen dafür, dass die Liebesnacht den gewünschten Verlauf nimmt.

Birte Karalus: Ein heißes Thema, Herr Dr. Lindschinger, Erotic Food. Es heißt ja: Guter Sex braucht alle Sinne und ob jemand ein guter Liebhaber oder eine gute Liebhaberin ist, zeigt sich nicht selten schon beim Essen davor. Aber kann man denn nun die Liebeskraft tatsächlich essen?

Dr. Meinrad Lindschinger: Das geht in der Tat. Die Liste der Speisen und Substanzen, denen erotische Wirkung und sexuelle Stimulation nachgesagt wird, ist über Jahrhunderte hindurch entstanden und fast endlos lang. Sie reicht, wenn Sie so wollen, von A bis Z.

Von A bis Z?

Ja, von A wie Auster bis Z wie Zimt.

Na, wie schön. Dann kann man sich ja für besseren Sex regelrecht durchs Alphabet essen. Man genehmigt sich also ein paar Austern und schon läuft die Sache?

Sie kennen wahrscheinlich die Geschichte von dem Mann, der ein halbes Dutzend Austern gekauft hat und sich am nächsten Tag auch im Namen seiner Frau beim Fischhändler beschwerte, dass nur drei funktioniert hätten. So geht es natürlich nicht, denn man muss differenzieren. Viele Lebensmittel, insbesondere Gemüse, wirken ausschließlich über den visuellen Reiz, etwa deswegen, weil sie in ihrer Form an die männlichen oder weiblichen Geschlechtsorgane erinnern. Da findet dann im Kopf etwas statt, ohne dass der Effekt eines Inhaltsstoffs auf die Libido wissenschaftlich nachweisbar wäre. Ein breites Feld nehmen auch die sogenannten Wundermittel ein, mit teilweise halluzinogener Wirkung, bei denen äußerste Vorsicht angeraten ist. Eine Überdosierung kann gefährlich sein, denn auch, wenn sie nicht tödlich wirkt, kann das erhoffte sexuelle Erlebnis schnell zum Horrortrip werden.

Unser Erotic Food soll ja nicht schaden, sondern nutzen und gleichzeitig auch noch gesund sein.

Richtig. Und in dieser Richtung stellt uns die Natur ein ganzes Kaleidoskop von Möglichkeiten zur Verfügung. Denn wir dürfen ja eines nicht vergessen: Sexualität mag uns Menschen großes Vergnügen bereiten, dient aber letztlich nicht ihm, sondern einzig dem übergeordneten Ziel „Erhaltung der Art". Und da hatte die Evolution über Jahrmillionen hinweg Zeit, biochemische Mechanismen zu entwickeln, die der Sache förderlich sind, uns aber nicht schaden oder umbringen. Und auch die Erotik, die in die Fortpflanzung mündet, ist ja nichts anderes als eine Vielzahl von biochemischen Vorgängen, die wir über unsere Ernährung beeinflussen können.

Erotik – welches Phänomen meinen wir damit? Welche Empfindungswelten werden hier angesprochen?

Erotik und Fantasie einerseits und Erotik und Essen andererseits sind eng miteinander verknüpft: Erotik hat viel mit Fantasien zu tun, die quasi zu keinem sofortigen Schluss kommen. Erotik kann aber auch ein „direkter" sinnlicher Affekt sein: Die Erotik von Bewegungen, die Erotik des Blicks, die Erotik von Gesten. Erotik kann sicher auch ein Effekt von Zärtlichkeit sein: die Zärtlichkeit, die zu Erotik wird, erotisierend wirkt wie zärtliche Worte oder zärtliche Berührungen. Oder eben auch die spielerische Erotik beim Essen. Und die Verführung durch Essen bewegt die Menschheit, seit Eva in den berühmten Apfel gebissen hat. Obwohl verboten, hat sie auch Adam zu Verbotenem verführt – auch darin kann ein Reiz liegen.

Essen und Sexualität – diese genießerische Liaison beginnt also mit einem Apfel, setzt sich fort in köstlichem Essen und endet sicher nicht bei Casanovas bekanntem Liebesspiel mit den Austern.

Der Meister der sinnlichen Verführung dürfte so manches seiner Liebesabenteuer mit dem Genuss von Austern eingeleitet haben, heißt es doch bei ihm: Wir schlürften sie abwechselnd einander aus dem Mund. Er liebte die erotische Spannung beim Essen und im Gespräch, auch die Tändelei und das Spiel vor der eigentlichen Eroberung, die für ihn kein Selbstzweck, sondern wechselseitige Erfüllung war. Wie kein Zweiter wusste Casanova, dass bei der Liebe alle Sinne gefragt sind, das Sehen, das Hören, das Riechen, aber auch das Tasten und das Schmecken. Womit wir wieder beim Essen sind. Es heißt ja nicht von ungefähr: Jemanden zum Fressen gern haben.

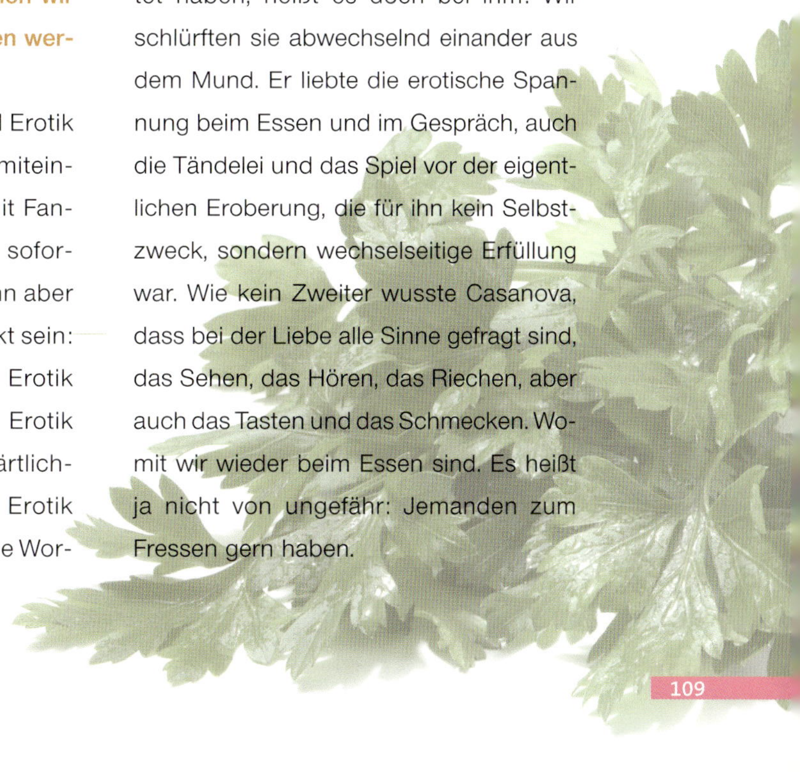

Auch „jemanden zu vernaschen“ gehört zum normalen Sprachgebrauch.

Ja, oder: Tisch und Bett teilen. Mit Essen und Sex erhalten wir ja unsere Art am Leben. Wahrscheinlich sind diese beiden Triebe deshalb so stark ausgeprägt.

Und deswegen wird auch immer versucht, sie zusammenzubringen. Denn beide habe ja mit Lust zu tun und die Kombination, so hofft man, bringt noch mehr Lustgewinn.

Ich kann mich noch gut daran erinnern: Die ersten Tischgespräche, denen ich als Kind lauschte, handelten weder von Hippokrates noch von Hildegard von Bingen, auch das Familienhobby Musik war nicht Thema. Nein, sie handelten von der potenzsteigernden Wirkung von Hühnereiern und ungarischer Gemüsepaprika oder von Spargel und Petersilie – meine Tante ließ uns damals bereitwillig an ihrer reichhaltigen Lebenserfahrung teilhaben.

Also vertraute Ihre Tante offensichtlich auf die altbewährten Hausmittelchen. Wie hat sich denn die Wahl der Mittel im Lauf der Zeit geändert? Gibt es überhaupt typische altertümliche Mittel und typische neuzeitliche?

Ja, und die Beurteilung, ob ein Lebensmittel aphrodisisch wirkte oder nicht, hatte immer auch etwas damit zu tun, ob es massenhaft verfügbar oder eher etwas Besonderes, etwas Nichtalltägliches war. Nehmen wir als Beispiel die Kartoffel. Zu Shakespeares Zeiten war unser heutiges Massennahrungsmittel in England eine kulinarische Rarität und deswegen schrieb man ihr aus Aberglaube, Hoffnung und Wunschdenken heraus Qualitäten zu, die nach heutigen wissenschaftlichen Erkenntnissen nun wirklich nicht in der Kartoffel zu finden sind. Aber hier liegt das Geheimnis im Glauben. Wenn man meint, es hilft, tut es das meistens auch.

Dasselbe kann man dann wohl auch vom Pulver aus Hirschgeweihen und Nashörnern sagen?

Sicher. Wobei in fernöstlichen Ländern noch heute der Glaube verbreitet ist, dass durch die Einnahme des Pulvers die Kraft und die Potenz dieser Tiere auf den Konsumenten übergeht. Aber auch hier dürften die Seltenheit des Vorkommens zusammen mit einem hohen Beschaffungspreis zur Faszination der vermeintlichen Liebesdrogen beigetragen haben.

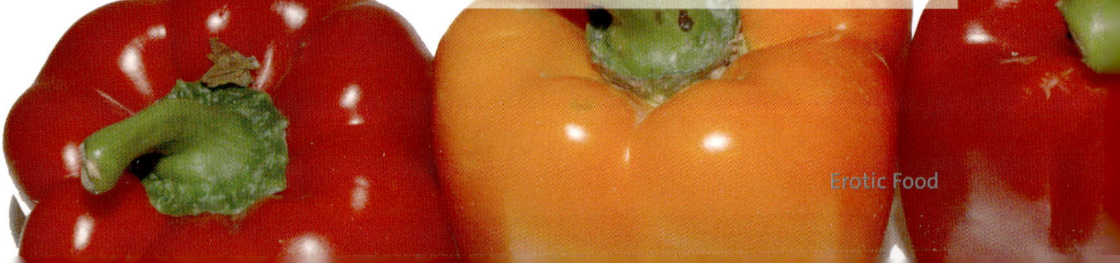

Was heute zum Beispiel immer noch bei Austern, Kaviar und Trüffel eine Rolle spielt.

Ja, nur da sind die wirksamen Inhaltsstoffe mittlerweile sogar wissenschaftlich nachgewiesen, was der durch optische, haptische und olfaktorische Reize angeregten erotischen Fantasie aber keinen Abbruch tun soll. Gleiches mit Gleichem oder Ähnliches mit Ähnlichem zu kurieren und zu beeinflussen, ist ja ein altes Prinzip der Medizin. Aßen die liebeswilligen Herren früher die Hoden von Schaf- und Ziegenböcken, so greifen sie heute wegen der im Hinblick auf die Form fast unvermeidlichen Assoziationen zur Banane, zum Spargel, zur Karotte und zur Gurke. Auf der weiblichen Seite gilt dies für die Auster, die Aprikose, die Artischocke und die Vanille. Für beide Geschlechter interessant ist dabei der Feigenbaum, dessen Blätter die männliche und dessen Früchte die weibliche Scham symbolisieren.

Erotische Zauberkraft wird ja auch Wurzeln zugetraut wie dem Ginseng oder der Alraune.

Ja, und wo wir gerade dabei sind: Alles weißlich Flüssige aus Pflanzen und Meeresgetier soll den männlichen Samenfluss stärken.

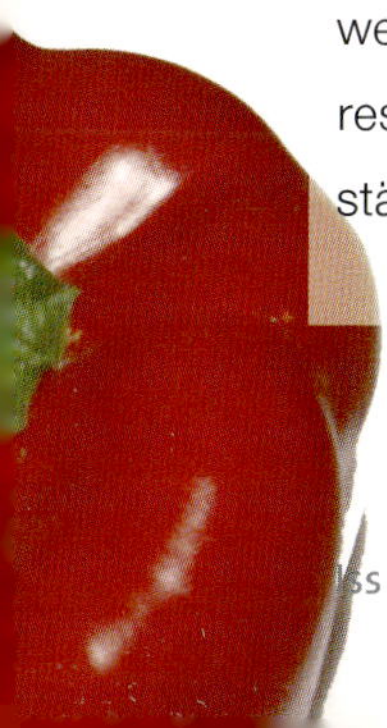

Aber die echten Scharfmacher, so heißt es doch, sind unter den Gewürzen und Kräutern zu finden.

Ja, bei den Gewürzen wird die Sache wirklich ernst. In der Chilischote und der Muskatnuss stecken euphorisierende Alkaloide, die sich biochemisch den Opiaten zuordnen lassen. Sie wirken gefäßerweiternd und durchblutungsfördernd, stimulieren die Lustzentren im Gehirn und sensibilisieren die Rezeptoren in den „edelsten Teilen". Die stehen dann sozusagen „Gewehr bei Fuß". Gewürze können auf ganz vielfältige Weise wirken. Beim Genuss eines höllisch scharfen Thai-Currys zum Beispiel wird das Gehirn zur Ausschüttung von Endorphinen bewegt, die eigentlich den Schmerz stillen sollen, aber auch für ein inneres Hochgefühl sorgen – eine gute Voraussetzung für eine rauschende Liebesnacht.

Schauen wir uns doch mal die moderne Forschung zum Thema „Aphrodisiaka" an. Haben die teilweise aus Aberglauben heraus entstandenen alten Hausmittel inzwischen eine wissenschaftliche Bestätigung gefunden? Und wie funktionieren diese Mittel überhaupt?

Das Thema scheint ja viele Fragen aufzuwerfen! Essen und die dazugehörigen Scharfmacher haben eine lange Tradition.

Die Aphrodisiaka spielen durch alle Kulturen hindurch bis in die moderne Forschung hinein eine ganz wichtige Rolle. Nehmen wir einmal ein ganz gängiges Gewürz als Beispiel, den Pfeffer, seit alters her als Aphrodisiakum bekannt. Gepfeffertes Essen reizt erst einmal Nase und Mundschleimhäute und dann die Genitalien, genauer gesagt: Seine brennende Schärfe verursacht Schmerz, was wiederum zur Folge hat, dass zwecks Schmerzstillung – wie beim Thai-Curry – Endorphine ausgeschüttet werden. Diese bewirken als Nebeneffekt, dass Euphorie entsteht, die wiederum die Bildung der Sexualhormone fördert und eine Reizung der Blase, des Harnapparats und damit auch der Sexualorgane hervorruft. Es tritt eine bessere Durchblutung ein, insbesondere im Bauchraum, wo das Nervengeflecht des Solarplexus sitzt, von dem aus die Nervensignale wieder durch den ganzen Körper geschickt werden. Und schon befinden sich Ursache und Wirkung im allerschönsten Wechselspiel miteinander. Dasselbe gilt für Sellerie, Senf, Schnittlauch und Petersilie: Sie regen Niere und Blase an und mit ihnen die geschlechtlichen Triebe.

Zum Thema „Erotic Food und Gewürze“ fällt mir noch etwas ein: Es heißt, man kann jemanden gut riechen – oder auch nicht. Düfte spielen doch im Bereich Erotik eine wesentliche Rolle. Und es gibt doch sicher auch bei den Lebensmitteln Gerüche, die ihre Wirkung nicht verfehlen.

Ganz richtig. Die Nervenbahnen für den Geruchssinn und die sexuelle Erregung liegen im Gehirn nah beieinander. Dass Düfte die Anziehungskraft erhöhen, weiß jede Frau, die sich parfümiert. Noch stärkere Wirkung sollen allerdings die körpereige-

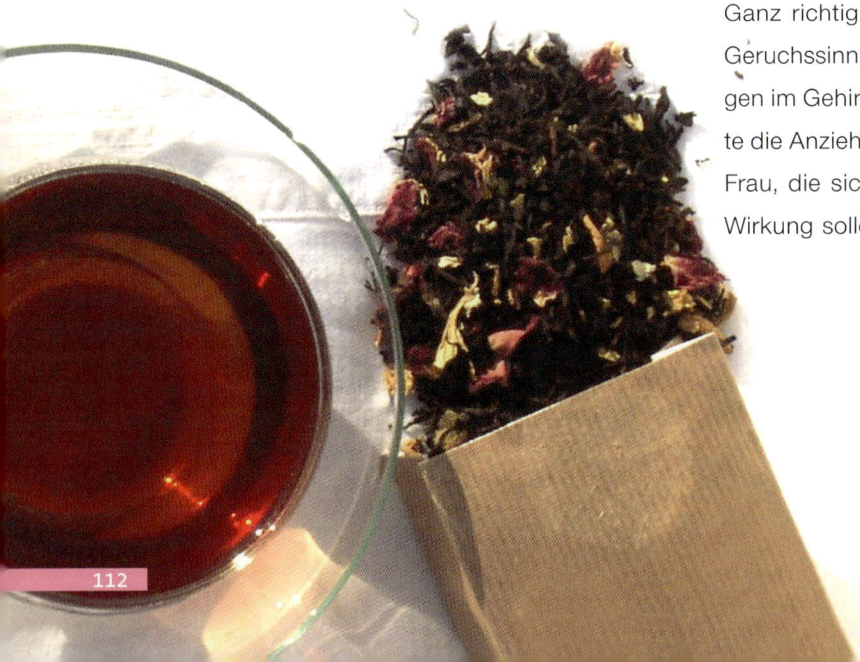

nen Duftstoffe haben, die von den Schweißdrüsen gebildet werden: die sogenannten Pheromone. Der Duftstoff Vanillin in der Vanille weist eine chemische Verwandtschaft mit den menschlichen Pheromonen auf; wahrscheinlich empfinden wir den Vanilleduft deswegen als angenehm. Auch der Duft von Zimt und Nelken aktiviert die Sexualdrüsen. Die Liebe geht also offensichtlich durch Nase und Magen. Denken Sie mal daran, wenn Sie Ihren Tee mit Zimt und Kardamom würzen.

Wenn wir uns jetzt Ihren Ernährungssäulen zuwenden, so fällt auf, dass die sogenannten Klassiker der erotischen Lebensmittel jeweils an oberster Stelle stehen. Der Spargel bei den Gemüsen, die Erdbeeren beim Obst, die Sahne bei den Milchprodukten bis hin zu den Austern bei der Fischsäule.

Ja, Sie haben völlig recht. Spargel, Erdbeeren und Austern gelten kulinarisch als die Verführer Nummer eins in Sachen Erotik. Wobei die aphrodisische Wirkung von Austern hauptsächlich erst einmal im Genuss selbst liegt. Für die innere Wirkung bietet die Auster aber dann die Vitamine A, B_1 und B_2, die Spurenelemente Kupfer und Zink sowie den Fatburner Carnitin, der sicherlich schon Casanovas Stoffwechsel auf Touren brachte.

Dann hat der große Liebhaber mit seinen Austern also instinktiv alles richtig gemacht?

Sehr richtig sogar. Nichts anderes gilt übrigens für den Spargel. Bereits seine Form weckt Assoziationen und ich möchte den Mann sehen, der unbeeindruckt bleibt, wenn seine Tischdame mit verführerischem Augenaufschlag eine Stange Spargel zwischen ihre Lippen schiebt. Im Übrigen verpasst der Spargel beiden Geschlechtern gehörige Portionen an Folsäure für die Blutbildung und Kalium, das entwässernd und entschlackend wirkt. Wenn wir uns als nächstes den Erdbeeren zuwenden, so haben ihnen die jährlichen Turniere in Wimbledon in der Kombination mit Champagner den Flair des Exklusiven verliehen, ebenfalls ein wesentlicher Aspekt in der Erotik. Aber auch ihre Inhaltsstoffe sind nicht ohne. Fruchtzucker und reichlich Vitamin C stärken die Liebeskraft, Zink ist Bestandteil des männlichen Hormons Testosteron und wenn Sie Schärfe wünschen, wegen der Endorphine, streuen Sie grünen Pfeffer über die Erdbeeren – das ist ein kulinarischer Orgasmus!

Mit der Sahne in der Milchsäule kommt jetzt aber ordentlich Fett ins (Liebes-) Spiel!

Wo steht denn, dass man kein Fett essen darf? Der Schuss köstliches Fett aus der Sahne kann in manchen Situationen nicht schaden. Und außerdem tun Vitamin D, Kalzium und Kalium, die in der Sahne ebenso noch enthalten sind, auch der Liebe gut.

Und bei der Nascherei sehe ich Fruchteis. Da kommt mir eine Wahnsinnsidee: eine Kombination aus Eis, Erdbeeren und Sahne.

Im Rahmen von Erotic Food eine geradezu geniale Zusammenstellung, nämlich Nachtisch und Vorspiel zugleich.

Und beim Naschen präferieren Sie tatsächlich Schokoküsse?

Warum nicht? Sie sind eine süße Versuchung und sorgen mit ihrer Schokoladenhülle für die Bildung des „Glückshormons" Serotonin. Und die cremige Schaumfüllung müssen Sie ja nicht essen, da fallen Ihnen bestimmt noch andere Verwendungsmöglichkeiten ein.

Wir sind jetzt durch Casanovas Austern ein wenig zwischen den Säulen hin- und hergesprungen. Schauen wir noch mal auf die Getreidesäule. Die Kartoffel als Liebesfrucht?

Nein, natürlich nicht. Und ich gebe zu, dass von der Kartoffel auf dem Teller auch keine besondere Erotik ausgeht. Aber dafür hat sie innere Werte, nämlich hochwertiges Eiweiß, Kohlenhydrate für die Energiespeicher und viel Vitamin C. Das verleiht Ausdauer, ohne schwer im Magen zu liegen.

Viel zu trinken gilt ja auch bei Erotic Food. Sie empfehlen neben dem obligaten Wasser auch Tee mit Rosenblüten. Liegt im guten Duft der besondere Reiz dieses Getränks?

Vorrangig ja, denn der betörende Duft, der den ätherischen Ölen aus Rosenblättern entströmt, heizt die Sinne an. Und zusätzlich beruhigt das im Tee enthaltene Tein den Magen-Darm-Trakt, wirkt aber zugleich belebend. Also: Gut zu riechen, gut zu schmecken und gutzutun, sind hierbei vereint.

Apropos Öle: Kürbiskerne sind ja eigentlich ein bekanntes Naturheilmittel in der Urologie. Haben die auch erwünschte Nebenwirkungen im Bereich Erotik?

Natürlich. Kürbiskerne und ihr Öl enthalten eine Menge fortpflanzungsfreundliches Zink, das, wie eben schon erwähnt, die Testosteronbildung fördert. Außerdem ist Zink gut gegen Stress und für sportli-

TIPP In seinen Partner verliebt zu sein, ist noch immer das wunderbarste und wirksamste Aphrodisiakum der Welt. Wenn das nicht passt, nutzt auch die größte Portion Erdbeeren nichts, denn Erdbeeren machen nicht blind.

che Höchstleistungen, die ja durchaus auch einmal in einer ausgedehnten Liebesnacht stattfinden können.

Die natürlichen Lebensmittel liefern uns also eine ganze Palette an Möglichkeiten, um die Lust zu steigern. Manchmal steckt in der Sexualität aber auch ein gewaltiger Leistungsdruck …

Leider höre ich das immer öfter. Deshalb sollte dem Genuss von gemeinsamen Essen, der langsamen Annäherung durch das Teilen und Miteinander-Erleben, dabei aber immer noch ein Stück auf Distanz bleiben, ein viel größerer Stellenwert eingeräumt werden. Wenn man dann noch die richtigen Lebensmittel miteinander kombiniert, die das Feuer entfachen und die Lust zum Glühen bringen, dann ist doch alles in bester Ordnung. Und dann ist Essen auch ein Spiel mit erotischen Gesten.

Ja, der Franzose Eugène Delacroix drückte das kurz und knapp aus: Zuerst gehen wir essen, dann ins Bett!

Schön, wenn es so einfach ist. Aber als aufgeklärter Mensch werden Sie trotzdem von Aphrodisiaka keine Wunder erwarten. Der wirksamste Liebestrank ist immer noch die Liebe selbst. Deshalb mein Rat an alle: Üben Sie die Kunst der Verzögerung und wecken Sie Begehren durch Ihren ganz persönlichen Liebeszauber aus Speise und Trank, wie auch aus Fantasie und Erwartung.

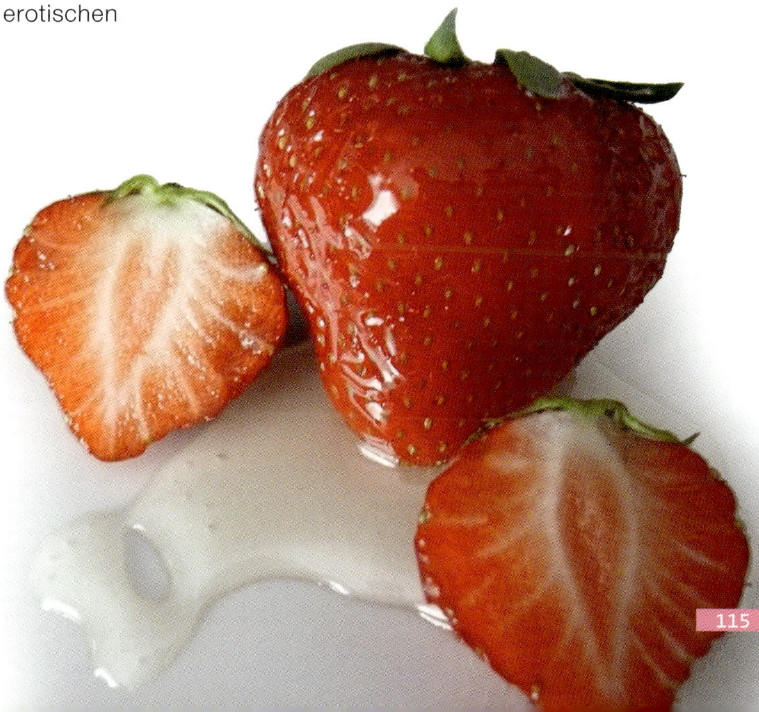

„Dränge sie nicht“, beschwor ich ihn, „genieß mit ihr den Duft der Kerzen, die zarte Frische der Blumen, jeden Schluck Wein und jeden Happen Essen; rede wenig und tu so, als hörtest du aufmerksam dem zu, was sie sagt. Keine Frau interessiert sich wirklich für das, was Männer sagen, nur für das, was sie flüstern. Tanz mit ihr, dann kannst du sie umarmen, ohne ihr wie ein geiler Gorilla vorzukommen, und wenn du glaubst, nun sei der Augenblick gekommen, mit ihr eine bequemere Stellung einzunehmen – warte ab. Und wart noch eine gute Weile länger. Die Garzeit eines guten Schmorbratens kann man nicht beschleunigen. Spiel mit ihr“, sagte ich und dachte daran, welch hervorragendes Aphrodisiakum das Lachen ist. (...)

„Und wenn es eine zweite Verabredung gibt, denk daran, dass die gemeinsame Vorbereitung des Essens ein Vorspiel zur Liebe ist. (...) Spiel im Bett und spiel mit dem Essen. Große Schriftsteller, von Henry Miller in seinen Wendekreisen bis Pablo Neruda in endlosen poetischen Metaphern, haben das Essen in sexuelle Inspiration verwandelt.“

aus: Aphrodite. Eine Feier der Sinne,
Isabel Allende © Suhrkamp Verlag, Frankfurt 2002

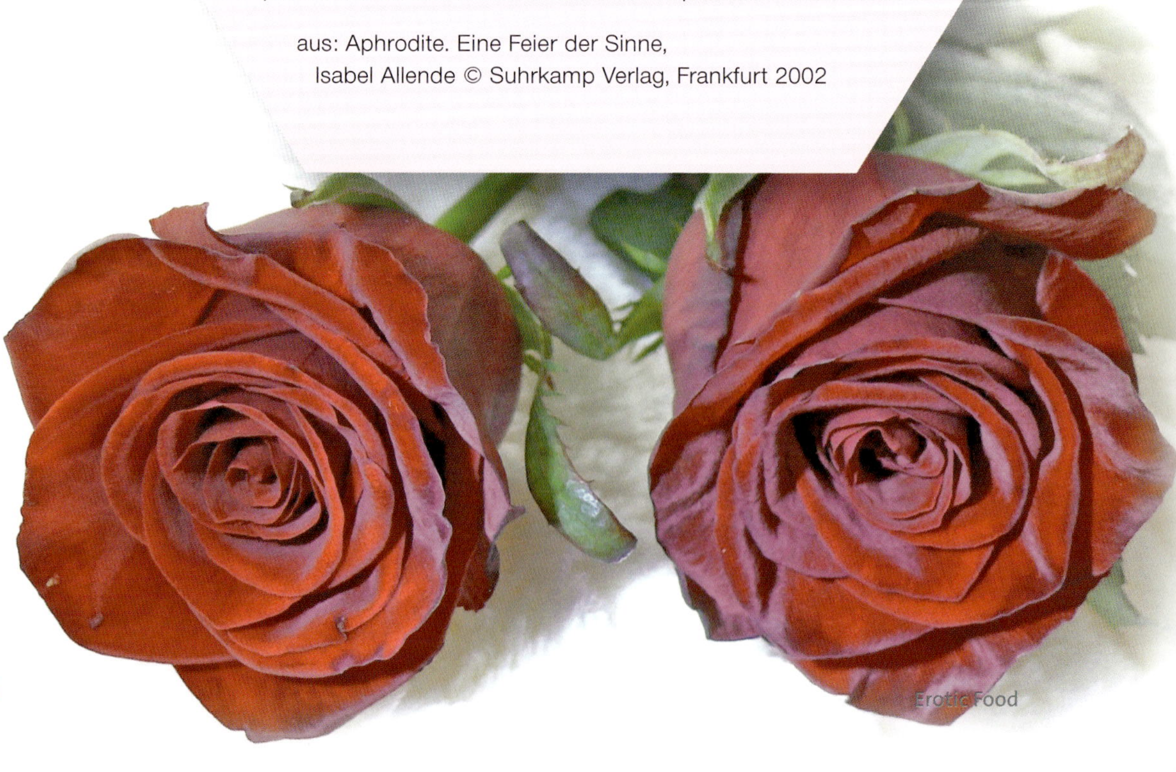

Erotic Food

Liebe geht durch den Magen. Verleihen Sie Ihrem Liebesleben mit den richtigen „Zutaten“ mehr Schärfe. Ob mit bestimmten Gemüse- (Spargel) oder Obstsorten (Feigen) wie auch mit speziellen Scharfmachern aus dem Gewürzregal (Chili, Muskatnuss, Yohimbe-Rinde). Der verführerische Duft von Vanille oder Zimt macht durch die pheromonähnliche Wirkung Lust auf mehr – also genießen Sie mit allen Sinnen!

Lebensmittelgruppen	**1800-kcal-Aufteilung: pro Tag konsumierte Portionen**	**2000-kcal-Aufteilung: pro Tag konsumierte Portionen**	**2200-kcal-Aufteilung: pro Tag konsumierte Portionen**
Wasser	2–3 l	2–3 l	2–3 l
Gemüse ca. 50 kcal/Portion	4	5	5
Obst ca. 50 kcal/Portion	3	4	4
Getreide ca. 150 kcal/Portion	3	3	4
Milch und Milchprodukte, Käse ca. 150 kcal/Portion	2	3	3
Fleisch, Fisch, Ei, Wurst ca. 160 kcal/Portion	2	2	3
Fette/Öle ca. 210 kcal/Portion	1	1	1
Naschwerk ca. 100 kcal/Portion	1	1	1

Die sieben Säulen

Dieses Stufenschema beinhaltet eine Lebensmittelauswahl, die als Präferenzliste dienen soll. Die angeführten Lebensmittel basieren auf den Nähr- und Wirkstoffempfehlungen von **Erotic Food** und können nach Belieben mit Lebensmitteln aus dem Bereich Balanced Food erweitert werden.

Gemüse

50 kcal/Portion

Spargel	**150 g***
Artischocken	150 g*
Gurken	120 g*
Karotten	70 g
Lauch	120 g*
Sellerie	100 g*
Tomaten	150 g*
Chili	
Galgant	
Knoblauch	
Nelken	
Safran	
Vanille	
Zimt	

Obst

50 kcal/Portion

Erdbeeren	**125 g**
Banane	50 g
Feige	80 g
Granatapfel	60 g
Pfirsich	120 g
Süßkirschen	80 g
Zuckermelone	120 g

Getreide

150 kcal/Portion

Kartoffeln	**20**
Amaranth	4
Dinkelreis (roh)	3
Haferflocken	4
Hirse	4
Perlweizen	3
Weizenmehl	2

Wasser, Mineralwasser, Tee mit Blü

ausreich

*Haushaltsmaße < 50 kcal/Portion

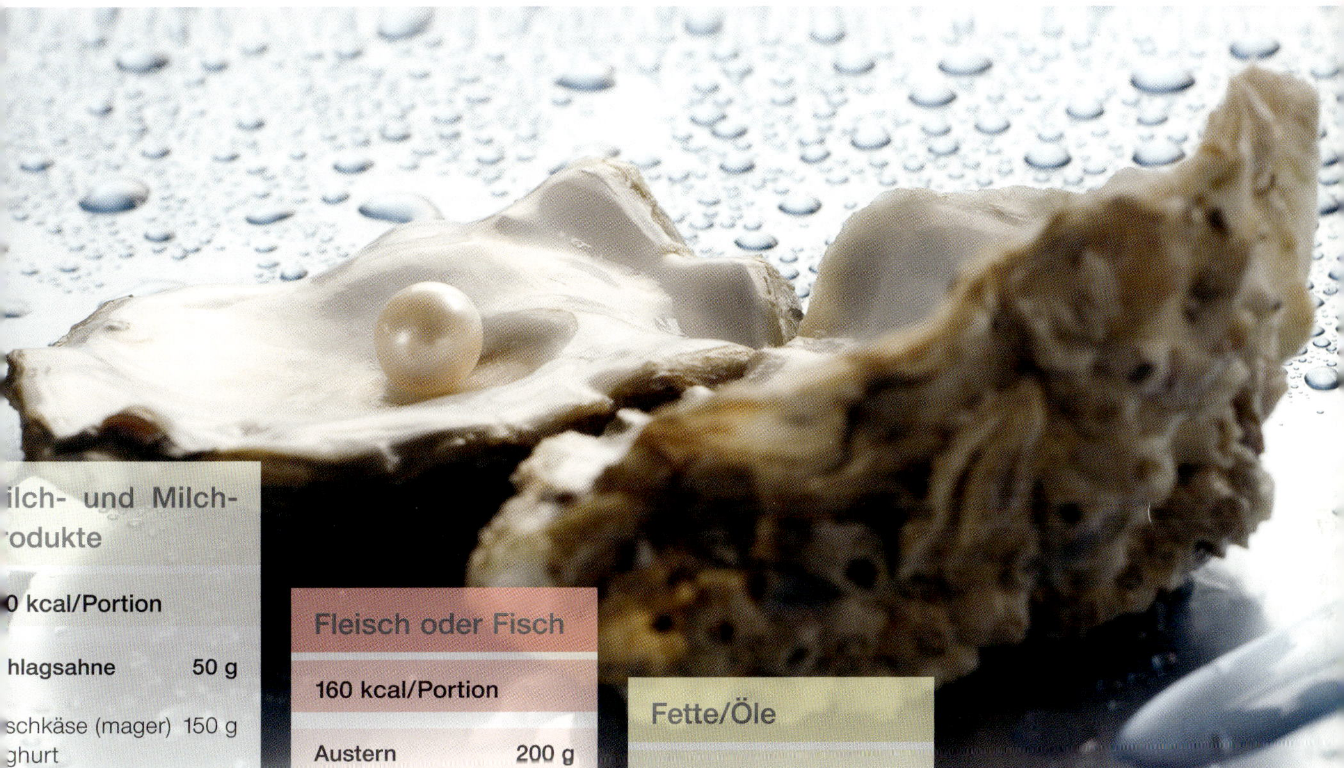

ilch- und Milch- odukte

0 kcal/Portion

hlagsahne	**50 g**
schkäse (mager)	150 g
ghurt 5 % Fett)	25 g
kosmilch	1/2 l
germilch	1/4 l
gerquark	200 g
lke	1/2 l

Fleisch oder Fisch

160 kcal/Portion

Austern	**200 g**
Fleisch (mager)	120 g
Hirsch/Reh/Fasan	150 g
Hühnerei (groß)	1 Stk.
Lachs (geräuchert)	100 g
Scampi	170 g
Shrimps	250 g

Fette/Öle

210 kcal/Portion

Kürbiskerne	**30 g**
Butter	25 g
Haselnuss-/Raps-/ Weizenkeimöl je	20 g
Mandeln	30 g
Maronen	30 g

Naschwerk

100 kcal/Portion

Schokoküsse	**20 g**
Bitterschokolade	25 g
Fruchteis	70 g
Grissini	30 g
Quarkschnitte	50 g
Schokosojabohnen	20 g
Vanillecreme	80 g

senblüten, Veilchen) (mindestens 2–3 l)

vegung

EROTIC

Austern

Die aphrodisische Wirkung von Austern liegt vor allem im Genuss. Ein Übriges tun die Vitamine A, B_1 und B_2, Kupfer und Zink sowie Carnitin, das als „Fatburner“ den Stoffwechsel auf Touren bringt.

Erdbeeren

In der Kombination mit Champagner zählen Erdbeeren nicht erst seit dem Film „Pretty Woman“ zu den erotischsten Früchten. Belebender Fruchtzucker und reichlich Vitamin C stärken darüber hinaus die Liebeskraft.

Kartoffeln

In den stärkehaltigen Knollen steckt Vitamin C satt, außerdem hochwertiges Eiweiß sowie Kohlenhydrate, die den Körper stärken, ohne ihn mit vielen Kalorien zu belasten. Zusätzlich ist in der Kartoffel Magnesium enthalten.

Kürbiskerne

Kürbiskerne und ihr Öl sind ein Hit in der Urologie. Neben fortpflanzungsfreundlichem Zink enthalten sie Vitamin E und sogenannte Phytosterine, hormonähnliche Substanzen, die unter anderem Prostataleiden lindern und verhindern.

FOOD

TIPP Wundermittel Zink?

Das Spurenelement tut gut bei Stress und sportlichen Höchstleistungen, stärkt die Immunabwehr und fördert die Testosteronproduktion. Also ruhig öfter mal Kürbiskerne knabbern, denn sie enthalten reichlich Zink – wie übrigens auch Krabben, Austern, Sesam und Soja.

Schlagsahne

Ein Schuss köstliches Fett kann in manchen Situationen nicht schaden; außerdem wirken sich Vitamin D, Kalzium und Kalium auch in der Liebe positiv aus.

Schokoküsse

Diese süße Versuchung lockt „Glückshormone" mit etwas weniger Fett als Schokolade.

Spargel

Gilt als gesunder und sinnlicher Genuss; ihm vird auch die Stärkung der anneskraft nachgesagt. Die altene Folsäure ist wichtig für die ildung. Kalium wirkt entwäs-nd und entschlackend.

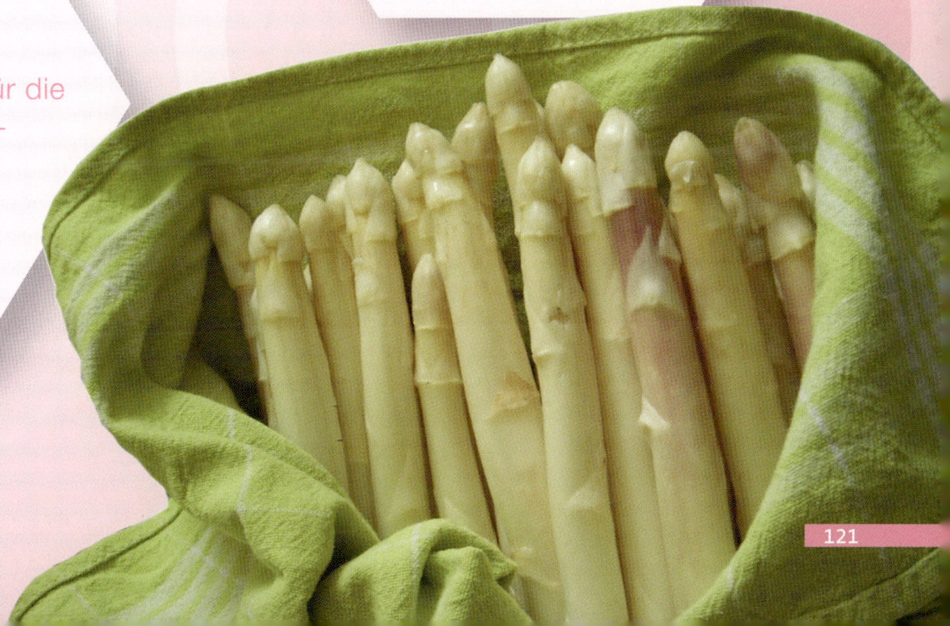

Rezept-Ideen: Erotic Food

Hier finden Sie eine kleine Auswahl an Vorschlägen, die Sie ganz nach Belieben kombinieren können.

	Vorschlag 1*	Vorschlag 2
Frühstück	Tee mit Blüten Weizenbrot mit Frischkäse und Räucherlachs Gurken mit Dill Honigmelone	Tee mit Blüten Weizenmüsli m Mandeln, Feig und Joghurt Süßkirschen
Snack 1	Frischer Tomatensaft	Magerquark m Karotten-Stick
Mittagessen	Gebratene Shrimps mit Knoblauch an Safrannudeln und Spargel Quarkschnitte mit marinierten Erdbeeren	Blattsalat mit Gurken und Tomaten Perlhuhnbrust Dinkelreis und Selleriegemüs Früchteeisbec
Snack 2	Pfirsich	Granatapfelm
Abendessen	Artischocken-herzen in Weißweinessig Perlweizen-Risotto mit Karotten und Sellerie Bananen-Kokos-Milchshake	Tomatensalat mit Shrimps und Grissini Kartoffelpuffer mit gedünstet Gemüse Honigmelone

*Für Vorschlag 1 finden Sie auf Seite 125 die genaue Zutatenmenge

TIPP Die Berechnung der Rezepte basiert auf dem Tagesbedarf von 2000 Kalorien. Sollten Sie mehr oder weniger Kalorien benötigen, erhöhen beziehungsweise verringern Sie dementsprechend die Mengen oder die Portionen.

TIPP Suchen Sie sich einfach ein bis zwei Rezeptvorschläge aus und kombinieren Sie die Gerichte ganz nach Ihrem persönlichen Geschmack.

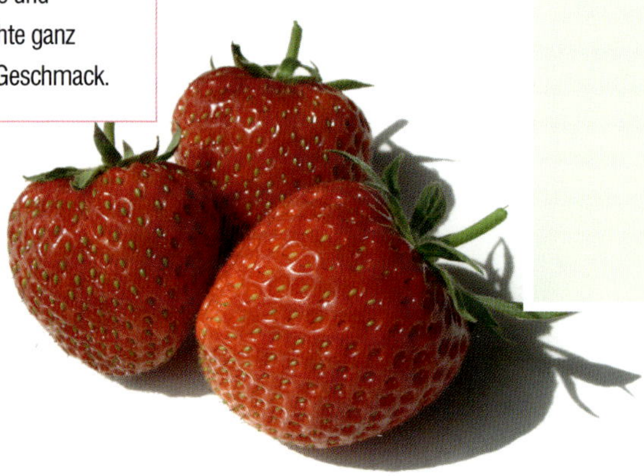

Vorschlag 3	Vorschlag 4	Vorschlag 5	Vorschlag 6	Vorschlag 7
e mit Blüten chtmüsli mit ferflocken und chtsaft llerie-Sticks	Tee mit Blüten Weizenbrot mit Frischkäse und Kräutern Marmelade Rührei mit Spargel	Tee mit Blüten Vollkornbrot mit Magerquark und Gemüsestiften Frischer Pfirsich-saft	Tee mit Blüten Haferbrei mit Erdbeeren und geschlagener Sahne Gurken mit Shrimps	Tee mit Blüten Weizenbrot mit Frischkäse und Gurken Frischer Granat-apfelsaft Joghurt
trocknete gen	Bananenjoghurt mit Haferflocken	Sellerie-Sticks mit Kräuterquark	Frischer Apfel-Sellerie-Saft	Kirschjoghurt
dsalat mit biskernen bratener derrücken mit tkartoffeln und natonragout	Sellerieessenz mit Chili Rehrücken an geschmorten Schalotten und Artischocken** Feigen-Carpaccio	Karottensuppe mit Frischkäse und Austern Gebratener Lachs auf Spargel und Safrankartoffeln	Gurkenkaltschale Bauernsalat mit Karotten und Kürbiskernen Gebratenes Kalbsschnitzel an Tomatenreis Kirschkompott	Rehmedaillons mit gebratenen Pilzen und Stangen-sellerie Fruchteis mit Bananen und Mandeln
kosmilch mit nigmelone	Honigmelone mit gerösteten Mandeln	Erdbeer-Pfirsich Salat mit Schoko-sojabohnen	Feigenmilch	Gepfefferte Erdbeeren
argel mit äuchertem chs grillte Gemüse Toast okoladen-usse mit antem Bana--Chili-Shake**	Gemischter Salat Spargel-Risotto mit Safran Erdbeerquark	Kopfsalat mit Granatapfelkernen und Mandeln Amaranth mit Gewürzkarotten und Chili Süßkirschen	Nudelsalat mit gegrillten Arti-schocken und grünem Spargel Vanillecreme	Bunter Salat Marinierter Lachs mit Gurkenstiften, Safransauce und Baguette

as Rezept dazu finden Sie auf Seite 126 bzw. 127

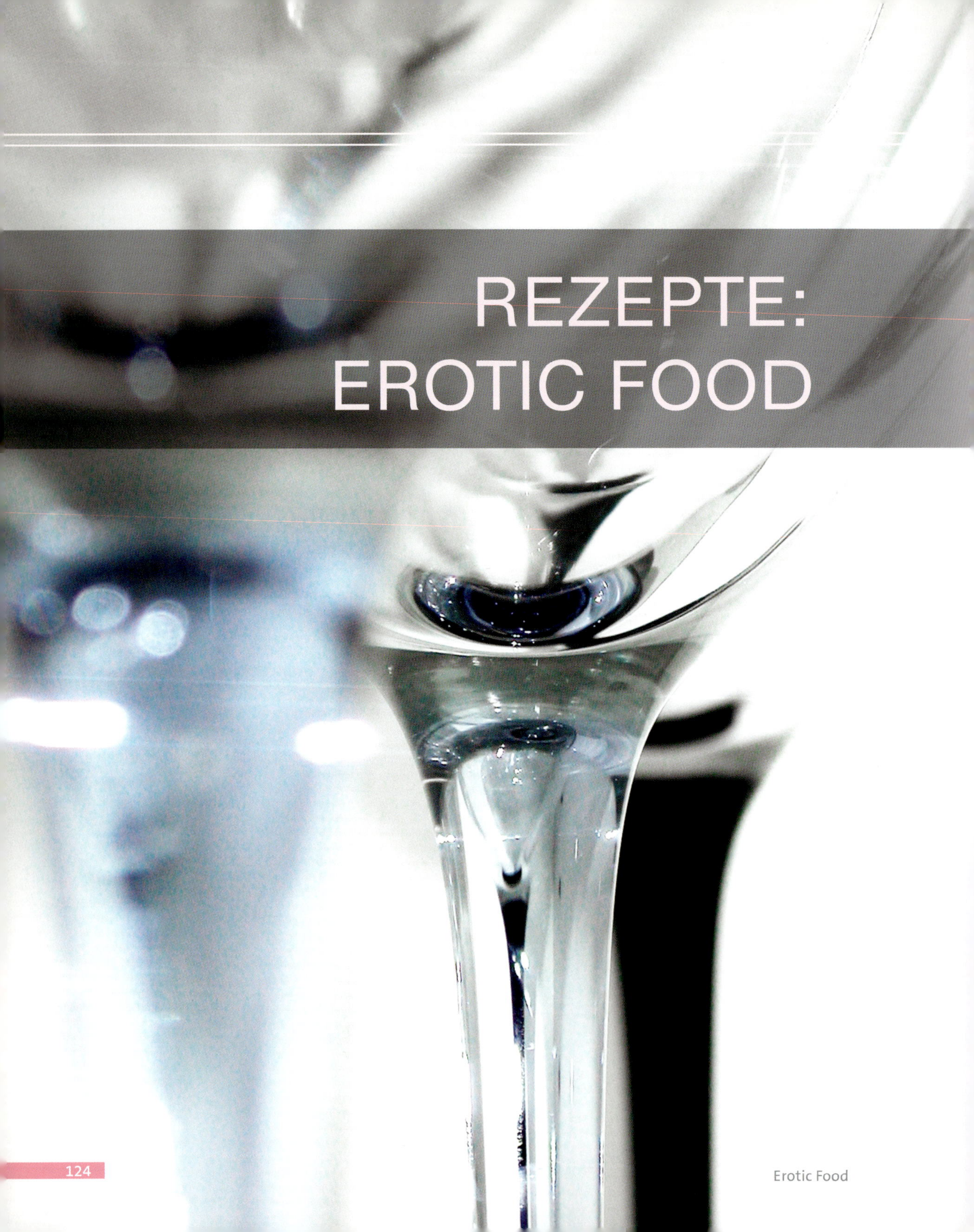

REZEPTE: EROTIC FOOD

VORSCHLAG 1

Zutaten für jeweils 1 Portion

Frühstück:

70 g Weizenbrot, 150 g Frischkäse (mager)
100 g geräucherter Lachs

***

120 g Gurken, Salz, Dill

***

120 g Honigmelone

Snack 1:

150 g Tomaten, Salz, Pfeffer

Mittagessen:

170 g Shrimps, 1 Knoblauchzehe,
4–5 Blätter Basilikum, 150 g Spargel
40 g Hartweizennudeln, Safranfäden oder
gemahlener Safran, 10 g Rapsöl zum Braten

***

50 g Quarkschnitte, 125 g Erdbeeren

Snack 2:

120 g Pfirsich

Abendessen:

150 g Artischockenherzen (Glas)

***

30 g Perlweizen, ca. 100 ml Wasser
10 g Butter, 70 g Karotten
100 g Stangensellerie

***

300 ml ungesüßte Kokosmilch (Dose)
50 g Bananen
Mark von 1/6 Vanilleschote

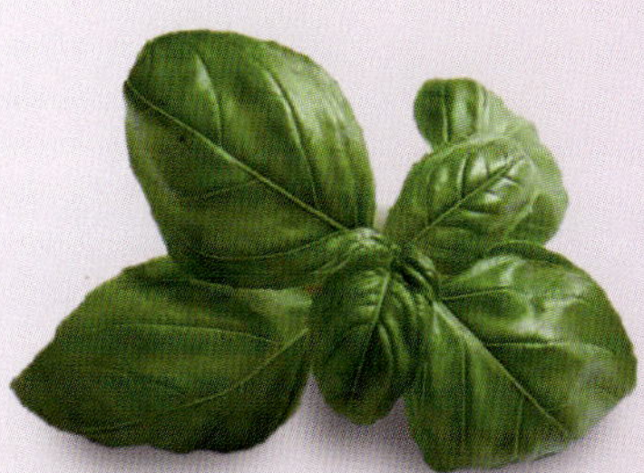

SCHOKOLADEN-MOUSSE AN PIKANTEM BANANEN-CHILI-SHAKE

Zutaten für 4 Portionen

Für den Schokoladen-Mousse-Ansatz:
250 g Schlagsahne
250 ml Milch
100 g Eigelb
50 g Zucker

Für die Schokoladen-Mousse:
130 g dunkle Kuvertüre
100 g Schokoladen-Mousse-Ansatz
80 g Schlagsahne
80 g Schmand oder saure Sahne

Für den Bananen-Chili-Shake:
1/2 Banane
ca. 1 Msp. gehackte Chilischote
Mark von 1 Vanilleschote
5 g Kakaopulver
80 g kalte ungesüßte Kokosmilch (Dose)

Außerdem: Minze, Rosenblüten

Für den Schokoladen-Mousse-Ansatz alle Zutaten vom Mousseansatz in einem kleinen Topf vermischen und „zur Rose abziehen“ (auf ca. 70 Grad erhitzen, bis das Eigelb die Flüssigkeit zu binden beginnt). Die gehackte Kuvertüre in einen anderen Topf geben, 100 g heißen Schoko-Mousse-Ansatz zugeben und mit einem Schneebesen vermengen. Wenn alles ca. 38 Grad hat, die halb geschlagene Sahne unterheben und Schmand oder saure Sahne zufügen.

Für den Shake Banane schälen, in Stücke schneiden. Banane, Chili, Vanillemark, Kakao und Kokosmilch mit einem Stabmixer aufschäumen. Evtl. mit Chili nachwürzen. Mousse mit Minze und Rosenblüten garnieren und mit dem Shake servieren.

PRO PORTION: CA. 250 KCAL

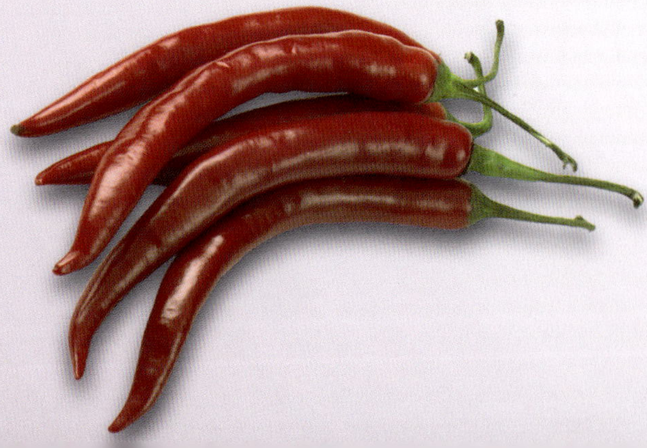

VORSCHLAG 4 (MITTAGESSEN)

REHRÜCKEN AN GESCHMORTEN SCHALOTTEN UND ARTISCHOCKEN

Backofen auf 180 Grad vorheizen. Für die Gemüse Artischocken und Frühlingszwiebeln putzen, abbrausen, trocken tupfen. Kräuter abbrausen, trocken schütteln. Kartoffeln schälen, der Länge nach in ca. 3–4 mm dicke Scheiben schneiden und auf beiden Seiten in wenig Öl scharf anbraten. Übrige Gemüse in einer anderen Pfanne ebenfalls mit sehr wenig Öl ca. 2–3 Minuten anbraten.

Rehrücken abbrausen, trocken tupfen, mit Nelkenpulver, Zimt, Chilipulver, Salz und Pfeffer würzen, mit Honig beträufeln. In einer Pfanne rundherum bei mittlerer Hitze in heißem Öl anbraten. Pfanne beiseite stellen. Rehrücken auf den Bratrost in den Ofen schieben, die Fettpfanne darunter geben. Braten im vorgeheizten Ofen bei 180 Grad in ca. 8–10 Minuten garen.

Für die Soße Schalotten abziehen, hacken und in der Pfanne, in der der Rehrücken angebraten wurde, kurz rundum anbraten. Lorbeerblatt zugeben, mit Rot- und Portwein ablöschen. Wildfond zugeben und das Ganze mit Nelkenpulver, Zimt, Chilipulver, Salz und Pfeffer abschmecken. Braten mit Gemüse und Soße servieren.

PRO PORTION: CA. 330 KCAL

Zutaten für 4 Portionen

Für die Gemüse:
12 kleine Artischocken
12 Frühlingszwiebeln
frischer Rosmarin, frische Petersilie
3 große Kartoffeln
Haselnussöl zum Braten

Für den Rehrücken und die Soße:
500 g Rehrücken (vorbereitet; ohne Sehnen und Fett)
Nelkenpulver, gemahlener Zimt
Chilipulver, Salz, weißer Pfeffer
10 g Honig
Haselnussöl zum Anbraten
12 Schalotten
1 Lorbeerblatt
40 ml Rotwein
20 ml roter Portwein
10 ml dunkler Wildfond (Glas)

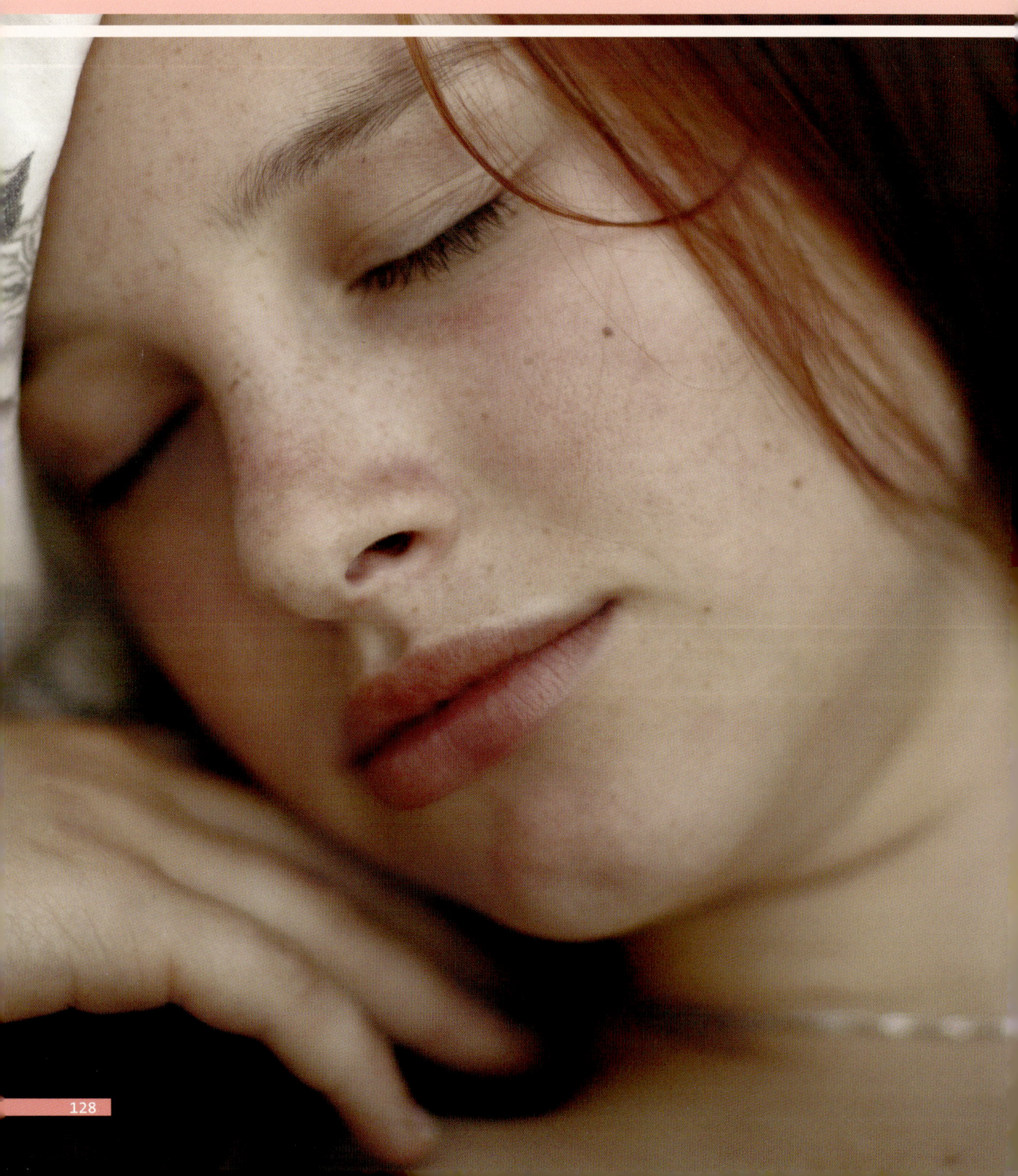

APHRODISIAKA

UND IHRE EROTISCHE WIRKUNG

Nach Aphrodite, der Göttin der Liebe, wurden all die kleinen Mittelchen benannt, auf die Mann und Frau in Sachen Lustgewinn bis heute bauen. Dabei hat es nichts mit Hexerei zu tun, sich lustfördernd zu ernähren. Die Lebensmittel mit der besten Wirksamkeitsgarantie sind Kräuter und Gewürze. Faustregel: Was scharf ist, macht auch scharf! Und wer beim Gemüseeinkauf einmal etwas genauer hinsieht, wird dort das eine oder andere unschuldige Gewächs entdecken, das auf dem Teller ganz schön eindeutige Assoziationen weckt.

Aber Vorsicht!
Bei einigen Mittelchen liegen das Luststeigernde und das Todbringende ganz nahe beieinander, manchmal nur ein paar Gramm voneinander entfernt.

WIE WIRKEN APHRODISIAKA?

Die Wirkung der sogenannten Aphrodisiaka beruht auf verschiedenen Mechanismen. Sie können:

- durch konzentrierte Nährstoffe (Eiweiß) oder Vitamine Kraft geben und anregen.
- die Organe des Harnapparats (Niere, Blase) reizen und somit indirekt auf die Sexualorgane wirken.
- die Bauchorgane besser durchbluten und dadurch indirekt auf die Sexualorgane wirken.
- die Entspannung fördern und so die Bereitschaft zu Erotik und Sex erhöhen.
- durch Düfte pheromonartig wirken und dadurch das Unterbewusstsein auf Erotik und Sex vorbereiten.
- durch ihre Form an Sexualorgane erinnern, wobei die Wirkung dann wohl eher psychisch ist.

APHRODITES LIEBESGETRÄNK

Zutaten:
250 ml Wasser
5 gehäufte TL Kakaopulver (oder mehr)
1–2 TL gemahlener Zimt
1–2 Messerspitzen gemahlener Kardamon
1 Messerspitze Nelkenpulver
Mark von 1/2 Vanilleschote
roter Chilipfeffer (nach Geschmack)
4–6 TL Honig

Zubereitung:
Zutaten mischen und 5 Minuten kochen lassen.

Nährstoffe, die die Sexualorgane und Libido aufwecken und in Schwung halten

- **Frauen:** Eine gute Versorgung mit Vitamin A (als Vorstufe Betacarotin in rotem und grünem Gemüse), Vitamin E (Pflanzenöl), Folsäure (Rohkost) und Vitamin B_{12} (Fleisch, Fisch, Ei) ist wichtig für Fruchtbarkeit und Schwangerschaft.
- **Männer** brauchen Zink (Meeresfrüchte, zum Beispiel Venusmuscheln), Selen (Fleisch, Fisch, Getreide) und Vitamin A für die Bildung und Beweglichkeit der Spermien.
- **Für Sie und Ihn:** An der Bildung und Steuerung der Sexualhormone beteiligt sind Vitamin E, Vitamin C (Früchte, unter anderem Beeren), Kalzium (Milchprodukte) und Magnesium (Samen, Nüsse, Vollkorn).

DIE WICHTIGSTEN APHRODISIAKA

Man wird wohl sagen müssen, dass die nachfolgenden Mittel nicht unmittelbar ein erfülltes Sexualleben bringen, sondern dass sie eher durch die Art und Weise ihrer Verwendung wirken, indem sie durch Anregung und/oder Entspannung eine günstige Atmosphäre für Erotik und Sex schaffen.

GEWÜRZE

Chili

Das über Jahrtausende kultivierte Lieblingsgewürz der Azteken gibt es als ganze Schote oder gemahlen als Cayennepfeffer. Beides, wie auch die mit Chili verwandte Paprikaschote, enthält den scharfen Wirkstoff Capsaicin, der die Gefäße erweitert und die Durchblutung des Unterleibs fördert. Chili wird nicht nur im berühmten Chili con Carne verwendet, sondern ist auch unerlässlich in der Thai-Küche. Mittlerweile hat Chili auch Einzug in die Schokoladenproduktion gehalten. Einen Riegel der köstlichen Chilischokolade sollte man mal probiert haben – am besten gemeinsam!

Damiana

Das mexikanische Heilkraut, von dessen Liebesmacht bereits die Maya wussten, enthält ätherische Öle, die Herz und Kreislauf stärken und euphorisierend wirken. Die Maya setzten es zusätzlich auch bei Asthma ein. Damiana ist im Naturwarenversand erhältlich. Als sogenannte „Hemdauszieher" gelten die beiden folgenden

Rezepte: 2 Handvoll Kräuter mit 1 Flasche Rum oder Wodka aufsetzen oder einen Tee aus 3 Teilen Damiana, 2 Teilen Pfefferminze und 1 Teil Orangenblüten aufbrühen. Da keine Langzeitstudien existieren, sollte Damiana nicht über einen längeren Zeitraum eingenommen werden.

Galgant, Ginkgo, Ingwer

Die Schärfe der Wurzeln von Ingwer und Galgant, die gerne in der asiatischen Küche verwendet werden, aktiviert den Geist und vermag auch untere Regionen anzufachen. Ginkgo ist als durchblutungsförderndes Mittel medizinisch erprobt und in Apotheken erhältlich.

Probieren Sie im Winter einen **Aufguss**: fein geschnittenen Ingwer 10 Minuten in Wasser köcheln lassen und mit Honig süßen – das hilft auch gegen eine Erkältung.

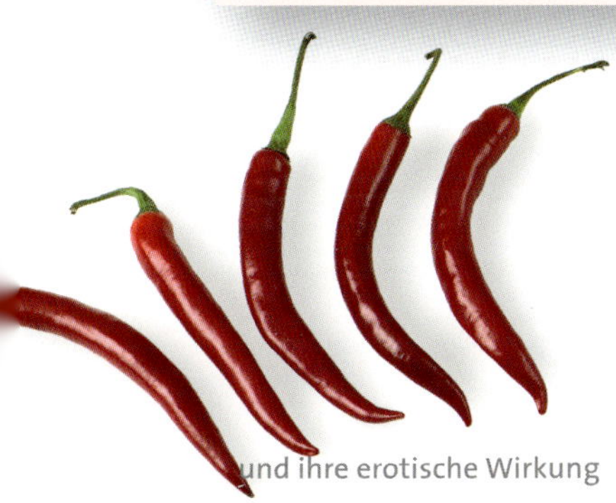

Kardamom

Ein Gewürz, das im Orient „Paradiessamen" heißt, bringt mit dem gesamten Stoffwechsel auch die Sexualhormone in Schwung. In der indischen Küche werden die ganzen Kapseln – oft gemeinsam mit Koriandersamen und Zimtstangen – vor dem Kochen in wenig Fett angeröstet. Ein gehäufter Teelöffel gemahlenen Kardamoms auf eine Tasse Tee oder Mokka soll ausgesprochen anregend und aphrodisisch wirken. Ein Becher heißer Milch mit Honig wird durch Zugabe von Kardamom angeblich zu einem starken Liebesmittel. In der Sexualmagie wird Kardamom bei Liebeszauber und Ritualien zur sexuellen Anziehung unter das Räucherwerk gemischt, im Medizinbeutel getragen oder in einen Apfelkuchen eingebacken. Wegen seines feurigen Geschmacks und charakteristischen Dufts ist Kardamom ein anregendes und erregendes Aphrodisiakum.

Kolanuss

Die Kolanuss zählt zu den ältesten Aphrodisiaka der Welt und gilt in Afrika bis heute als Speise der Götter. Ihre Samen enthalten, wenn sie frisch geerntet sind, reichlich Koffein, Theobromin und Gerbstoffe, die den Kreislauf anregen und sich positiv auf Stimmung und Libido auswirken. Kolanuss ist hierzulande meist in gemahlener Form im Handel erhältlich.

Muira Puama

Aus Rinde und Wurzeln des Muira-Puama-Baums wird seit Jahrhunderten eine der beliebtesten Arzneien des Amazonasgebiets gewonnen, die man nicht nur dort „Potenzholz" nennt. Tatsächlich scheinen die im Holz enthaltenen Sterole die Libido anzuregen und die Erektionsfähigkeit zu verbessern.

Muskatnuss/Muskatblüte

Muskatnuss und Muskatblüte (Macis) kommen wie die Nelken von den sogenannten Gewürzinseln (heute zu Indonesien gehörend) und waren bereits im Mittelalter ein hoch begehrtes Gewürz, dem stimulierende Wirkung auf Körper, Geist und Seele zugesprochen wurde. Muskatnuss versetzt den Menschen in eine heitere Stimmungslage, schärft die Sinne und hilft angeblich gegen Gemütsleiden. Die Muskatblüte kann in Wein eingelegt als Liebestrank genossen werden. Schon der Volksmund sagt: „Muskat in Wein und du bist mein!" In vielen orientalischen Rezepturen wird die folgende Gewürzkombination für die Herstellung von berausch den Liebeselixieren angegeben: Muskat, Zimt, Kardamom, Nelke und Ingwer zu gleichen Teilen – die Mischung kann als Tee aufgebrüht und mit Honig gesüßt getrunken werden. Die psychedelischen Substanzen der kleinen Würznuss, die eigentlich der Kern einer Frucht ist, erinnern in ihrer Struktur an Amphetamin und Meskalin.

Ganz wichtig: Äußerst sparsam verwenden! Bei einer Überdosierung von Muskatnuss kann es zu Schwindel und Halluzinationen bis hin zum Koma kommen. Die tödliche Dosis beginnt bei fünf bis zehn Gramm.

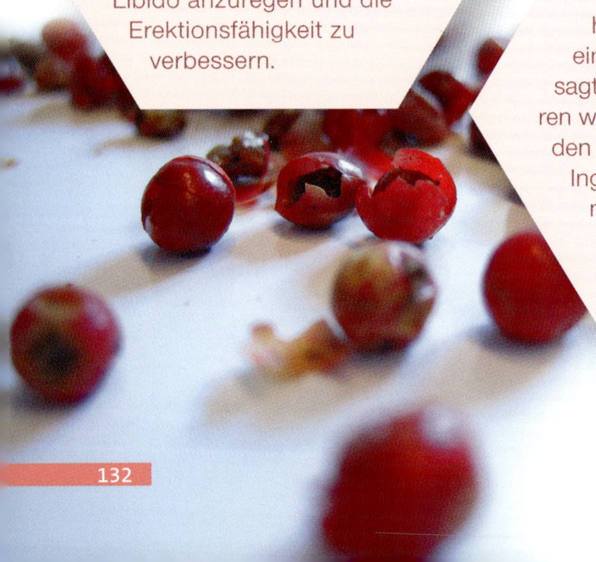

Nelken

Die Geschichte der Nelken ist spannend und voller symbolkräftiger Verbindungen. Zusammen mit der Muskatnuss gehörten die kleinen nagelförmigen Blütenknospen zu den heiß egehrten Luxuswaren im Mittelalter und in der onialzeit. Wie andere scharfe Gewürze regen h Nelken den Kreislauf an und mit ihm die Lust ıf die Lust. Doch Vorsicht! Das ätherische Öl der Nelken enthält das bewusstseinserweiternde Eugenol, das antiseptisch und betäubend wirkt (und deshalb von Zahnärzten benutzt wird), aber nur in kleinen Mengen genossen werden sollte.

Petersilie, Basilikum, Rosmarin

Sie haben eine tonische Wirkung auf den Unterleib und seine Organe. Petersilie, die römische Truppen bis nach Xanten brachten, ist reich an Vitamin C, Kalium, Kalzium und Provitamin A sowie sekundären Pflanzenstoffen, die den Stoffwechsel anregen. Hildegard von Bingen verordnete, die Petersilie niemals mitkochen zu lassen, um ihre Heilwirkung zu bewahren, denn Aromastoffe vertragen keine Hitze. Eine Regel, die sich auf fast alle Kräuter anwenden lässt. Basilikum, das „heilige Gewürz" des alten Indien und Königsgewürz der Griechen, ist reich an ätherischen Ölen (sie werden auch von der Parfumindustrie verwendet) und sorgt für eine gute Durchblutung der Sexualorgane. Auch der Rosmarin enthält belebende ätherische Öle, die angeblich verjüngen und ihm im Volksmund den Ruf eines Aphrodisiakums verschafft haben.

Pfeffer

Dieses „scharfe" Gewürz wirkt schmerzlindernd, antiseptisch, krampflösend und kreislaufstabilisierend. Seine luststeigernden Effekte verdankt es dem hohen Gehalt an ätherischen Ölen und dem Alkaloid Piperin, das durch seine Schärfe das innere Feuer entfacht und die Schleimhäute der Genitalien reizt. Anwendung als Gewürz: immer frisch gemahlen, sonst verfliegen die ätherischen Öle sofort.

Sabal serrulatum

Die duftenden schwarzen Früchte der Sägepalme wurden bereits von den Indianern Nordamerikas als Aphrodisiaka verwendet. Ihr Öl enthält Phytosterine und Polysaccharide, die harntreibend und durchblutungsfördernd wirken und heute in der Naturheilkunde gegen Prostatabeschwerden eingesetzt werden. Die aphrodisischen Eigenschaften entfalten ihre Wirkung angeblich am besten, wenn man einen **Schnaps** ansetzt. Dazu wird empfohlen, 1 Handvoll Sabalfrüchte mit 1 Handvoll Damianablätter, 2 Vanilleschoten, 4 Zimtstangen, 2 EL Jasminblüten, etwas Galgant und Muskatblüte zu vermischen. Das Ganze mit 1 Flasche weißen Rums ansetzen und 2 Wochen ziehen lassen. Das Ergebnis ist ein herrlich aromatischer Schnaps, von dem man täglich ein Gläschen einnehmen sollte.

Auch in der Homöopathie werden Sabal-Präparate (Sabal serrulatum) als Aphrodisiaka eingesetzt.

Safran

Schon lange vor Christi Geburt wusste man im Orient um die kräftigende und aphrodisische Wirkung des Safrans. In der Antike konnten sich nur wirklich Reiche die aus den Blütennarben einer Krokusart gewonnenen Safranfäden leisten, deren Carotinoide zum Kleiderfärben benutzt wurden. Von den frisch gepflückten Blüten werden die orangeroten Narben von Hand abgezwickt, getrocknet und fein gemahlen. 80.000 Blüten ergeben ein Kilogramm Safran, daher ist es das teuerste Gewürz der Welt. Die antiken Götter trugen safrangoldene Gewänder. Echter Safran, der wegen seiner psychedelischen Wirkung auch als Opiumersatz verkauft wurde, ist bis heute mühsam zu ernten und entsprechend teuer, aber unentbehrlich für Risotto milanese, die französische Bouillabaisse und die spanische Paella sowie zum Färben von Back- und Teigwaren („Safran macht den Kuchen gel").

Interessant: Falls Sie Vater werden möchten – Safran erhöht die Beweglichkeit der Spermien. Doch Vorsicht: Die tödliche Dosis liegt zwischen zehn und 20 Gramm!

Wacholderbeeren

Als Aufguss zubereitet, heben sie die Potenz und steigern die Fruchtbarkeit.

Vanille

Die Indianerinnen Mittelamerikas rieben sich mit der Schote über Haar, Haut und Kleidung, um ihre Anziehungskraft zu erhöhen. Was auch funktionierte, denn Vanillin, der Duftstoff der Vanille, ist chemisch verwandt mit den Sexuallockstoffen des Menschen. Die Vanille gehört zu den Orchideen. Sie gilt als Königin der Gewürze und wird von Kennern gerne als Trüffel der Tropen bezeichnet. Ihre Urheimat sind das südöstliche Mexiko und Guatemala. Die Indianer nutzten die Vanille als Gewürz und Medizin und schrieben ihr eine herzstärkende, angst- und ermüdungsbeseitigende Wirkung zu. In England wurde die Vanille von Elisabeth I. im Jahre 1602 „geadelt" und in die Liste der bei Hof erlaubten Gewürze aufgenommen. In Frankreich hingegen hatte Kardinal Richelieu eine weitere Möglichkeit entdeckt. Um die betörende Wirkung der Vanille wissend, ließ er aus ihr Duftkügelchen herstellen, die berühmt-berüchtigten „Richelieukügelchen", mit denen er die Damen am Hofe Ludwig XIII. gleich reihenweise bezirzt und verführt haben soll. Seit jeher ist Vanille ein fester Bestandteil vieler Parfüms. Und heiße Schokolade mit Vanille und Pfeffer macht heute noch Lust auf mehr.

Zimt

Zum klassischen Liebestrank gehörte – neben Nelken, Kardamom und Muskat – auch Zimt. Die Zimtstangen (das Pulver ist nicht so aromatisch) sind die zusammengerollten, inneren Rinden des Zimtbaums, dessen bekannteste Art aus Ceylon stammt und noch heute dort wächst.

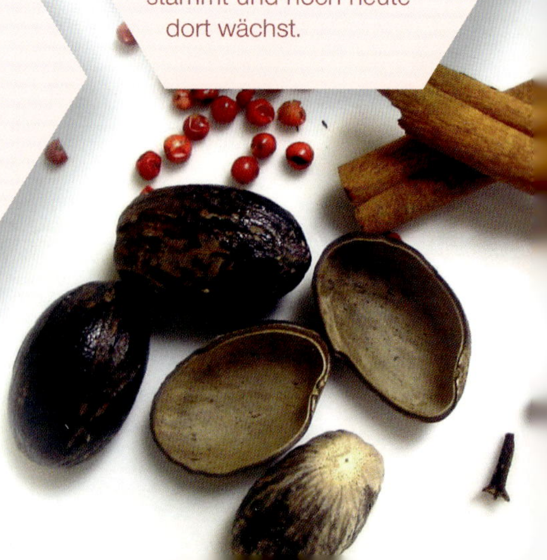

Yohimbin

Dieses auch von der Schulmedizin anerkannte Aphrodisiakum stammt aus der Rinde des westafrikanischen Yohimbe-Baums. Aus ihr wird der Wirkstoff Yohimbin gewonnen, ein Alkaloid, das die Blutgefäße erweitert und mit für eine bessere Durchblutung in den eschlechtsorganen sorgt. Yohimbin wirkt darüber hinaus auf die Nervenbahnen und ruft sexuelle Erregung hervor. Die beste Wirkung soll ein Tee haben, der direkt aus der Rinde aufgebrüht wurde. Vorsicht: Nicht bei Bluthochdruck und nicht ohne ärztlichen Rat einnehmen!

APHRODISISCHE NAHRUNGSMITTEL

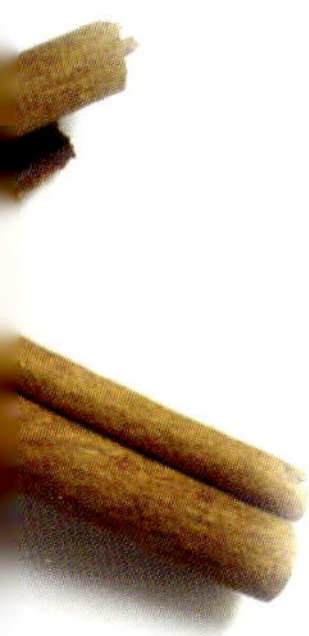

- ★ Äpfel
- ★ Artischocken
- ★ Eier
- ★ Erdbeeren: wirken stimulierend
- ★ Esskastanien
- ★ Feigen
- ★ Fleisch von Hirsch und Fasan
- ★ gebackene Blüten
- ★ Geflügel
- ★ Granatapfel
- ★ Honig
- ★ Kakao (Schokolade): Die Azteken in Mexiko mischten Kakao mit Chilipfeffer zu einem aphrodisischen und entspannenden Getränk.
- ★ Kaviar
- ★ Kirschen
- ★ Knoblauch (Vanille des kleinen Mannes)
- ★ Kokosnuss: wirkt erotisierend und kräftigend
- ★ Lachs, Austern
- ★ Meeresfrüchte (unter anderem Muscheln und Scampi)
- ★ Meerrettich
- ★ Melonen
- ★ Nüsse
- ★ Pfirsiche
- ★ Sellerie: Warum ausgerechnet diese unscheinbare Knolle schon immer als hyperpotentes Aphrodisiakum galt, war lange unklar. Aber sie hat einen hohen Gehalt an lebenswichtigen Mineralstoffen und Vitaminen und sie birgt in sich die Substanz Butylphthalid, einen Stoff, der entspannt und beruhigt – eine wichtige Voraussetzung für guten Sex. Sellerie enthält hormonähnliche Substanzen, die den im Achselschweiß enthaltenen Sexuallockstoffen gleichen.
- ★ Spargel
- ★ Tomaten (Paradiesäpfel)
- ★ Trüffel
- ★ Zwiebeln

KRÄUTER

Basilikum, ein ursprünglich südostasiatisches Küchenkraut, wird zum Würzen von Suppen, Soßen und Salaten verwendet, ebenso bei Fleischgerichten wie Geflügel, Schinken, Schweine- und Hammelfleisch sowie bei Fischgerichten. Das pfeffrig-süße Basilikum schmeckt köstlich zu Tomaten mit Mozzarella, zu Pesto und zu Gerichten mit Paprika, Zucchini und Auberginen.

Wichtig: Basilikum nicht mitkochen, sondern erst kurz vor dem Essen pflücken und sofort verwenden! Die Blätter nur grob zerkleinern, nicht fein hacken.

Beauty Food

Brain Food

Beifuß wird auch Johanniskraut, Besenkraut und Weiberkraut genannt. Die Beifußknospen werden frisch oder getrocknet zum Würzen von Suppen und Soßen, Farcen, Kohlgemüse, Schweine-, Hammel-, Gänse- und Entenbraten sowie Aal und Karpfengerichten verwendet. Beifuß fördert die Verdauung und sollte daher immer fetthaltige Gerichte begleiten.

Dill, auch Gurkenkraut genannt, ist reich an Vitamin B, C und E sowie an Kalium und Kalzium. Sekundäre Pflanzenstoffe wirken beruhigend. Dill stammt aus dem östlichen Mittelmeerraum, hat ein leicht süßliches, mildwürziges kümmelähnliches Aroma und eignet sich zum Würzen von Fisch, Muscheln, Krabben im Sud, von Gurkensalat, Bohnengemüse, Kartoffeln, jungem Kohl, eingelegtem Gemüse, Salaten, Quark, Eier- und Käsespeisen und hellen Soßen.

Wichtig: Dill erst ganz zum Schluss – auch reichlich – in die Speisen geben und nicht mitkochen.

Soul Food

Estragon, aus den weiten Steppen Mittelasiens, dessen ätherische Öle ihm einen aniswürzigen Geschmack verleihen, verträgt sich nur in geringen Mengen mit anderen Kräutern. Er wird zum Würzen von Soßen, Salaten, Ragouts, Ei- und Fischgerichten verwendet. Beliebt sind Kräutermischungen aus Estragon, Dill und Petersilie.

Balanced Food

Kerbel ist ein der Petersilie verwandtes Küchenkraut, dessen süßaromatischer Geschmack an Fenchel erinnert. Er feuert den Stoffwechsel an, entschlackt und reinigt das Blut. Für Suppen, feine Soßen und Salate geeignet. Kerbel verfeinert Fisch und Krabben, Fleisch, Gemüse und Eier. Hervorragend auch zu Kräuterbutter.

Wichtig: Kerbel niemals mitkochen und immer nur frisch verwenden.

Balanced Food

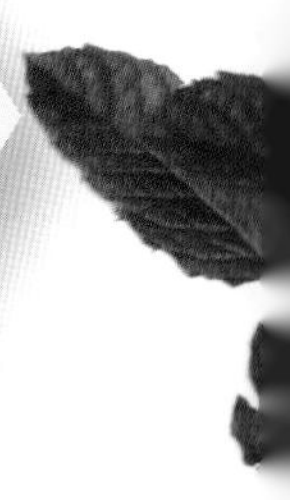

Koriander, im Orient beheimatet, aber heute in Indien und Lateinamerika das meistgebrauchte Würzkraut, liefert Vitamin B_3 (Niacin), außerdem Kalzium und Magnesium und ist reich an Eisen. Er enthält reichlich Vitamin C und E zum Schutz or freien Radikalen und wird sowohl bei Back-ren als auch bei Gemüse und Fleisch verwendet. chweinefleisch schmeckt köstlich, wenn man es vor dem Braten mit Koriander eingerieben hat.

Wichtig: Koriander ist sehr intensiv im Aroma, daher äußerst sparsam damit umgehen.

Beauty Food

Power Food

Der **Kresse**keimling wächst rasant schnell und mit ihm schießen Chlorophyll, Vitamin C, ätherische Öle und Bitterstoffe ins Kraut. Glucosinulate wirken antioxidativ. Kresse ist unkompliziert und schmeckt auf Brot, zu Salat und Pellkartoffeln und über Suppen gestreut.

Beauty Food

Brain Food

Power Food

Soul Food

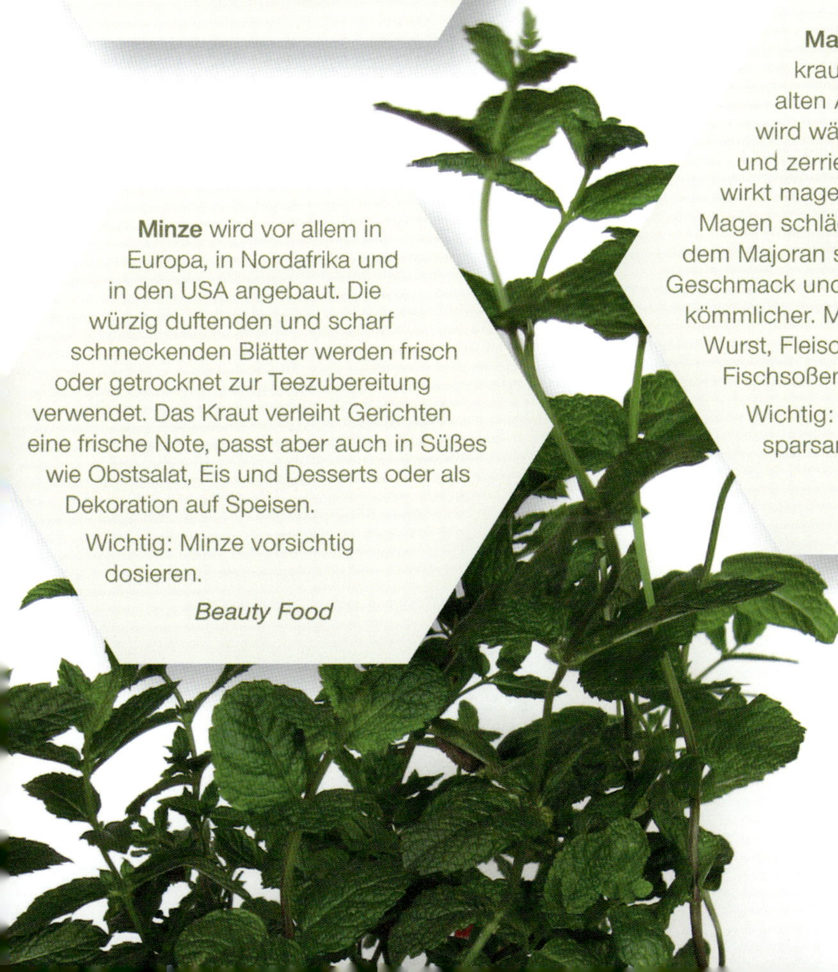

Minze wird vor allem in Europa, in Nordafrika und in den USA angebaut. Die würzig duftenden und scharf schmeckenden Blätter werden frisch oder getrocknet zur Teezubereitung verwendet. Das Kraut verleiht Gerichten eine frische Note, passt aber auch in Süßes wie Obstsalat, Eis und Desserts oder als Dekoration auf Speisen.

Wichtig: Minze vorsichtig dosieren.

Beauty Food

Majoran ist ein Küchenkraut, mit dem schon die alten Ägypter würzten. Das Kraut wird während der Blüte geerntet und zerrieben. Es liefert Vitamin C und wirkt magenstärkend (falls Stress auf den Magen schlägt). Die ätherischen Öle verleihen dem Majoran seinen typischen, leicht bitteren Geschmack und machen schwere Gerichte bekömmlicher. Majoran dient zum Würzen von Wurst, Fleischgerichten, Hammel, Geflügel, Fischsoßen und Suppen.

Wichtig: Majoran würzt intensiv, daher sparsam dosieren.

Soul Food

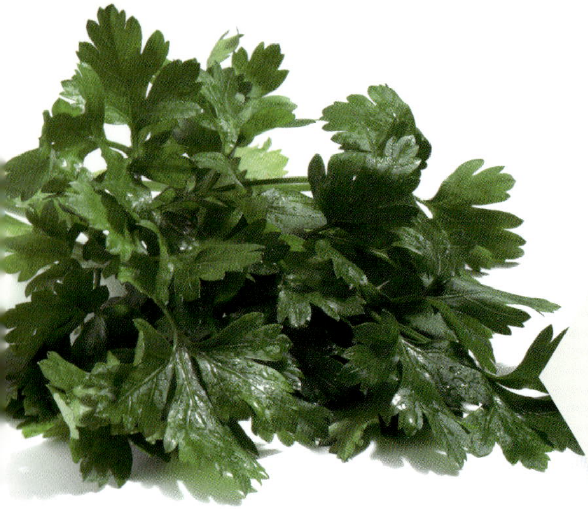

Petersilie ist vermutlich das beliebteste und am häufigsten verwendete Küchenkraut und Blatt für Blatt ein Gesundkraut. Sowohl die Blätter als auch die Wurzel finden Verwendung. Petersilie, so heißt es, hilft dem Mann aufs Pferd. Sie enthält Vitamin C, Kalium, Kalzium, Provitamin A und sekundäre Pflanzenstoffe. Die grünen Teile passen zu fast allen Speisen wie Salaten, Soßen, Gemüse, Hülsenfrüchten, Fisch, Fleisch, Hackfleisch, Pilzen und vielem mehr. Die möhrenförmige, gelblich weiße Wurzel wird als Suppengrün verwendet.

Balanced Food

Beauty Food

Brain Food

Erotic Food

Power Food

Soul Food

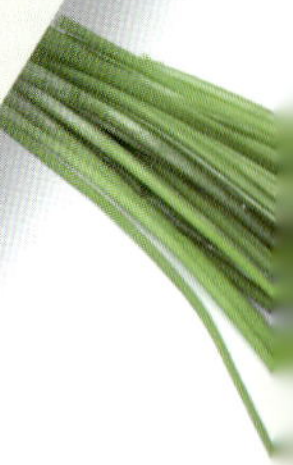

Oregano, auch wilder Majoran genannt, ist das wohl bekannteste mediterrane Küchenkraut. Es liefert viel Vitamin C, Vitamin B_3 (Niacin), Kalium, Kalzium und Eisen und schmeckt hervorragend zu italienischen Gerichten wie Pizza, Pasta und Salaten sowie zu Hackfleisch, Tomaten und Suppen. Geschmacklich ähnelt es sehr dem Majoran. Wichtig: Oregano sparsam verwenden und erst kurz vor Ende des Kochens beimengen.

Soul Food

Rosmarin, „Ros maris“, wird auch Meertau genannt, weil sein Geruch den römischen Seefahrern schon von Weitem die Küste ankündigte. Die lederartigen, immergrünen Blätter des Rosmarins duften stark aromatisch; sie werden während und nach der Blütezeit geerntet und getrocknet. Das Würzkraut versorgt den Körper mit Vitamin B_3 (Niacin), Kalzium und Eisen, wirkt antioxidativ und belebend und verbessert die Durchblutung der Muskulatur. Rosmarin wird sparsam – frisch oder getrocknet – zum Würzen von Salaten, Soßen, Suppen, Pilz- und Kartoffelgerichten, von Geflügel, Lamm und Fischgerichten sowie bei Steaks verwendet. Man trinkt Rosmarin auch als Tee, um einen geschwächten Magen wieder zu kräftigen.

Power Food

Salbei, ein seit dem Mittelalter bekanntes Gewürz, wird auch das Antibiotikum aus dem Kräutergarten genannt. Die grünlich silbergrauen, filzigen Blätter enthalten ein ätherisches Öl, das ihnen einen bitterwürzigen Geschmack verleiht. Salbei dient zum Würzen von Suppen, Soßen und schmeckt vorzüglich zu italienischen Köstlichkeiten, wie zum Beispiel zu Vitello tonnato.

Schnittlauch ist ein Lauchgewächs, dessen lange dünne, röhrenförmige Blätter als Küchengewürz dienen. Es liefert Vitamin C, Kalium und Eisen, außerdem sekundäre Pflanzenstoffe als Schutz vor freien Radikalen in stressigen Zeiten. Schnittlauch besitzt ein inzigartiges würzig-zwiebelartiges und scharfes oma, das hervorragend bei Suppen, Soßen, Salaten, rspeisen, Quark und Frischkäse zur Geltung kommt. uch auf einem Butterbrot schmeckt fein geschnittener Schnittlauch sehr gut.

Wichtig: Schnittlauch immer erst zum Schluss an die Gerichte geben und nicht kochen.

Beauty Food

Soul Food

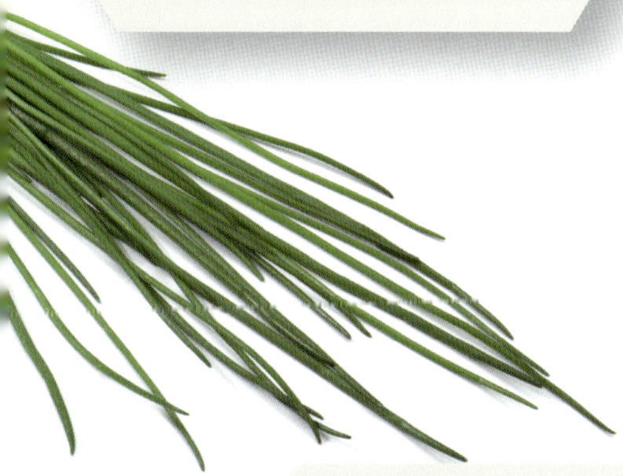

Thymian stammt aus Südeuropa und wird heute besonders in Mitteleuropa und in den USA angebaut. Kurz vor der Blüte wird das Kraut geerntet, an der Luft getrocknet und klein geschnitten oder pulverisiert. Es enthält Vitamin B_3 (Niacin), Vitamin E und ist reich an Eisen und Zink. Thymian weist einen hohen Gehalt an ätherischen Ölen auf. Er schmeckt würzig-scharf, verbreitet typisches mediterranes Flair und passt zu Eintöpfen, geschmortem oder gegrilltem Fleisch und Fisch, zu Tomaten, Zucchini, Auberginen sowie zu Soßen und Marinaden. Er entfaltet sein Aroma erst bei Hitze. Zudem ist Thymian auch ein Mittel gegen Husten und lindert Darmbeschwerden.

Wichtig: Thymian schmeckt frisch sehr kräftig, darum sparsam verwenden.

Brain Food

Power Food

Zitronenmelisse, deren Duft deutlich an Zitronen erinnert, schmeckt angenehm würzig und aromatisch. Sie liefert die Vitamine B_3 und C sowie Zink und Eisen. Ihre Gerbstoffe und ätherischen Öle verleihen ihr eine beruhigende und krampflösende Wirkung. Vor der Blüte werden die Blätter geerntet und frisch oder getrocknet zum Würzen von Salaten, Rohkost und verschiedenen Fleischgerichten und zur Dekoration von Desserts und Cocktails verwendet. Die Blätter sind auch als Zugabe in Bowle sehr beliebt.

Soul Food

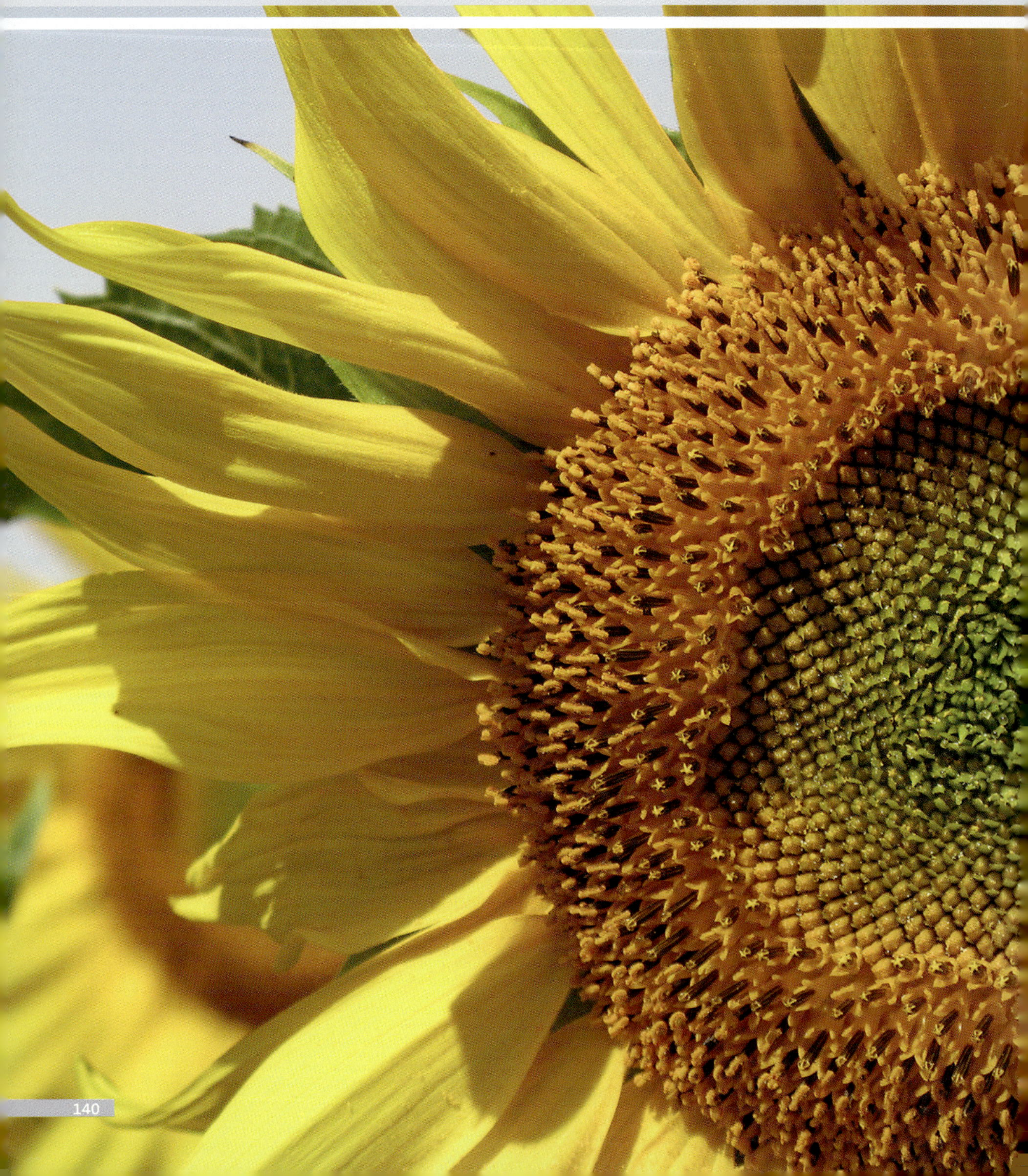

„In einem gesunden Körper wohnt ein gesunder Geist."

ESSEN FÜR MEHR ENERGIE

DURCH DIE KÜCHE AUF DIE MARATHONSTRECKE

Unser Körper ist auf Bewegung programmiert, doch die ist in den meisten Berufsbildern unserer modernen Gesellschaft nur noch wenig gefragt. Im Gegenteil: Acht oder mehr Stunden am Schreibtisch zu sitzen, sind schon fast Normalität. Viele Menschen suchen deshalb am Abend oder am Wochenende den Ausgleich in sportlicher Betätigung – doch die sogenannte Fitnesswelle treibt auch seltsame Blüten. Immer mehr leistungsfanatische Jungmanager landen mit Herz- und Kreislaufbeschwerden im Krankenhaus, weil sie neben der beruflichen Belastung in der knappen Freizeit noch intensiv für den nächsten Köln-, Wien- oder New-York-Marathon trainiert haben.

Birte Karalus: Wir kommen jetzt zu einem Ernährungstypus, der für viele Menschen primär im außerberuflichen Bereich von Interesse sein dürfte: Power

Food. Fast wöchentlich drängen neue Formen der körperlichen Freizeitbetätigung auf den Markt und für viele ist das zu einer Bühne geworden, auf der sie sich und anderen ihre Jugend und Leistungsfähigkeit beweisen können. Wie sehen Sie, Herr Dr. Lindschinger, dieses Phänomen aus ernährungsmedizinischem Blickwinkel?

Dr. Meinrad Lindschinger: Als Mediziner sehe ich das mit einem lachenden und einem weinenden Auge. Sport und Bewegung bilden, wie Sie wissen, das Fundament unserer Ernährungssäulen. Leider hat aber der Trend zu mehr Bewegung nicht die gesamte Bevölkerung erfasst. Laut einer Studie treibt in Österreich nur jeder Dritte überhaupt Sport und von diesen wiederum nur gerade einmal die Hälfte regelmäßig. Andersherum heißt das, dass mehr als zwei Drittel der Österreicher teilweise oder völlig bewegungsabstinent sind. In Deutschland ist die Lage nicht viel besser. Das Fatale ist, dass mangelnde Bewegung bereits unter Kindern weit verbreitet ist und die gesunde Entwicklung dadurch empfindlich gestört wird. Die Folgen sind Übergewicht, Haltungsschäden und chronische Rückenschmerzen, um nur einige zu nennen. Auf der anderen Seite gibt es unter den Freizeitsportlern aber auch solche, die ihre berufliche Leistungsorientiertheit in die Freizeit mitnehmen. Sie laufen dem besonderen Kick oder einem Grenzerlebnis hinterher, ernähren sich falsch, überanstrengen oder verletzen sich und treiben letztlich Raubbau an ihrer Gesundheit. Das ist dann kein Ausgleichssport mehr. Immerhin aber ist eine Trendwende zu erkennen, das Interesse an Sport und Bewegung und das Informationsbedürfnis, auch hinsichtlich der richtigen Ernährung, nehmen allgemein zu, ebenso wie auf der anderen Seite die Angebote der Fitnessindustrie, sich auf die eine oder andere Art zu bewegen, fast unüberschaubar geworden sind. Das Gute an der Sache: Es ist für jeden etwas dabei.

Was raten Sie nun jemandem, der für seinen Körper und damit gleichzeitig für seine Gesundheit etwas tun möchte?

Als Erstes sollten er oder sie sich eine Sportart aussuchen, die Spaß macht, wobei die Auswahlmöglichkeiten ja nicht auf Sport beschränkt sind. Es bringt wenig, wenn ich einem momentan aktuellen Bewegungstrend hinterherlaufe, wenn er mir nicht auch eine gewisse Zufriedenheit verschafft.

> **TIPP** Gehen Sie schwimmen. Es ist das schonendste Bewegungsprogramm für Ihren Körper, insbesondere bei Übergewicht. Ihre Muskulatur, Ihre Gelenke und Ihre Wirbelsäule werden es Ihnen danken. Oder probieren Sie mal Nordic Walking: ein toller Einstieg ins Fitnessprogramm, der allein oder in einer Gruppe viel Spaß macht und viel bringt.

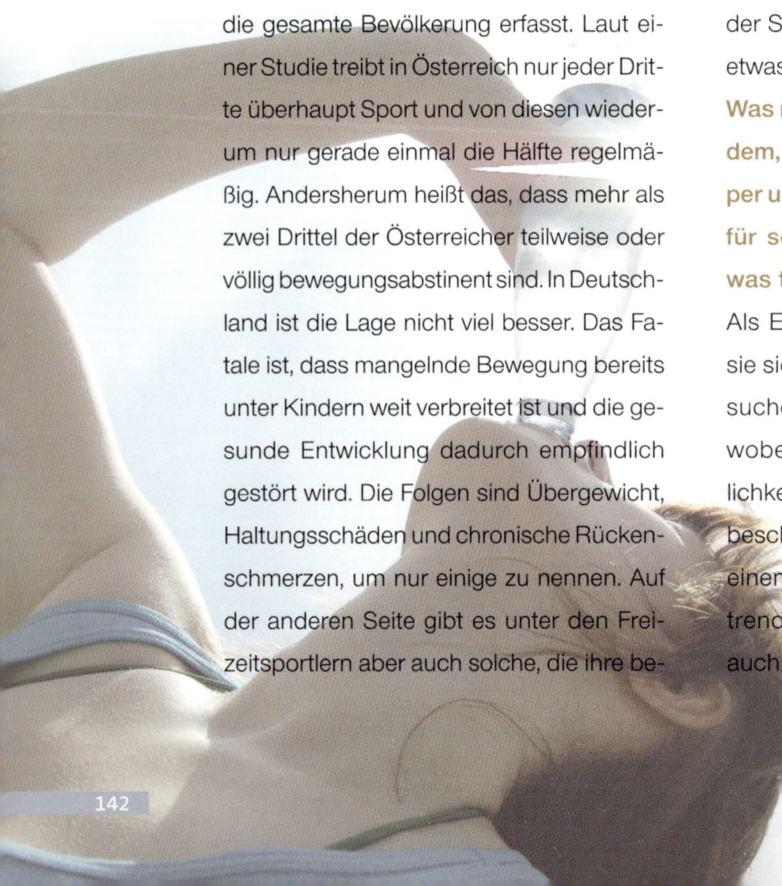

Wenn Sie also gerne in der freien Natur Jogging oder Nordic Walking betreiben, dann machen Sie das auch, und quälen sich nicht an irgendwelchen Muskelmaschinen herum, nur weil das Studio gleich um die Ecke ist oder Ihre Freundin auch hingeht. Als nächstes sollte in jedem Fall ein ärztlicher Gesundheits-Check durchgeführt werden, vor allem, wenn Sie untrainiert sind oder nach längerer Zeit wieder einsteigen. Sie wollen ja nicht wegen eines unentdeckten Herzfehlers gleich in der ersten Trainingsstunde dahinscheiden. Wichtig ist auch, dass Sie vor dem Training eine Aufwärmphase durchlaufen und die Muskeln durch vorsichtiges Dehnen auf die nachfolgende Belastung vorbereiten. Hinterher den Kreislauf langsam wieder herunterfahren. So vermeiden Sie Muskelzerrungen und -faserrisse und schonen Herz und Kreislauf.

Bloß nicht! Aber kommen wir jetzt zur richtigen Ernährung.

Nicht so schnell! Beim Power Food ist der andere Teil unserer Basis ganz besonders wichtig. Training und körperliche Bewegung führen dazu, dass Sie über die Haut verstärkt Flüssigkeit ausscheiden, sprich: Sie schwitzen. Dieser Verlust kann pro Stunde bis zu mehrere Liter betragen und muss wieder ausgeglichen werden, was bedeutet, dass Sie über die ansonsten ohnehin täglich erforderlichen zwei bis drei Liter hinaus einiges mehr tun müssen. Denn bereits zwei Prozent Flüssigkeitsverlust können die Leistungsfähigkeit um 20 Prozent verringern und Schwindelgefühle und Durchblutungsstörungen hervorrufen. Die Krux ist dabei, dass auch das Durstgefühl erst nach Verlust dieser zwei Prozent einsetzt.

Man verliert aber doch mehr als nur Wasser.

Stimmt, Schweiß besteht zwar zu 99 Prozent aus Wasser, aber viele übersehen, dass ihr Körper gleichzeitig auch große Mengen an wertvollen Mineralstoffen verliert, die ebenfalls wieder zugeführt werden müssen. Sie brauchen aber nicht unbedingt zu teuren isotonischen Getränken zu greifen, die gute, alte Apfelsaftschorle ist da bestens geeignet. Der Fruchtsaft liefert Magnesium und Kalium, das Mineralwasser Natrium, Chlorid und Kalzium. Besser ist aber, Sie führen sich über entsprechende Mineralwässer noch zusätzlich Magnesium zu, das verhindert Muskelkrämpfe.

> **TIPP** Denken Sie immer daran, ausreichend Flüssigkeit zu sich zu nehmen. Mineralwasser und Tee sollten zu Ihren Favoriten gehören. Gut eignet sich auch heißes Wasser, da es hervorragend entschlackt. Stellen Sie bereits am Morgen ein, zwei Flaschen Ihres Lieblingswassers bereit. Und probieren Sie ruhig verschiedene Marken aus; Wasser ist nicht gleich Wasser. Am Abend sollten die Flaschen leer sein. Auch im Auto kann immer eine zusätzliche Flasche liegen. Achtung: Milch gilt nicht als Flüssigkeit, Milch ist Nahrung.

Dann können wir jetzt wirklich zu unseren Ernährungssäulen kommen. Es ist sicherlich wichtig, ausreichende Energiereserven zu schaffen.

Ja, das hat bei sportlicher Betätigung oberste Priorität. Deswegen sollte beim Power Food das Verhältnis der Makronährstoffe aus satten 50 Prozent Kohlenhydraten und aus höchstens 30 Prozent Fett und 20 Prozent Eiweiß bestehen. Bei Ausdauersportlern wie etwa Langstreckenläufern oder Radfahrern sollte der Anteil an Kohlenhydraten sogar 60 Prozent betragen.

Deswegen besteht bei Power Food die erste Säule aus Getreide und seinen Produkten, bekanntermaßen reich an Kohlenhydraten.

Ganz genau! Kohlenhydrate sind für unseren Organismus nun einmal die wichtigsten Energielieferanten, das gilt insbesondere für Sportler. Nerven und Gehirn, aber auch die Muskulatur ziehen ihre Kraft aus der Verbrennung von Stärke. Diese Energie speichert der Körper in Form von Glukose und kann sie im Bedarfsfall abrufen. Deswegen ist es vor länger andauernden körperlichen Belastungen wichtig, die Glukosedepots aufzufüllen. Fehlt die Glukose, kommt es zu Schwäche- und Schwindelanfällen, so wie Ihr Motor im Auto stottert, wenn das Benzin zur Neige geht. Sie müssen dann unverzüglich wieder Energie zuführen, sonst bleiben Sie nicht nur wie Ihr Auto einfach stehen, sondern es kommt zum körperlichen Zusammenbruch, im Extremfall sogar zum Tod.

Und wie sorge ich vor dem Sport nun am besten für volle Glukosespeicher?

Da muss ich zunächst noch etwas klarstellen. Es reicht nicht allein aus, wenn Sie sich eine Stunde vor dem New-York-Marathon mit Spaghetti vollstopfen. So wie Sie Ihre Muskeln trainieren, müssen Sie auch den Energiehaushalt trainieren. Wenn Sie entscheiden, Ihrem Körper künftig regelmäßige Bewegung zukommen zu lassen, sollten Sie auch die Ernährung auf lange Sicht umstellen, also vermehrt kohlenhydratreiche Kost zu sich nehmen. Vergessen Sie nicht die bilanzorientierte Ernährung, die im Falle von Power Food wirklich langfristig angelegt sein sollte. Und da ist es am effektivsten, wenn Sie komplexe Kohlenhydrate essen wie Sie beispielsweise in Kartoffeln, Vollkornreis und allen Vollkornprodukten stecken. Sie erinnern sich, dass deren Molekülketten erst aufgespalten werden müssen, wodurch sie langsamer ins Blut sickern und somit bei Ausdauerbelastung nachhaltig und zuverlässig für den Energienachschub sorgen.

Und wenn's doch mal nicht reicht auf den letzten Kilometern, was dann? Ein Stückchen Traubenzucker?

Nein, Traubenzucker entfacht bloß ein Strohfeuer und wenn das verloschen ist, fühlen Sie sich noch kraftloser. Aber die Natur stellt uns einen Kohlenhydratspender zur Verfügung, der es vom Energiegehalt her mit jedem Müsliriegel aufnehmen kann und dessen Verpackung sogar vollständig recycelbar ist. Wenn Sie einmal bei einem Straßenmarathon zugesehen haben oder sogar mitgelaufen sind, wissen Sie, dass die Teilnehmer unterwegs mit Bananenstücken versorgt werden. Die Banane bringt mit ihrem Fruchtzucker den schnellen Kick und ist ansonsten ein wahres Kraftpaket voller komplexer Kohlenhydrate und essenzieller Aminosäuren. Außerdem enthält sie neben wichtigen Vitaminen der B-Gruppe auch noch die Mineralstoffe Kalium, Kalzium, Magnesium, Selen und Zink – sozusagen ein Powerriegel von Mutter Natur.

Goldene Regeln für sportliche Menschen und solche, die es werden wollen

- ★ Bei intensivem Ausdauertraining sollten Sie sich das ganze Jahr über sportgerecht ernähren.
- ★ Stimmen Sie Ihre Mahlzeiten auf die Trainingszeiten ab.
- ★ Trainieren Sie nicht mit vollem Magen und essen Sie unmittelbar vor dem Sport höchstens eine Kleinigkeit.
- ★ Das Frühstück ist die Basis für einen sportlichen Tag – und für ein sportliches Leben.
- ★ Füllen Sie Ihre Energiedepots spätestens eineinhalb Stunden nach dem Training mit komplexen Kohlenhydraten wieder auf.
- ★ Trinken Sie so viel Wasser wie Sie können.

Deswegen steht die Banane also in der Obstsäule an oberster Stelle. Aber vorher haben wir noch die Gemüsesäule. Ich hätte erwartet, dass bei Power Food die Zufuhr von Eiweiß, also Fleisch, mehr Priorität hat.

Sehen Sie, die Vorstellung vom muskelbepackten Kraftprotz, der sich nur von Steaks ernährt, ist ein leider weit verbreiteter Irrtum, zu dem ich später noch komme. Lassen Sie uns bitte erst noch einmal auf die Gemüsesäule eingehen, in der ich die Hülsenfrüchte besonders hervorgehoben habe. Die sind nämlich wichtige pflanzliche Eiweißspender, Lieferanten für Magnesium und Vitamine der B-Gruppe und lassen sich mit Getreide hundertprozentig ergänzen. Das italienische Risi e bisi oder das Brötchen zum Teller Erbsensuppe sind unter dem Gesichtspunkt meiner Balanced-Food-Methode geradezu perfekte Kombinationen.

Nach dem Obst folgt die Milchsäule – um jetzt doch der nötigen Eiweißzufuhr gerecht zu werden?

Auch nicht unbedingt, sondern eher wegen der Vitamine und der vielen Mineralstoffe, die in der Milch und ihren Produkten stecken. Insbesondere der Parmesankäse enthält viel Kalzium, aber auch Magnesium und Zink. Sie können ihn wieder mit Getreide kombinieren: Pasta mit Parmesan ist ein kulinarischer Klassiker. Übrigens: Flüssigkeit können Sie auch in Form von Molke tanken, die wurde schon von Hippokrates verordnet und braucht sich bis heute hinter keinem Elektrolytgetränk zu verstecken. Neben vielen Mineralien enthält Molke auch die antioxidativ wirksamen Vitamine C und E.

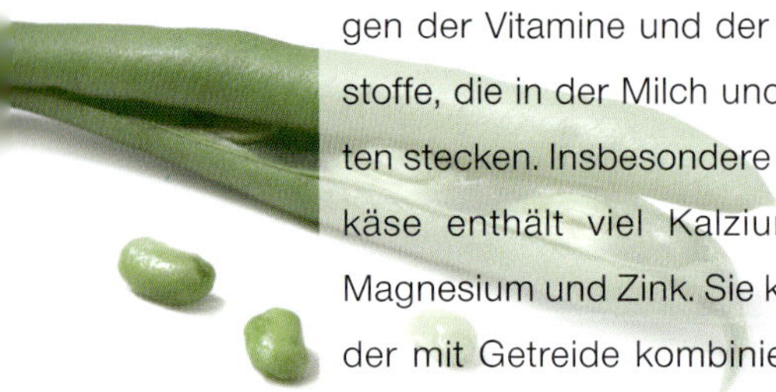

Womit wir dann endlich beim Fleisch sind.

Zu Ihrer Beruhigung, ja, jetzt kommen wir zu Fleisch und Fisch. Und in einem gebe ich Ihnen recht: Ohne Eiweiß lässt sich kein Bizeps ausbilden – und auch nicht bewegen. Aber auch bei intensivstem Krafttraining reicht eine Tagesmenge von einem Gramm pro Kilogramm Körpergewicht vollkommen aus, auch wenn unser Eiweißstoffwechsel sogar noch zusätzlich für den Aufbau von Nervenzellen, Hormonen, Neurotransmittern und Enzymen zuständig ist. Viele Menschen glauben, dass sie bei körperlicher Anstrengung viel tierisches Eiweiß zu sich nehmen müssen, und belasten damit unnötig ihren Nierenstoffwechsel. Protein, also Eiweiß, kann ja vom Körper nicht gespeichert werden, überschüssige Mengen müssen daher wieder ausgeschieden werden. Auch bei körperlicher Bewegung bis hin zum Leistungssport gilt also nicht nur der Grundsatz, dass man sich vollwertig und abwechslungsreich ernähren sollte, sondern auch der, dass man seinen Bedarf an Nährstoffen überwiegend aus pflanzlicher Nahrung beziehen sollte. Eine Ausnahme gibt es beim Eisen, das unser Organismus aus Fleisch, Leber oder Schalentieren besser resorbieren kann als aus pflanzlicher Nahrung. Hier kommt das Rindersteak für den Sportler dann doch noch zu Ehren, nur mager sollte es sein. Eisen ist Bestandteil des Hämoglobins und daher eminent wichtig für den Sauerstofftransport im Blut. Eisenmangel bemerken Sie zuerst durch Müdigkeit und Abgeschlagenheit. Frauen haben übrigens durch die Monatsblutungen einen erhöhten Eisenbedarf, sollten also nicht ohne Not auf Fleisch verzichten. Wer kein Fleisch mag oder den Verzehr ablehnt, sollte wiederum das Glas frischen Orangensafts nicht vergessen, wegen des Vitamins C, das auch bei überwiegend oder rein pflanzlicher Ernährung die Resorptionsfähigkeit des Eisens im Körper deutlich verbessert.

Das klingt alles so, als sei beim Power Food der empfohlene Bedarf an tierischem Eiweiß überhaupt nicht höher als bei den anderen Ernährungstypen.

Ist er auch nicht, weil dieser Bedarf praktisch ebenso gut aus pflanzlichem Eiweiß gedeckt werden kann. Am besten ist es, tierisches und pflanzliches Eiweiß zu kombinieren, weil hierdurch eine höhere Wertigkeit erreicht wird. Im Übrigen kann ich auch hier nur raten, lieber mehrmals pro Woche anstelle von Fleisch Fisch zu essen, insbesondere Fisch aus dem Meer, wegen der – man kann es nicht oft genug sagen – wertvollen Omega-3-Fettsäuren.

Spielen denn Fette und Öle bei Power Food überhaupt eine Rolle?

Aber ja! Insbesondere beim moderaten Ausdauertraining, also beim Joggen oder Walken, bedient sich unser Körper angenehmerweise an den Fettdepots. Und wegen der zentralen Rolle, die die essenziellen Fettsäuren für das Herz oder den Vitamintransport spielen, sollte man unbedingt auf die Versorgung mit ungesättigten pflanzlichen Ölen achten. Knabbern Sie zum Beispiel zwischendurch ein paar Sonnenblumenkerne oder Erdnüsse, die auch noch reich an Vitamin E sind. Aber Vorsicht, das sind wahre Kalorienbomben!

In unserer Naschwerksäule sehe ich ein paar Dinge, die mir einleuchten, wie zum Beispiel Vollkornkekse. Aber was ist mit dem Müsliriegel oder sogar dem Apfelstrudel?

Bei Balanced Food und den speziellen Ernährungstypen gibt es weder Vorschriften noch Verbote. Einzig und allein die Ausgewogenheit ist wichtig. Wenn Sie Lust auf Apfelstrudel haben, essen Sie ein Stück – auch im gebackenen Apfel sind noch ein paar Vitamine enthalten. Lassen Sie aber bitte die Sahne weg! Und beim Müsliriegel sollten Sie allerhöchstens auf den Zuckergehalt achten. Ist der zu hoch, essen Sie doch lieber eine Banane.

Sie hatten eben die Vitamine C und E als antioxidative Inhaltsstoffe der Molke genannt. Sport und Bewegung gelten ja als gesund, muss man da überhaupt über freie Radikale nachdenken?

Sie erinnern sich, dass sich freie Radikale primär als Nebenprodukt des Atmungsstoffwechsels bilden. Sportliche Betätigung kurbelt den gesamten Stoffwechsel an, auch die Atmung ist beschleunigt. Und erhöhter Stoffwechsel zieht auch eine vermehrte Bildung freier Radikale nach sich, was wiederum einen höheren Bedarf an Antioxidantien ergibt. Das Ergebnis: Ja, ganz besonders für Sportler und – nicht zu vergessen – Menschen, die körperlich arbeiten, sind die freien Radikale ein Thema. Diese Gruppe muss nach den Regeln der bedarfsgerechten Ernährung verstärkt die Vitamine C, E und das Provitamin A zu sich nehmen.

Deswegen also Kiwi, Orange und Johannisbeeren als Empfehlungen in der Obstsäule, wegen ihres hohen Gehalts an Vitamin C.

Genau. Und aus dem gleichen Grund Brokkoli und Paprika beim Gemüse. Nicht zu vergessen alle Arten von Sprossen als wahre Vitamin-E-Granaten.

Was können Sie jemandem, der etwas für seine Fitness tun oder sogar in den Bereich Leistungssport vorstoßen will, noch aus ärztlicher Sicht an allgemeinen Tipps mit auf den Weg geben?

Oberste Maxime: Niemals direkt vor dem Training oder Wettbewerb etwas essen! Man sollte eine Schonfrist von mindestens zwei Stunden vergehen lassen, bevor man sich körperlich verausgabt. Wichtig ist in jedem Fall ein ausreichend bemessenes Frühstück am Wettkampf- oder Trainingstag. Wenn Sie morgens mit Vollkornmüsli mit Joghurt und Früchten oder Kräuterrührei mit Brot starten, mischen Sie bereits tierisches mit pflanzlichem Eiweiß und geben sich eine gehörige Portion Kohlenhydrate für Ihre Energiespeicher. Wenn sich später noch der kleine Hunger meldet, können Sie ihn mit einer Banane oder ein paar Trockenfrüchten stillen. Vergessen Sie auch nicht, vor und während Ihrer sportlichen Leistung die Flüssigkeitsreserven aufzufüllen und hinterher die Glukosedepots. Hier empfehlen sich dann Kartoffeln, Reis, Nudeln oder Vollkornbrot. Und wenn Sie ansonsten viel Gemüse und Obst essen und sich mehrmals die Woche aus dem Meer bedienen, steht Ihrer Hobby- oder Leistungssportlerkarriere aus Sicht des Ernährungsmediziners nichts mehr im Wege.

TIPP Ihr Auto bringen Sie regelmäßig zur Inspektion in die Werkstatt. Und kaum leuchtet ein Warnlämpchen auf, wird nachgeschaut und repariert. Denken Sie daran, dies auch mit Ihrem Körper zu tun. Gehen Sie wenigstens einmal im Jahr zur Generaluntersuchung zu Ihrem Arzt und nehmen Sie Ihre eigenen Warnleuchten ernst.

Power Food

Wenn Sie sich nach einer Fitnesseinheit ausgepowert haben, müssen Sie Ihren Körper durch die richtige Nährstoffzufuhr wieder mit Energie auftanken. Power Food bedeutet: Damit Ihr Stoffwechsel optimal funktionieren kann, füllen Sie Ihre Glykogenspeicher mit komplexen Kohlenhydraten, kombiniert mit den richtigen Vitaminen (B-Gruppe) und Mikronährstoffen (Magnesium, Zink und Chrom) auf. Hochwertiges Eiweiß, als Bausubstanz für die Muskulatur, darf keinesfalls auf der Prioritätenliste fehlen. Wobei gilt: Qualität vor Quantität. Besonders wichtig ist der Ausgleich der Elektrolytverluste (Natrium, Kalium) durch spezielle Getränke.

Lebensmittelgruppen	**1800-kcal-Aufteilung: pro Tag konsumierte Portionen**	**2000-kcal-Aufteilung: pro Tag konsumierte Portionen**	**2200-kcal-Aufteilung: pro Tag konsumierte Portionen**
Wasser	2–3 l	2–3 l	2–3 l
Getreide ca. 150 kcal/Portion	4	5	5
Gemüse ca. 50 kcal/Portion	3	4	5
Obst ca. 50 kcal/Portion	2	3	3
Milch und Milchprodukte, Käse ca. 150 kcal/Portion	2	2	3
Fleisch, Fisch, Ei, Wurst ca. 160 kcal/Portion	2	2	2
Fette/Öle ca. 210 kcal/Portion	1	1	1
Naschwerk ca. 100 kcal/Portion	1	1	1

Die sieben Säulen

Dieses Stufenschema beinhaltet eine Lebensmittelauswahl, die als Präferenzliste dienen soll. Diese Lebensmittel basieren auf den Nähr- und Wirkstoffempfehlungen von **Power Food** und können nach Belieben mit Lebensmitteln aus dem Bereich Balanced Food erweitert werden.

Getreide

150 kcal/Portion

Vollkornnudeln (roh)	**40 g**
Dinkelkörner	50 g
Hafer(flocken)	50 g
Hirse	40 g
Kartoffeln	200 g
Vollkornmehl	50 g
Weizenkeime	30 g

Gemüse

50 kcal/Portion

Hülsenfrüchte	**80 g**
Brokkoli	150 g*
Mais	50 g
Paprika	150 g*
Sojabohnen	40 g
Spinat (frisch)	150 g*
Zucchini	150 g*

(Kräuter und Gewürze nach Bedarf)

Obst

50 kcal/Portion

Banane	**80**
Apfel	100
Kiwi	80
Orange	120
Schwarze und Rote Johannisbeeren	125
Süßkirschen	80
Trockenfrüchte	20

Wasser, Mineralwasser, Apfelsaftscho

ausreiche

*Haushaltsmaße < 50 kcal/Portion

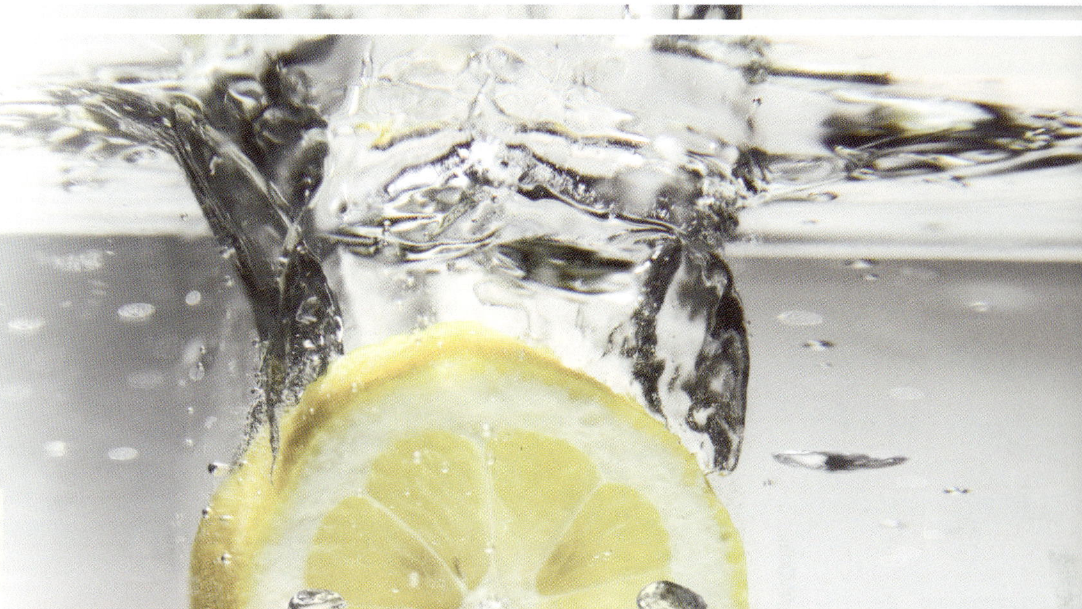

ılch- und Milch-odukte	
) kcal/Portion	
rmesan % F.i.Tr.)	**40 g**
membert % F.i.Tr.)	40 g
ghurt 5 % Fett)	400 g
ir	1/4 l
gerquark	200 g
lke mit Früchten	1/4 l
milch	1/4 l

Fleisch oder Fisch	
160 kcal/Portion	
Rindfleisch (mager)	**120 g**
Fleisch (mager)	120 g
Hühnerei (groß)	1 Stk.
Huhn/Pute/Truthahn	120 g
Lachs (geräuchert)	70 g
Thunfisch (naturell)	70 g
Wurst (mager)	50 g

Fette/Öle	
210 kcal/Portion	
Sonnenblumenkerne	**30 g**
Butter	25 g
Erdnüsse	30 g
Kürbiskern-/Oliven-/Sesam-/Walnussöl je	20 g

Naschwerk	
100 kcal/Portion	
Müsliriegel	**30 g**
Apfelstrudel	80 g
Bitterschokolade	25 g
Cornflakes mit Schokostücken	40 g
Honig	30 g
Studentenfutter	30 g
Vollkornkekse	25 g

chsaft (mindestens 2–3 l)

regung

POWER

Banane

Bringt der Fruchtzucker in der Banane den schnellen Kick, so versorgen ihre komplexen Kohlenhydrate Sportler auch längerfristig mit Energie. Außerdem wirkt ihr Kalium entwässernd und ist wichtig für die Muskelkontraktion.

Hülsenfrüchte

Die essenziellen Aminosäuren, die in Hülsenfrüchten stecken, lassen sich mit Getreide hundertprozentig ergän zen. Außerdem liefern Hülsenfrüch wichtige B-Vitamine und als wichtig ten Mineralstoff das Magnesium. Da sie sehr ballaststoffreich sind, werden ihre Kohlenhydrate nur langsam aufgespalten.

Kirschsaft

Unterstützt die Muskelregeneration und reduziert den Muskelkater. Dieser positive Effekt wird auf die im Kirschsaft enthaltenen Antioxidantien und entzündungshemmenden Stoffe zurückgeführt.

Müsliriegel

Kohlenhydrate wie auch Mineralstoffe aus Getreideflocken sowie Eiweiß und essenzielle Fettsäuren aus Nüssen sind ein idealer „Power-Snack“ für Sportler.

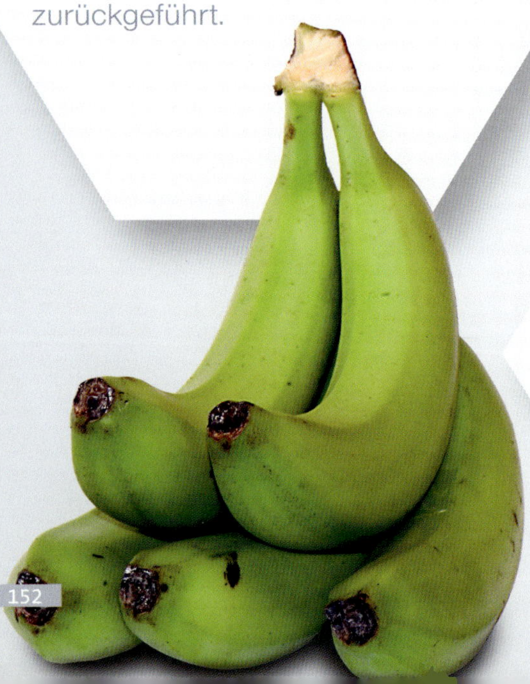

FOOD

Parmesan

Der berühmte Käse aus Parma enthält besonders viel Kalzium, aber auch die Power-Mineralien Magnesium und Zink.

Rindfleisch

Eisen, im roten Fleisch reichlich vorhanden, ist bekanntlich unersetzlich für die Blutbildung und somit auch für den erhöhten Sauerstoffbedarf des sportlichen Organismus. Trinkt man ein Glas frisch gepressten Orangensaft zum Steak, kann der Körper das Eisen noch besser verwerten.

Sonnenblumenkerne

Zwischendurch geknabbert sind Sonnenblumenkerne ein idealer Snack für Sportler, denn mit den Kohlenhydraten gelangen auch essenzielle Amino- und Fettsäuren sowie wichtige Mineralstoffe in den Stoffwechsel.

Vollkornnudeln

Eine kohlenhydratreiche Ernährung ist das A und O bei einem Sportler und ıacht garantiert nicht dick. Wenn n Vollkornnudeln isst, gewinnt ı außerdem noch die wertvollen ıaltsstoffe des Weizens hinzu.

TIPP Empfehlenswerte Kombinationen aus tierischem und pflanzlichem Eiweiß:

Getreide mit Milch
Vollkorn- oder Buchweizenpfannkuchen mit Milch
Müsli mit Milch oder Joghurt
Vollkornnudeln mit Käse
Zaziki mit Roggenbrot

Getreide mit Hülsenfrüchten
Linsensalat mit Vollkornbrot
Pasta e fagioli
Hirse-Risotto mit Kichererbsen
Erbsensuppe mit Vollkornbrötchen

Getreide mit Eiern
Hirsepuffer
Rührei mit Brot

Kartoffeln mit Ei oder Milch
Pellkartoffeln mit saurer Sahne und Quark
Bratkartoffeln mit Spiegelei
Kartoffeln mit Käse überbacken

Rezept-Ideen: Power Food

Hier finden Sie eine kleine Auswahl an Vorschlägen, die Sie ganz nach Belieben kombinieren können.

TIPP Die Berechnung der Rezepte basiert auf dem Tagesbedarf von 2000 Kalorien. Sollten Sie mehr oder weniger Kalorien benötigen, erhöhen beziehungsweise verringern Sie dementsprechend die Mengen oder die Portionen.

TIPP Suchen Sie sich einfach ein bis zwei Rezeptvorschläge aus und kombinieren Sie die Gerichte ganz nach Ihrem persönlichen Geschmack.

	Vorschlag 1*	Vorschlag 2
Frühstück	Kirsch- oder Apfelsaftschorle Vollkornbrot mit Camembert und gekochtem Schinken Haferflockenmüsli mit Apfel und Joghurt Paprika-Sticks	Kirsch- oder Apfelsaftschor Haferflockenm mit Johannis-beeren und K Vollkornbrot u Rührei mit Pa
Snack 1	Banane	Trockenfrücht
Mittagessen	Blattsalat mit Weizenkeimen und Mais Dinkelnudeln mit Brokkoli, Zucchini und Sonnen-blumenkernen Apfelstrudel	Brokkolisalat Walnusskerne Dinkel-Risotto Gemüsestifte und Parmesa
Snack 2	Kiwi	Mangomolke
Abendessen	Rinderrücken mit sautiertem Spinat und Petersilien-kartoffeln	Polenta-Zucc Schnitte Schokobanan

*Für Vorschlag 1 finden Sie auf Seite 157 die genaue Zutatenmenge

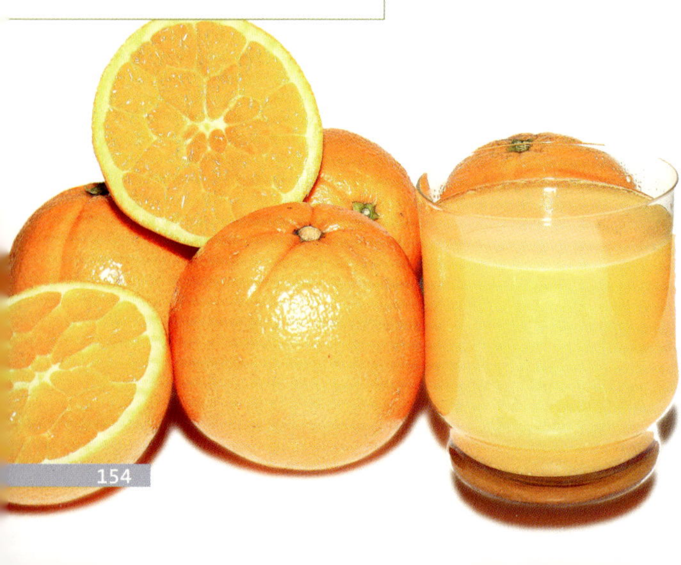

schlag 3	Vorschlag 4	Vorschlag 5	Vorschlag 6	Vorschlag 7
ch- oder elsaftschorle erflockenmüsli Trocken- hten	Kirsch- oder Apfelsaftschorle Dinkelbrot mit Parmaschinken Obstteller	Kirsch- oder Apfelsaftschorle Dinkelmüsli mit Orangen und Kefir Rohkostteller	Kirsch- oder Apfelsaftschorle Vollkornbrot mit Honig Orangenjoghurt	Kirsch- oder Apfelsaftschorle Vollkorn- Cornflakes mit Vollmilch Vollkorntoast mit Kräuterquark und Paprika
kirschen	Molke	Joghurt mit Weizenkeimen	Käseteller mit Baguette	Orange
at mit Pilzen nfisch und ot kkoli-Vollkorn- el-Auflauf eis	Gegrillter Thun- fisch an Brokkoli- gemüse und Vollkorn-Risotto Spinatsalat mit Pilzen Orangenragout	Kichererbsensalat mit Spinat und Erdnüssen Putensteak mit gebratenen Zucchini und Hirsebrei Johannisbeeren	Rote Bohnensalat mit Maio und Hähnchenbrust- streifen Lachssteak mit gebratenen Zucchini und Weizenkeimen Obstsalat	Zucchinisuppe mit Kürbiskernen Gebratene Hähnchenschnit- zel mit Kartoffeln und Linsen- Gemüse-Salat Sauerkirsch- kompott
hurt mit kelflocken	Vollkornschnitte mit Camembert	Getrocknete Bananen	Banane	Vollkornkekse
nüsestrudel Salat und biskernöl gelegte Paprika renteller	Kartoffelsuppe mit Gemüse und geröstetem Sesam Kiwi-Sorbet	Blattsalat mit Joghurt-Dressing und gebratenen Rindfleischstreifen und Vollkornbrot Bitterschokolade	Klarer Gemüse- eintopf mit Sojabohnen Blattsalat mit Sonnenblumen- kernen und Vollkornbrot	Mariniertes Gemüse mit Weizenkeimen und Räucherlachs Milchreis mit Bananen

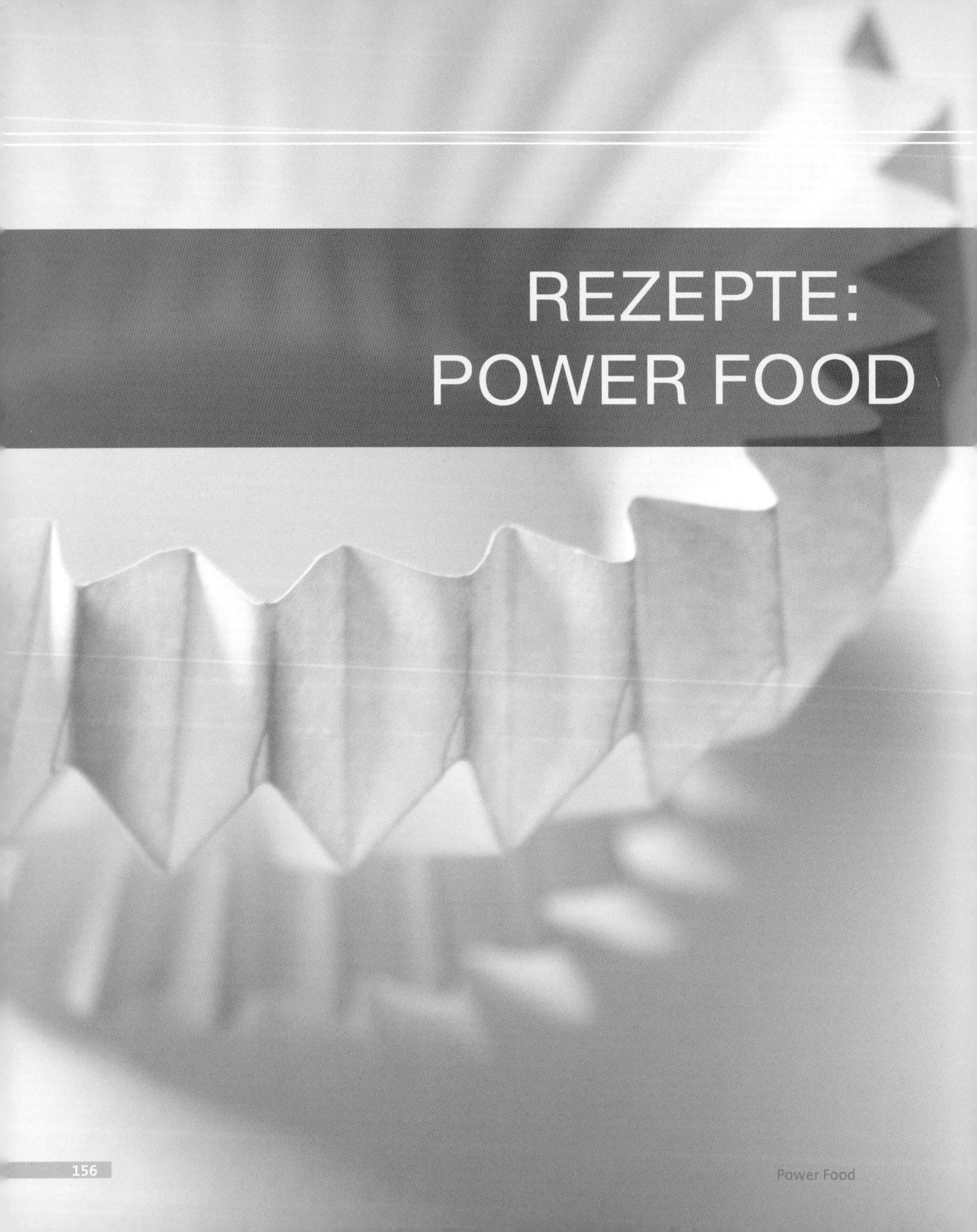

REZEPTE: POWER FOOD

VORSCHLAG 1

Zutaten für jeweils 1 Portion

Frühstück:

80 g Vollkornbrot
20 g Camembert, 50 g gekochter Schinken

***

50 g Haferflocken, 200 g Joghurt
(3,5 % Fett), 100 g Apfel

***

150 g Paprika

★

Snack 1:

80 g Banane

★

Mittagessen:

100 g Blattsalat, 50 g Mais
30 g Weizenkeime, 7 g Olivenöl, Zitronensaft

***

50 g Dinkelnudeln
75 g Brokkoli, 75 g Zucchini
7 g Erdnussöl, 10 g Sonnenblumenkerne

***

80 g Apfelstrudel

Snack 2:

80 g Kiwi

★

Abendessen:

120 g Rinderrücken
150 g Spinat (frisch)
200 g Kartoffeln, 7 g Öl zum Braten
Petersilie

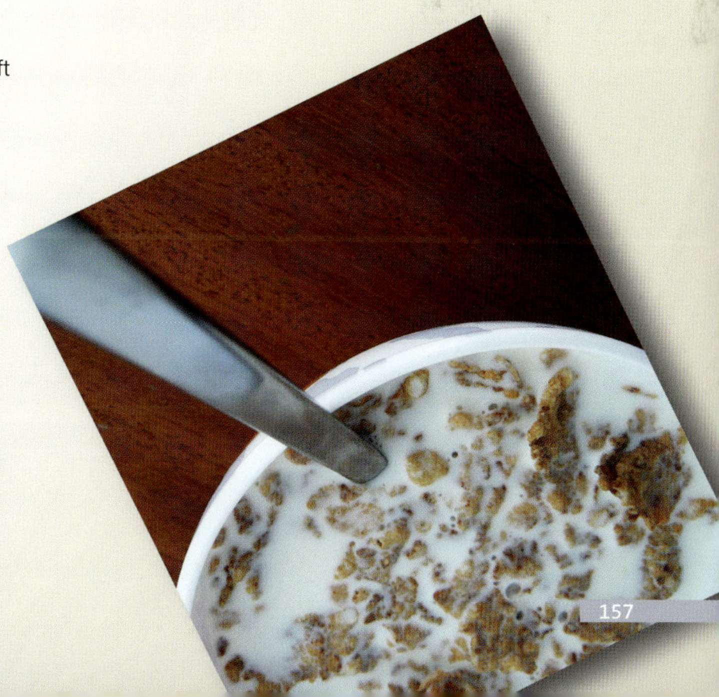

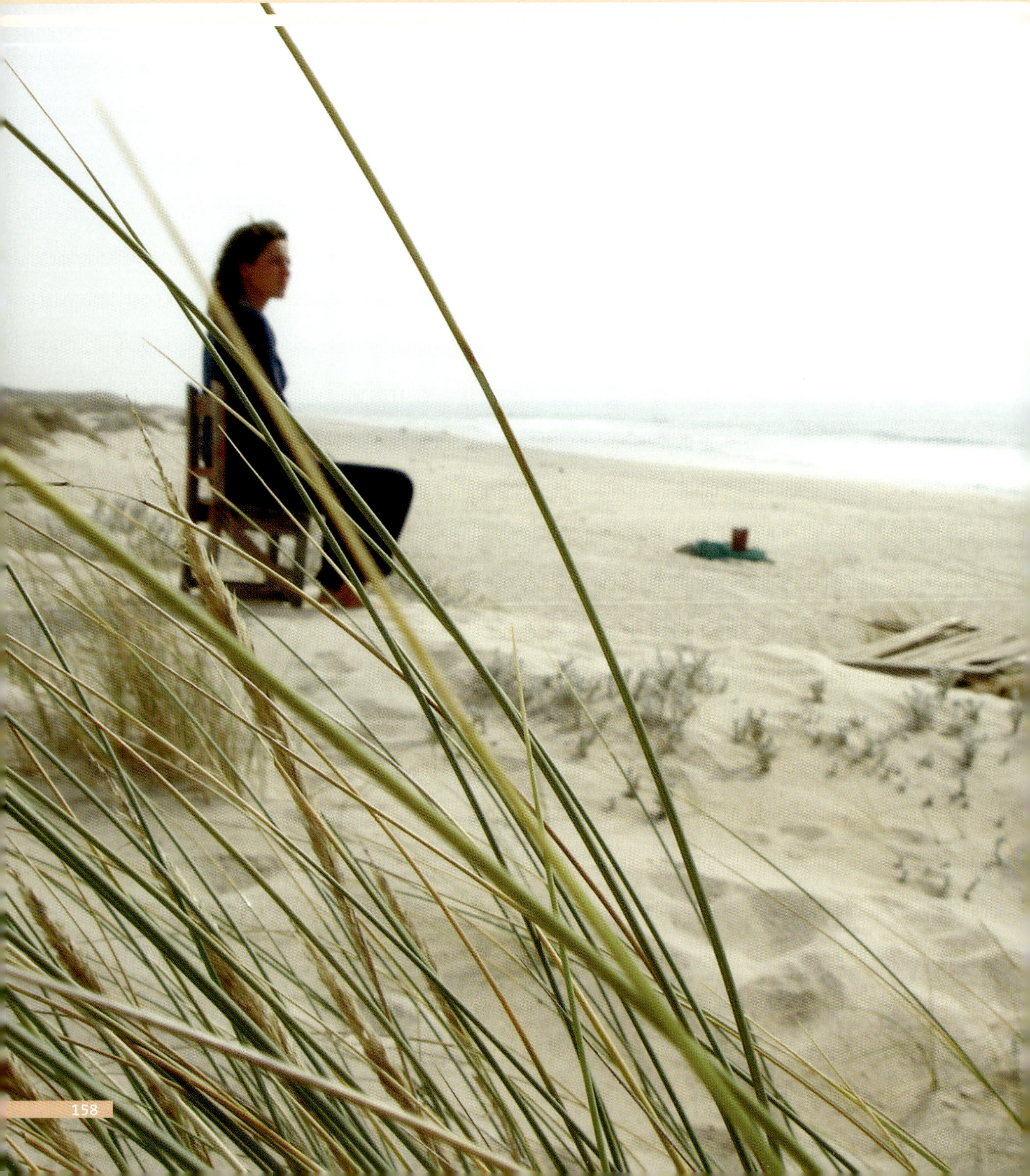

SOUL FOOD

> *„Seelenruhe, Heiterkeit und Zufriedenheit sind die Grundlagen allen Glücks, aller Gesundheit und des langen Lebens.“*
> *CHRISTOPH WILHELM HUFELAND*

ESSEN GEGEN STRESS

LECKERE STREICHELEINHEITEN FÜR DIE SEELE

Machen wir uns selbst verrückt? Die Wartezimmer der Psychiater und Psychologen sind voll von Menschen, denen der Stress über den Kopf gewachsen ist und die glauben, dass nur noch professionelle Hilfe sie retten kann. In den USA gehört es schon zum guten Ton, sich einmal wöchentlich auf die Couch zu legen, das Burn-out-Syndrom ist zum Statussymbol geworden; wer keinen Seelenberater hat, ist nicht normal. Die moderne Arbeitswelt gibt den Takt vor, wir hetzen von Termin zu Termin, setzen uns unter Dauerstress und gaukeln uns und anderen vor, dass wir erfolgreich sind. Erholung ist ein Fremdwort und wer sich ausruht, ist ein Faulpelz und Versager.

Birte Karalus: Die Woche über beruflich stark eingespannt, abends sportliche Aktivitäten und die Pflege sozialer Kontakte, am Wochenende schnell noch eine

Städtereise, all das meinen wir, in unserer knapp bemessenen Zeit unterbringen zu müssen. Viele haben verlernt, sich zu entspannen, stehen sozusagen ständig unter Strom und fühlen sich gestresst. Herr Dr. Lindschinger, Sie hatten eben schon angedeutet, dass man dem Stress und seinen Auswirkungen mit einer bestimmten Ernährungsweise begegnen kann.

Dr. Meinrad Lindschinger: Übermäßiger Stress gehört tatsächlich zu den großen Krankmachern unserer Zeit. Das Thema liegt mir persönlich besonders am Herzen, weil ich mir vor einigen Jahren eine Immunschwäche zugezogen habe, die sich letztlich als stressbedingt herausstellte. Eigentlich hätte ich es wissen müssen. Denn schon 1936 hatte der Mediziner Hans Selye ein bis heute gültiges Konzept entwickelt, das die Auswirkungen von Stress auf unser Immunsystem deutlich macht: das allgemeine Adaptationssyndrom (AAS). Stress kann unglaubliche Schäden anrichten, nicht nur an einzelnen Organen, sondern am gesamten Körper. Die Weltgesundheitsorganisation WHO bezeichnet Stress als „eine der größten Gesundheitsgefahren" des 21. Jahrhunderts, in der Sterblichkeitsrate vergleichbar mit Rauchen oder mit Aids.

Hans Selye unterscheidet drei Phasen der physiologischen Stressbewältigung:

Die Alarmreaktionsphase

Tritt ein Stressor auf, wird der Körper in seiner Gesamtheit alarmiert und Stresshormone wie Kortisol, Adrenalin und Noradrenalin werden ausgeschüttet. Das Herz schlägt schneller, Blutdruck und Blutzuckerspiegel steigen an.

Die Widerstandsphase

In der zweiten Phase ist der Widerstand gegenüber dem speziellen Stressor erhöht, allerdings mit dem Preis, dass die Abwehr gegen andere Stressoren herabgesetzt wird. Der Körper konzentriert sich sozusagen auf eine Bedrohung. In dieser Phase hat man einen erhöhten Nährstoffbedarf und sollte nicht auf die ohnehin schon reduzierten Reserven zurückgreifen.

Die Erschöpfungsphase

Hält sich der Stressor hartnäckig oder tritt immer wieder auf, werden erneut die Reaktionen der Alarmphase ausgelöst, nur diesmal lassen sie sich nicht ohne Weiteres rückgängig machen. Die übermäßig vielen Notfallhormone, die nun vorhanden sind, lassen zum Beispiel den Cholesterinspiegel nach oben schnellen oder setzen gleich das ganze Immunsystem außer Kraft (wie beim medikamentös verordneten Kortison erwünscht). Ernsthafte Erkrankungen auf der Stoffwechselebene bis zum Tod können die Folge sein.

Das klingt schlimm, aber es gibt ja Abhilfe ...

Lassen Sie mich zunächst noch einige Sätze zum Phänomen „Stress" loswerden. Auch wenn der Begriff aus dem 20. Jahrhundert stammt, ist Stress gleichwohl seit Jahrmillionen eine ganz natürliche Körperfunktion bei Mensch und Tier, nämlich ein sinnreicher Mechanismus, um Gefahrensituationen instinktiv zu meistern. Stellen Sie sich vor, einer unserer Ur-Urahnen sieht sich plötzlich auf einer Waldlichtung einer kampfbereiten Höhlenbärin gegenüber – eine eindeutige Stresssituation, in der der Körper reflexartig reagiert. Es kommt zu starken Hormonausschüttungen, die den Blutdruck und die Muskulatur auf die bevorstehende körperliche Höchstleistung einstimmen. Das Großhirn wird in seinem Einfluss auf das Reaktionsvermögen zurückgedrängt, stattdessen werden vom Stammhirn schematische Entscheidungsmuster zur Verfügung gestellt, im Falle unseres bereits erwähnten Höhlenmenschen im Wesentlichen die Alternativen Kampf oder Flucht. Unser Großhirn würde zwar vielseitiger und präziser arbeiten, aber auch erheblich langsamer – mit möglicherweise tödlichen Folgen, denn die Bärin wartet nicht.

Diese Abschaltung des Großhirns erklärt, warum viele von uns unter starker Belastung, im schlimmsten Fall mitten in einer Prüfung, einen Blackout haben.

Ja, unser Körper reagiert immer noch auf diese archaische Weise, auch wenn uns das im modernen Leben eher schadet als nutzt. Aber unser Urahn hatte durch Stress gute Chancen, ungeschoren davonzukommen und seine Art zu erhalten.

Also Stress als Lebensretter?

In dieser besonderen Ausnahmesituation mit der Bärin, ja. Nur für uns stellt er inzwischen eine gesundheitliche Bedrohung dar. Wir sind tagtäglich einer Vielzahl von Stressoren, so nennt man die den Stress auslösenden Faktoren, ausgesetzt. Das kann vieles sein, die Auseinandersetzung mit dem Chef, eine außereheliche Beziehung, ein Verkehrsstau, Mobbing im Betrieb, familiäre Streitigkeiten oder auch so lebenseinschneidende Ereignisse wie Scheidung, Verlust des Arbeitsplatzes oder der Tod eines nahestehenden Menschen. Permanente Belastungen wie Lärm, Arbeitslosigkeit oder Armut bewirken sogar Dauerstress; diese Menschen stehen, wie Sie es bereits festgestellt haben, ständig unter Strom. Der Unterschied zu unserem wackeren Urahn besteht nun darin, dass der höchstens einmal alle paar Tage oder Wochen auf seine Bärin traf und zwischendurch genug Zeit blieb, damit sein Körper die Folgen der akuten Stresslage wieder abbauen konnte. Bildhaft ausgedrückt: Begegnen wir heute der Bärin im Zweistundentakt, bleibt uns keine Zeit für ausreichend Erholung.

Und das bedeutet einen ständig erhöhten Hormonpegel im Blut.

Ganz genau. Das Schädliche ist letztlich nicht der Stress selbst, sondern die Tatsache, dass kein Abbau der durch ihn ausgeschütteten Hormone stattfindet, wozu beispielsweise schon körperliche Betätigung beitragen würde. Unser Urahn hätte zum Beispiel auf der Flucht vor dem Raubtier einen schnellen Sprint eingelegt. Wir erleben aber keine Situationen mehr, in denen wir um unser Leben laufen oder kämpfen müssen. Flucht bei Stress ist uns geradezu versagt und Bewegung ist überhaupt Mangelware geworden. Deswegen bleiben die Hormone im Kreislauf und halten uns in ständiger Alarmbereitschaft. Die zahlreichen gesundheitlichen Folgen sind bekannt: erhöhter Puls, Übelkeit, Kopfschmerzen, Verspannungen, Magenkrämpfe, Atemlosigkeit, Schädigungen der Blutgefäße, Diabetes, Nierenversagen, Herzinfarkt und Krebs.

Ganz zu schweigen von den Auswirkungen auf die Psyche.

Die sind ebenfalls schwerwiegend und beeinflussen das Leben des Betroffenen wie auch das seiner Umgebung. Abgeschlagenheit, innere Leere, Hoffnungslosigkeit, Antriebslosigkeit, Flucht aus der Verantwortung und sozialer Rückzug machen das Leben zur Hölle. Am Ende steht dann das, was man das Burn-out-Syndrom nennt. Ich sage nicht umsonst: Erst raubt einem der Stress die Kraft – und dann die Seele.

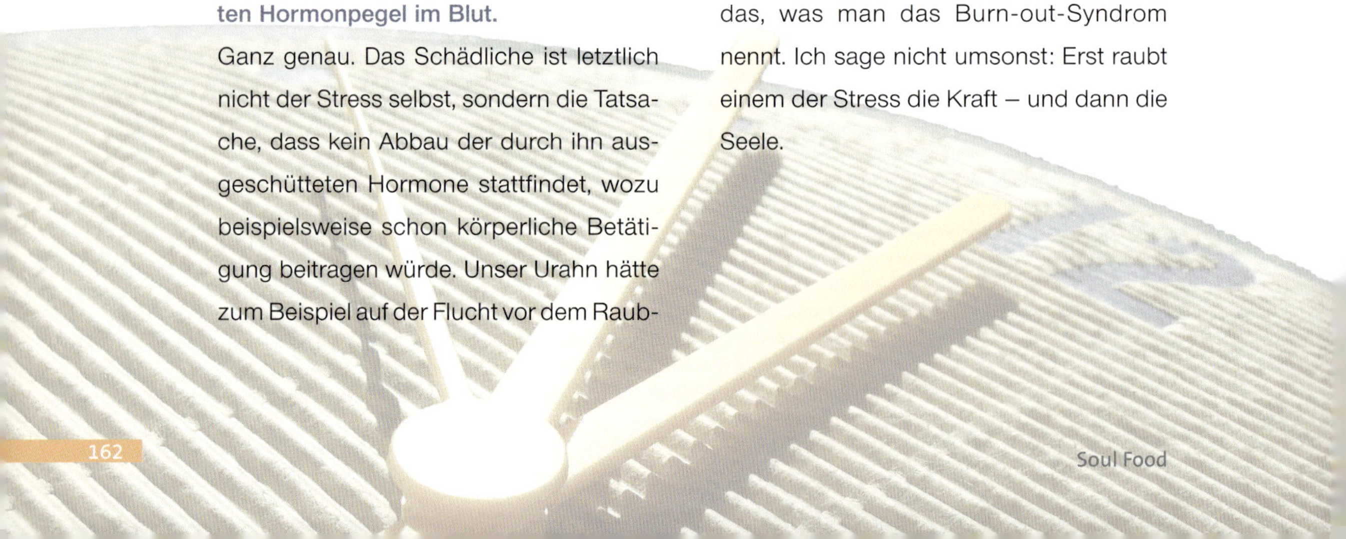

Das Burn-out-Syndrom – „ausgebrannt sein“

Nach einer Studie der Weltgesundheitsorganisation WHO sind bereits 15 Prozent aller Deutschen an chronischer Erschöpfung, dem Burn-out-Syndrom, erkrankt. Zunehmender Leistungsdruck im beruflichen wie im privaten Leben führt zusammen mit der Angst, den Anforderungen nicht mehr gerecht zu werden, zu Magenbeschwerden, Kopfschmerzen, Schlafstörungen und schließlich zu schweren Depressionen. Die Betroffenen spüren, dass ihre Energiespeicher erschöpft sind, dass Körper und Seele „auf Reserve laufen“, weigern sich aber, dies zuzugeben, zumal das offene Eingeständnis gerade bei Leistungsträgern als Schwäche angesehen wird. So werden die Symptome ignoriert – bis zum völligen Zusammenbruch. Die „Ausgebrannten“ finden sich nicht nur unter Managern, sondern vermehrt auch bei Frauen, die Haushalt, Kinder und Beruf unter einen Hut bringen müssen.
Neben psychologischer Hilfe können Bewegung, vor allem aber eine bewusste Ernährung dem Erschöpfungszustand entgegenwirken.

Ein geschickter Übergang zu unserem Thema „Soul Food“, Herr Dr. Lindschinger.

Da wollte ich hin. Stress bewirkt in unserem Körper eine ganze Reihe negativer Veränderungen. So geht die Insulinproduktion zurück, der Ausstoß an Magensäure steigt an. Sie stellen an sich eine Erhöhung der Herzfrequenz fest, haben unkontrollierte Schweißausbrüche. Die Notfallhormone treiben außerdem den Sauerstoffverbrauch und die Blutfettwerte nach oben, damit steigt das Risiko von Arteriosklerose und Infarkt. Aber durch geschickte Auswahl und Kombination unserer Ernährung können wir diesen gefährlichen Auswirkungen begegnen.

Adrenalin	regt den Kreislauf an und aktiviert die Zuckerreserven
Dopamin	reguliert den Blutdruck und beeinflusst die Stimmung
Endorphine	sind vom Körper produzierte Opiate, die schmerzunempfindlich machen und für das Flow-Gefühl sorgen
Noradrenalin	reguliert den Blutdruck und stärkt die Konzentration
Serotonin	das „Gute-Laune-Hormon" beeinflusst Stimmung und Schmerzempfinden

Konkret, Herr Dr. Lindschinger, was kann man tun?

Gegen die Auswirkungen von Stress können Sie eine ganze Menge tun. Allerdings ist es in diesem Fall wirklich zunächst nötig, das Übel an der Wurzel zu packen, sonst nutzt die raffinierteste Ernährung nichts. Stressvermeidung und Stressbewältigung sind die Stichworte. Nun werden Sie sich, je nach Ihrer beruflichen oder privaten Situation, dem Stress nicht immer entziehen können. Die Frage ist aber, wie Sie mit ihm umgehen. Es ist zum Beispiel ein Unterschied, ob Sie die Übernahme zusätzlicher Aufgaben oder neuer Verantwortung im Beruf als Belastung oder als Herausforderung empfinden, und damit sind wir beim Thema „Wahrnehmung von Stress". Der amerikanische Psychologe Richard Lazarus hat in seinem transaktionalen Stressmodell auf den Zusammenhang von äußerem Stress und innerer Wahrnehmung hingewiesen. Bevor nämlich die eigentliche Stressreaktion eintritt, wird vom Gehirn abgeklärt, ob die Situation als neutral, bedrohlich oder motivierend einzustufen ist. Unser emotionales Gedächtnis spult ähnliche Erfahrungsmuster ab und erst, wenn sich kein positives Schema finden lässt, wird der Stress zum bewussten Problem. Stress ist also durch Einstellung und eigene Erfahrung beeinflussbar.

Stressbewältigung, auch Coping genannt, ist ja Gegenstand vieler Anleitungsbücher und Selbsthilfekurse.

Richtig, denn für die meisten Menschen lautet die Frage nicht: „Wie kann ich Stress vermeiden?", sondern „Wie kann ich meine Stressbewältigung verbessern und die

Qualität der Regeneration steigern?“. So hat es der Grazer Psychologe Wolfgang Kallus ausgedrückt, wobei es kein Patentrezept gibt, denn jeder Mensch geht auf seine eigene Art mit Stress um. Dass es funktioniert, zeigt das Beispiel vieler Führungskräfte, die sich trotz Dauerbelastung bester Gesundheit erfreuen.

Tipps zur Stressbewältigung

- Akzeptieren Sie, dass ein gewisses Maß an Stress nützlich ist, um bestimmte Leistungen erbringen zu können.
- Nehmen Sie sich, insbesondere bei Ihren Freizeitaktivitäten, nicht zu viel vor.
- Entwerfen Sie einen persönlichen Terminplan mit ausreichenden Ruhepausen.
- Messen Sie Problemen keine übermäßige Bedeutung bei, gehen Sie die Lösung an.
- Setzen Sie Stress in körperliche Aktivität um.
- Sprechen Sie mit Ihrem Hausarzt über unterstützende Maßnahmen.

Dutzende Studien haben mittlerweile gezeigt, dass die Stressbewältigung (Coping) dann am besten funktioniert, wenn Menschen

- sich kompetent fühlen,
- (durch berufliche Selbstständigkeit) Kontrolle über ihr Leben haben,
- die Welt als verstehbar und bedeutsam erfahren,
- sich sozial geborgen fühlen,
- nicht der Ansicht sind, Opfer der Umstände zu sein.

Coping ist schön und gut, aber was mache ich, wenn trotz Selbstvertrauen, Kompetenz und Freundeskreis der Stress spürbar wird?

Dann müssen Sie gegensteuern und Ihren Körper vor größeren Schäden bewahren. Zum Glück hilft uns auch hier die Natur, indem sie mit der Nahrung Stoffe zur Verfügung stellt, die wirklich helfen, Schlimmeres zu vermeiden. Viele Menschen leiden zum Beispiel stressbedingt an einer Überproduktion von Magensäure, wobei es ja nicht nur bei diesem unangenehmen Brennen in der Speiseröhre bleibt; als Spätfolge kann Speiseröhrenkrebs auftreten. Dieser Übersäuerung können Sie entsprechend den Empfehlungen von Functional Eating® entgegentreten, indem Sie den Verzehr von gegrilltem oder gebratenem Fleisch reduzieren und mit Früchten und Gemüse für die notwendige Säure-Basen-Balance sorgen. Vorzüglich geeignet sind hier Spinat, grüne Bohnen und Kartoffeln. Auch Milch wirkt alkalisch, genauso wie die Sojamilch.

Da sind wir wieder bei den ersten beiden Säulen Ihrer Ernährungsvorschläge bei Soul Food.

Natürlich, denn Gemüse und Obst sind Futter für die Seele und echte Stresskiller. Denn sie werden auch noch an einer anderen Front tätig, nämlich, wenn es um die Bekämpfung unserer altbekannten freien Radikale geht, für die Stress ein wahrer Nährboden ist. Stellen Sie sich ein LDL-Molekül in Ihrem Blut vor, besser gesagt einen LDL-Partikel, im Volksmund auch „schlechtes Cholesterin“ genannt. Dessen Aufgabe ist es, Cholesterin durch das Blut zu den Zellen zu transportieren, was nicht weiter schlimm ist, weil Cholesterin als einer der wichtigsten Baustoffe der Zellmembranen dient. Kritisch wird es, wenn sich freie Radikale an den mehrfach ungesättigten Fettsäuren der LDL-Partikel zu schaffen machen. Dabei verliert die Fettsäure ein Elektron und wird ihrerseits zu einem Radikal.

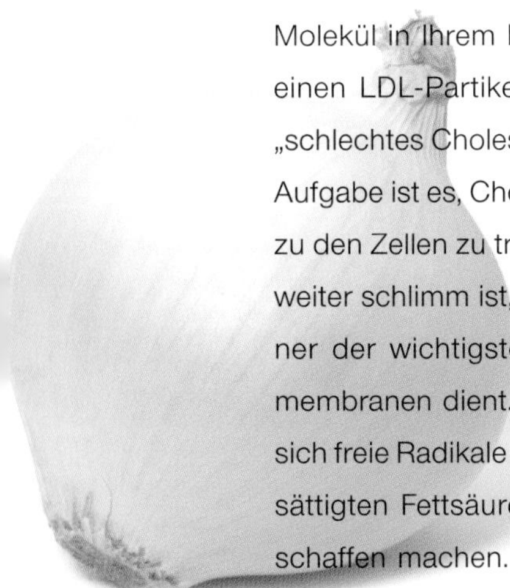

Die Kettenreaktion kommt mal wieder in Gang?

Ganz genau. Aber hier kommt noch ein anderer, weitaus gefährlicherer Effekt hinzu. Die verfremdeten Partikel werden von ihren Rezeptoren nicht mehr erkannt und gelangen in die Blutbahn, was schließlich Fresszellen (Makrophagen) auf den Plan ruft, die das oxidierte LDL ungehemmt aufnehmen. Durch diese Fettüberladung werden die Makrophagen zu Schaumzellen, die sich an den Wänden der Arterien festsetzen, was als eine der Ursachen für die Entstehung von Arteriosklerose betrachtet wird – Todesursache Nummer eins in der westlichen Welt. Wenn man dagegen etwas tun will, darf man also nicht nur den Cholesterinspiegel senken, man muss auch die Oxidation der LDL-Partikel in den Griff bekommen.

Und das bedeutet, dem Körper bei Stress verstärkt Antioxidantien zuzuführen …

… über die richtige Ernährung. Die im Kampf gegen freie Radikale aktive Abwehrtruppe wird traditionell angeführt durch die Vitamine C und E sowie das Provitamin Betacarotin. Wenn Sie unsere Säulen zu Soul Food betrachten, steht beim Obst Sanddorn an oberster Stelle. Sanddorn strotzt geradezu vor Vitamin C, ebenso wie Schwarze Johannisbeeren. Die so viel gepriesenen Zitrusfrüchte Orange oder Zitrone landen in dieser Hinsicht eher auf den hinteren Plätzen. Beim Gemüse greifen Sie bei Stress am besten zu Tomaten. Das rote Powergemüse dient als gute Quelle für die Vitamine C, B_2, B_6 und Folsäure sowie für Kalium, Magnesium und Eisen. Außerdem enthält es das Carotinoid Lycopin, eines der stärksten natürlichen Antioxidantien. Man sollte aber darauf achten, mindestens die Hälfte seiner Obst- und Gemüseration roh zu essen, denn gerade Vitamin C ist sehr hitzeempfindlich. Eine Ausnahme sind die Tomaten, hier kann durch Kochen das Lycopin besser vom Körper resorbiert werden als im rohen Zustand. Vitamin E, einen unserer eifrigsten Radikalfänger, erhält unser Körper in hoher Konzentration über Roggen und Weizen, besser noch Weizenkeime oder Keimöl, außerdem aus Leinsamen, Nüssen, Eiern, Fisch und aus den meisten Gemüsen. Diesem Vitamin kommt übrigens bei der Vorbeugung gegen Arteriosklerose eine große Bedeutung zu. Es kann nämlich speziell die „ranzig" gewordenen LDL-Partikel an sich binden und auf diese Weise unschädlich machen. So wird die Kettenreaktion gestoppt und es entstehen erst gar keine Ablagerungen in den Blutgefäßen.

TIPP Versuchen Sie, Obst und Gemüse aus Ihrer Region und somit saisonal in Ihren Essensplan zu integrieren.

Es ist immer wieder beeindruckend, wie man sich für seine Gesundheit aus der Natur bedienen kann.

Das sind eben biochemische Vorgänge auf Molekularebene, für deren Entwicklung die Evolution Jahrmillionen gebraucht hat und die dementsprechend erprobt und bewährt sind. Bei allem Vertrauen in die Heilkräfte der Natur sollte man allerdings sich und seinen Körper auch regelmäßig untersuchen lassen, um schädlichen Entwicklungen gleich anfangs zu begegnen. Aber lassen Sie uns noch zum Betacarotin gehen. Es gehört zur Gruppe der sogenannten Bioaktiv- oder sekundären Pflanzenstoffe, deren Bedeutung für unseren Organismus erst in den letzten Jahren richtig klar geworden ist. Das Interessante dabei ist, dass diese Stoffe in ihrer eigentlichen Bedeutung nicht für uns, sondern nur für die Pflanzen lebenswichtig sind, weil sie dort für die bunten Farben und das Aroma sorgen, aber auch die Oxidation der Pflanzenteile verhindern, also als Konservierungsstoffe dienen. Unser Körper kann sich aber diese Eigenschaften der sekundären Pflanzenstoffe ebenfalls zunutze machen. Und so werden die Vitamine bei ihrer Arbeit von einer Heerschar kleiner Verwandter unterstützt, die zwar nur in winzigsten Konzentrationen auftreten, aber nicht nur gegen Bakterien und Viren, sondern als starke Antioxidantien auch gegen freie Radikale und Fettablagerungen im Gewebe im Einsatz sind.

Kann ich daraus schließen, dass Soul Food ausschließlich aus pflanzlicher Nahrung besteht?

Nein, das auf keinen Fall. Auch bei diesem speziellen Ernährungstypus gilt, dass Sie sich vielseitig ernähren sollten, auch wenn die nächste Säule das Getreide und seine Produkte umfasst, also wiederum pflanzliche Nahrung enthält. Die Sojabohne und ihre Erzeugnisse beispielsweise versorgen uns nicht nur mit reichlich pflanzlichem Eiweiß, sondern auch mit nützlichen sekundären Pflanzenstoffen, den kleinen Helfern im Kampf gegen freie Radikale. Hervorzuheben ist hier aber auch der Dinkel. Sein Fett kräftigt die Myelinscheiden, kleinste „Fettpölsterchen", in die unsere Nerven eingebettet sind. Sind diese Pölsterchen zu dünn, liegen die Nerven im wahrsten Sinne des Wortes blank, und unser Nervenkostüm leidet. Dinkel finden Sie in vollwertigen Backwaren, aber auch in Nudeln. Milch und ihre Produkte wie Joghurt und Quark hatten wir vorhin schon als hilfreiche Mittel zur Eindämmung übermäßiger Magensäure erwähnt, aber auch als wichtige Lieferanten von Vitamin E.

> **TIPP** Suchen Sie sich einen Biobauern in Ihrer Nähe. Was er verkauft, unterliegt ständiger Kontrolle, und oftmals können Sie neben hervorragendem Fleisch auch Kartoffeln und Gemüse frisch vom Acker kaufen.

Aber ab und zu ein Steak schadet unserer Seele auch nicht.

Im Gegenteil! Wenn Sie darauf achten, dass das Fleisch mager ist und möglichst aus biologischer Zucht stammt. Rotes Fleisch ist ein wertvoller Spender von Eisen, das nicht nur bei der Bildung der roten Blutkörperchen unerlässlich, sondern auch im Antioxidationsstoffwechsel von wesentlicher Bedeutung ist. Wenn Sie bevorzugt zu Geflügelfleisch greifen, führen Sie Ihrem Körper in hohem Maß die Vitamine B_1 und B_6 zu – das ist klassische Nervennahrung. Am besten ist aber immer noch Fisch aus dem Meer, zum Beispiel Heilbutt oder Thunfisch, da bekommen Sie gleich noch Ihre Portion Omega-3-Fettsäuren.

Da sind wir gleich beim Thema „Fette und Öle".

Hier sind die Schlagworte: sparsam und hochwertig. Achten Sie darauf, dass Sie den Anteil an gesättigten Fettsäuren, also an tierischen Fetten, auch Butter, so gering wie möglich halten. Nehmen Sie stattdessen hochwertige Öle wie Distel-, Mandel- oder Weizenkeimöl mit einem hohen Gehalt an ungesättigten Fettsäuren und vor allem Vitamin E. Wichtig ist es, diese Öle abwechselnd zu verwenden, weil die Nährstoffzusammensetzung unterschiedlich ist.

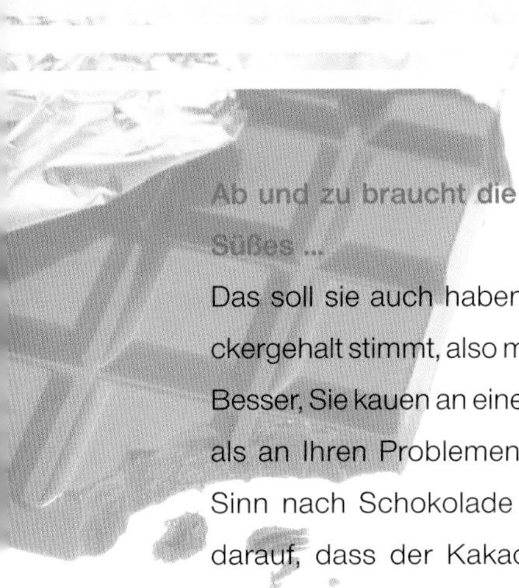

Ab und zu braucht die Seele mal etwas Süßes ...

Das soll sie auch haben, solange der Zuckergehalt stimmt, also möglichst gering ist. Besser, Sie kauen an einem Vollkorncracker als an Ihren Problemen. Wenn Ihnen der Sinn nach Schokolade steht, achten Sie darauf, dass der Kakaogehalt möglichst hoch, nämlich mindestens bei 70 Prozent liegt. Essen Sie lieber zwei Riegel Zartbitter- als einen Riegel Vollmilchschokolade. Schokonüsse sind gut, da bekommen Sie gleichzeitig Vitamin B und einen Serotoninstoß, aber auch hier am besten mit Zartbitterumhüllung. Und als abendliche Knabberei beim Fernsehen knacken Sie sich ein paar Walnüsse oder Mandeln. Da haben Sie dann gleich noch was zu tun.

Das erinnert mich daran, dass wir unsere Basis noch nicht erwähnt haben: Wasser und Bewegung.

Das sollte inzwischen so selbstverständlich sein, dass es keiner Erwähnung mehr bedarf. Trotzdem möchte ich noch einmal darauf hinweisen, dass Bewegung in jeder Form, ob Joggen oder Holzhacken, dem schnellen Abbau der Stresshormone dient. Und Ihre täglichen zwei bis drei Liter Flüssigkeit sollten Sie im Rahmen von Soul Food bevorzugt als Tee zu sich nehmen. Für die Nerven empfehlen sich hier Aufgüsse von Baldrian oder Johanniskraut, als pflanzliche Antidepressiva seit alters her entspannend und beruhigend. Oder Sie gönnen sich den köstlichen Rotbuschtee, ohne Koffein, aber mit dem Bioaktivstoff Aspalathin, der entzündungshemmend und antioxidativ wirkt.

Wenn ich das alles höre, beschleicht mich eine bestimmte Sorge, nämlich, dass das, was eigentlich dem Stressabbau dienen soll, neuen Stress aufbaut.

Ich weiß, was Sie meinen, aber diese Sorge vor zusätzlichem Ernährungsstress ist unbegründet. Setzen Sie sich nur nicht selbst unter Druck, wenn Sie glauben, an diesem oder jenem Tag keine ausreichende Portion Gemüse oder Obst zu sich genommen zu haben. Das gleichen Sie an einem der folgenden Tage spielend wieder aus. Hüten Sie sich davor, sich irgendwelchen selbst auferlegten Zwängen zu unterwerfen, sonst werden Sie zu einem „krankhaften Gesundesser" und nerven sich und Ihre Umgebung. In diesem Zusammenhang noch ein Tipp, wie Sie Essen und Stressbewältigung perfekt miteinander verbinden können. Essen ist ja nicht nur eine Lebensnotwendigkeit, es hat auch einen sozialen Aspekt. In jeder Kultur war und ist es eines der schönsten und zugleich friedfertigsten Rituale, sich zum gemeinsamen Speisen zu versammeln. Das verbindet und schafft gegenseitiges Vertrauen, egal, ob es zu zweit am Frühstückstisch stattfindet oder auf einer großen Feier.

Essen als Coping-Strategie?

Genau das. Ich sagte es schon: Wir müssen davon weggehen, dass Essen etwas Nebensächliches ist, etwas, das man in der kurzen Mittagspause oder lieber gleich am Schreibtisch hinter sich bringt, nur um den momentanen Hunger zu stillen. Nutzen Sie Essen zur Entspannung. Es gibt so viele Möglichkeiten, sich kulinarische Inseln der Glückseligkeit zu schaffen. Lassen Sie die anstrengende Arbeitswoche im Kreise guter Freunde in Ihrem Lieblingsrestaurant ausklingen. Frühstücken Sie sonntags ausgiebig mit Ihrem Liebling oder genießen Sie abends ruhig mal ein gutes Glas Rotwein, das streichelt die Seele und führt Ihrem Körper gleichzeitig Bioaktivstoffe aus der Traubenschale zu. Sie werden spüren, wie der Stress von Ihnen abfällt und einer wohligen Entspannung Platz macht.

TIPP Haben Sie Freude und Spaß bei der Zubereitung Ihrer Mahlzeiten. Probieren Sie jede Woche wenigstens ein neues Rezept aus. Schmeckt es Ihnen, dann integrieren Sie es zukünftig in Ihren Ernährungsplan.

Folgende Quellen und Ursachen fördern den oxidativen Stress und die Entstehung freier Radikale

- UV-Belastung
- Schwermetalle wie Quecksilber (aus Amalgam), Blei, Nickel, Aluminium (aus Industrieabfällen)
- bodennahes Ozon
- hoch erhitzte, zum Teil verbrannte Nahrungsfette (Grillen auf offener Flamme)
- Gifte von Bakterien, Viren und Pilzen
- Tabakrauch
- übermäßiger Alkoholkonsum
- inadäquate körperliche Überlastung wie falsches Training (kann zu einer Steigerung von freien Radikalen bis zu 600 Prozent führen)
- Stoffe aus Verbrennungsprozessen aller Art, zum Beispiel polyzyklische, aromatische Kohlenwasserstoffe
- Arzneimittel wie Zytostatika, Antibiotika, Kontrazeptiva
- Psychopharmaka, schmerzhemmende Mittel
- Insektizide, Pestizide, Fungizide (Pflanzenschutzmittel), halogenierte Kohlenwasserstoffe
- Kleb- und Isolierstoffe für den Heimwerkergebrauch sowie Lösungsmittel
- im Haushalt angewandte Insektengifte
- Formaldehyd in Farben, Lacken, Tapeten und Isoliermaterialien
- Kunststoffe, Lacke, Leime für Haushalt und Auto
- synthetische Holzschutzmittel für den Innen- und Außenbereich
- Badezusätze, wenn nicht dermatologisch getestet
- Kosmetika, wenn nicht dermatologisch getestet
- Spülmittel, wenn nicht dermatologisch getestet
- Farbstoffe aus der Textilindustrie
- psychischer und physischer Stress

Soul Food

Ernährung nach der Soul-Food-Philosophie zielt auf die Bekämpfung von „äußerlichem" sowie oxidativem Stress ab. Gesundes Anti-Stress-Essen sollte eine ausreichende Zufuhr an Nährstoffen gewährleisten, um den Herausforderungen des schnelllebigen Alltags auch wirklich gerecht zu werden. Zudem stärken Vitamine (B-Gruppe), Mineralstoffe und Spurenelemente (Selen, Zink) Ihre Nerven von innen heraus. Antioxidantien (Vitamin E) und se-kundäre Pflanzenstoffe (Betacarotin, Lycopin) wappnen Sie gegenüber oxidativem Stress.

Lebensmittelgruppen	**1800-kcal-Aufteilung: pro Tag konsumierte Portionen**	**2000-kcal-Aufteilung: pro Tag konsumierte Portionen**	**2200-kcal-Aufteilung: pro Tag konsumierte Portionen**
Wasser	2–3 l	2–3 l	2–3 l
Gemüse ca. 50 kcal/Portion	4	5	5
Obst ca. 50 kcal/Portion	3	4	4
Getreide ca. 150 kcal/Portion	3	3	4
Milch und Milchprodukte, Käse ca. 150 kcal/Portion	2	3	3
Fleisch, Fisch, Ei, Wurst ca. 160 kcal/Portion	2	2	3
Fette/Öle ca. 210 kcal/Portion	1	1	1
Naschwerk ca. 100 kcal/Portion	1	1	1

Die sieben Säulen

Dieses Stufenschema beinhaltet eine Lebensmittelauswahl, die als Präferenzliste dienen soll. Die angeführten Lebensmittel basieren auf den Nähr- und Wirkstoffempfehlungen von **Soul Food** und können nach Belieben mit den Lebensmitteln aus dem Bereich Balanced Food erweitert werden.

Gemüse

50 kcal/Portion

Tomaten	**200 g**
Brokkoli	150 g*
Erbsen	60 g
Ingwer (frisch)	2 g
Kürbis	180 g
Paprika	150 g*
Radieschen	150 g*

Obst

50 kcal/Portion

Sanddorn	**50 g**
Apfel	120 g
Birne	100 g
Honigmelone	150 g
Sauerkirschen	100 g
Schwarze Johannisbeeren	150 g
Weintrauben (rot)	70 g

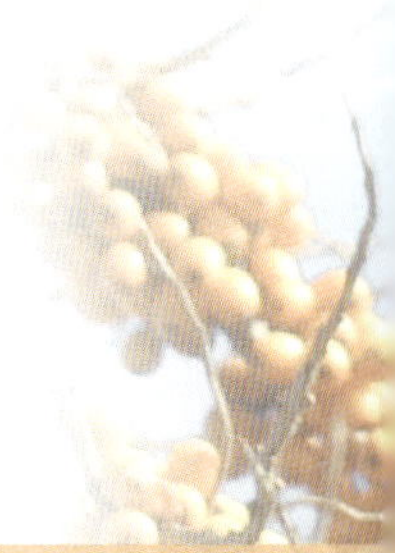

Getreide

150 kcal/Portion

Sojabohnen	**35**
Amaranth	40
Couscous	40
Dinkelmehl	45
Getreidekeime	30
Vollkornbrot	80
Weizenkleie	30

*Haushaltsmaße < 50 kcal/Portion

Wasser, Mineralwasser,

ausreich

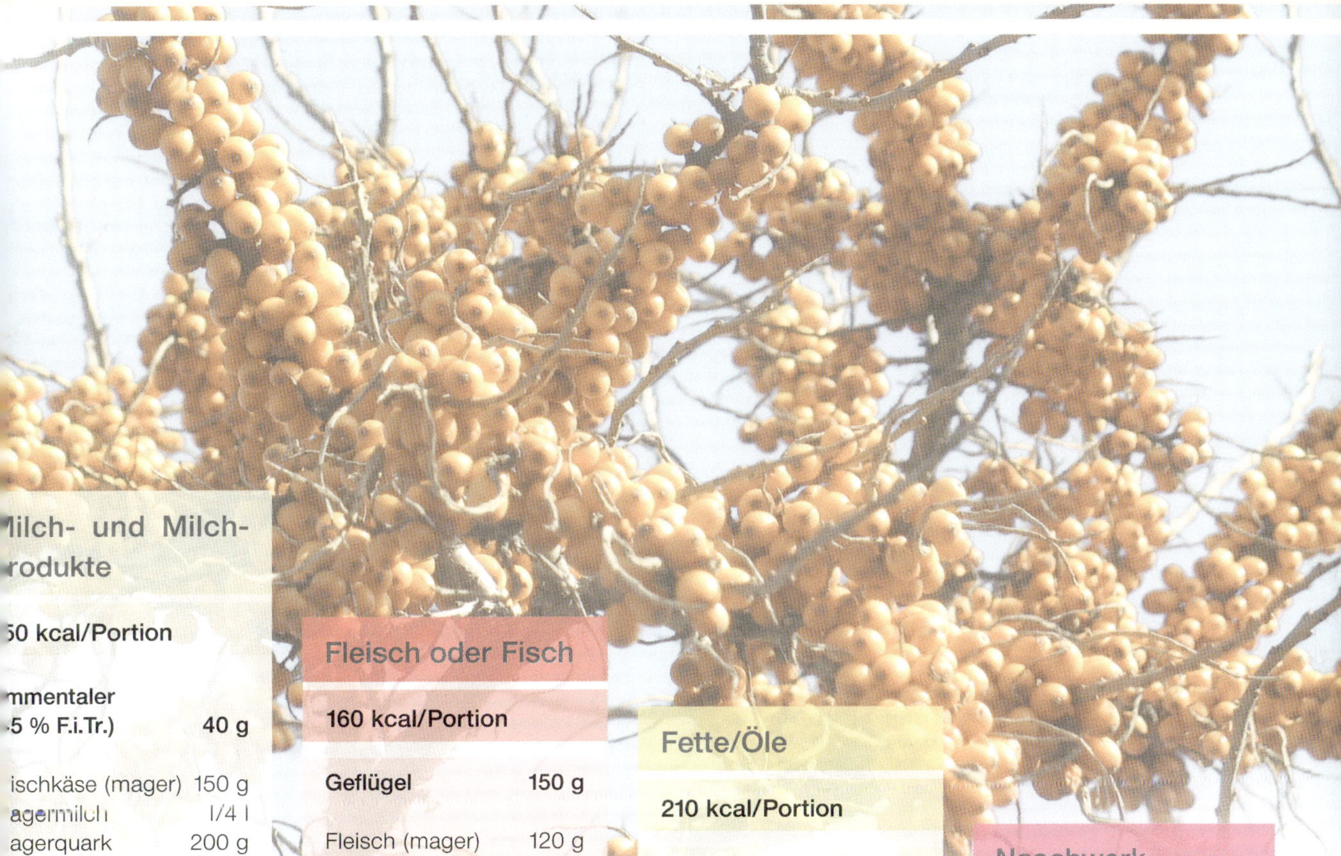

ilch- und Milch-rodukte

50 kcal/Portion	
mmentaler ·5 % F.i.Tr.)	**40 g**
ischkäse (mager)	150 g
agermilch	1/4 l
agerquark	200 g
olke	1/2 l
ozzarella	60 g
chafskäse	60 g

Fleisch oder Fisch

160 kcal/Portion	
Geflügel	**150 g**
Fleisch (mager)	120 g
Heilbutt	150 g
Hühnerei (groß)	1 Stk.
Leber (Rind/Huhn)	50 g
Putenschinken	50 g
Thunfisch (naturell)	70 g

Fette/Öle

210 kcal/Portion	
Mandeln	**30 g**
Butter	25 g
Distel-/Mandel-/ Raps-/ Weizenkeimöl je	20 g
Walnüsse	30 g

Naschwerk

100 kcal/Portion	
Schokonüsse	**25 g**
Fruchtgummi	30 g
Quarkschnitte	50 g
Schokomüsli	30 g
Schokosojabohnen	20 g
Trockenfrüchte mit Schokohülle	20 g
Vollkorncracker	30 g

rangenblüte, Melisse, Johanniskraut) (mindestens 2–3 l)

wegung

Emmentaler

Zählt zu den Top-Kalziumlieferanten. Aber auch der Gehalt an Vitamin A, B_2 und B_{12} sowie an Zink, Eisen und Kupfer ist nicht zu verachten.

Mandeln

Sie liefern Vitamin B sowie Folsäure, Kalzium und Magnesium. Das enthaltene Vitamin E und die Flavonoide wirken als Radikalfänger.

Geflügel

Geflügel versorgt uns mit reichlich B-Vitaminen, vor allem mit B_1 (Thiamin) und B_6 (Pyridoxin) – das ist klassische Nervennahrung. Außerdem steckt das Fett bei den Hühnern gleich unter der Haut, sodass ihr weißes Fleisch wenig gesättigte Fettsäuren enthält.

Sanddorn

Die Sanddornbeere enthält sehr viel Vitamin C und Betacarotin als Schutz vor freien Radikalen. Ihre Gerbstoffe wirken entzündungshemmend. Sanddorn bekommt man im Handel als Saft und als Tee.

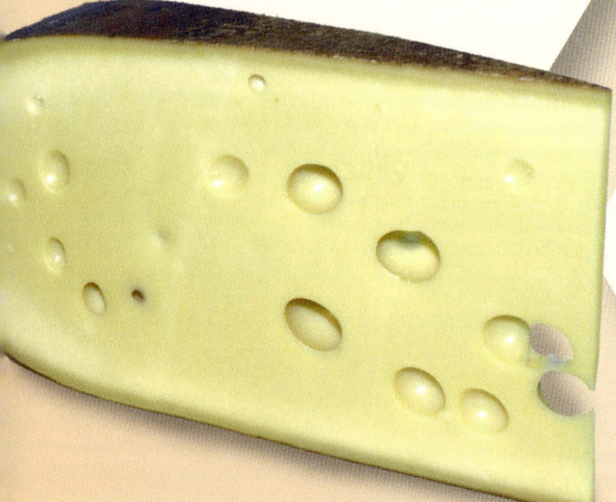

Tomaten

Das rote Powergemüse dient als gute Quelle für Vitamin B_2, B_6, C, Folsäure wie auch für Kalium, Magnesium und Eisen. Das enthaltene Lycopin (in gekochter Form erhöht sich der Lycopingehalt) wirkt antioxidativ und stärkt das Immunsystem.

Schokonüsse

Unkomplizierte und leckere Mischkost, die aufgrund der B-Vitamine wie auch des Serotoningehalts als „Nervennahrung" dient. Aber auch hier gilt: Genuss in kleinen Mengen.

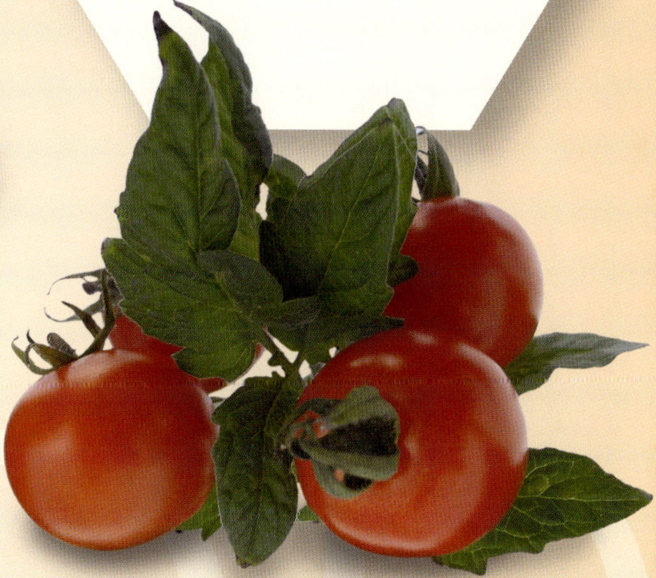

Sojabohnen

Sie zählen zu den Hülsenfrüchten und sind eine hochwertige pflanzliche Eiweißquelle. Die enthaltenen Phytoöstrogene wirken antioxidativ und dienen der Krebsprävention.

TIPP Vitamine gegen den Stress

Was gut fürs Gehirn ist, hilft auch gegen Stress, zum Beispiel das hochwertige Protein Tryptophan, das wie Pantothensäure (Vitamin B_5) in Vollkornprodukten und magerem Geflügel steckt. Vitamin B_6 (Pyridoxin) in grünem Salat sorgt für einen guten Schlaf und ein Glas warme Milch mit Honig vor dem Zubettgehen beruhigt die Nerven seit Urgroßmutters Zeiten.

Rezept-Ideen: Soul Food

Hier finden Sie eine kleine Auswahl an Vorschlägen, die Sie ganz nach Belieben kombinieren können.

TIPP Die Berechnung der Rezepte basiert auf dem Tagesbedarf von 2000 Kalorien. Sollten Sie mehr oder weniger Kalorien benötigen, erhöhen beziehungsweise verringern Sie dementsprechend die Mengen oder die Portionen.

TIPP Suchen Sie sich einfach ein bis zwei Rezeptvorschläge aus und kombinieren Sie die Gerichte ganz nach Ihrem persönlichen Geschmack.

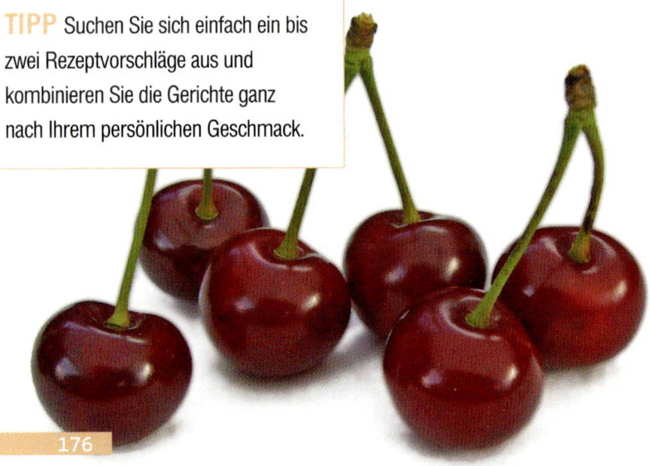

	Vorschlag 1*	Vorschlag 2
Frühstück	Orangenblütentee (Melissen- oder Johanniskrauttee) Vollkornbrot mit Emmentaler Tomatenscheiben Weintrauben	Orangenblüten (Melissen- ode Johanniskraut Dinkelbrot mit Tomate und Mozzarella Birnenspalten
Snack 1	Radieschen	Sauerkirschen molke
Mittagessen	Blattsalat mit Mozzarellawürfeln und Distelöl Gebratenes Hähnchenbrust-filet mit Brokkoli und Couscous Honigmelone	Gemüsebrühe Sojabohnen u Kerbel Brokkoli-Kartc Gratin und Blattsalat
Snack 2	Schwarze Johannisbeer-milch	Trockenfrücht
Abendessen	Thunfischsteak auf Kürbisgemüse und Weizen-keimen Sauerkirschen Schokonüsse	Feldsalat mit gehackten Ei Schafskäse mit Brot und Walnüssen Apfel

*Für Vorschlag 1 finden Sie auf Seite 179 die genaue Zutatenmenge

schlag 3	Vorschlag 4	Vorschlag 5	Vorschlag 6	Vorschlag 7
angenblütentee elissen- oder anniskrauttee) kelflockenmüsli Apfel und lke nigmelone	Orangenblütentee (Melissen- oder Johanniskrauttee) Vollkornbrot mit Tomaten Radieschen mit Kräuterquark Beerenteller	Orangenblütentee (Melissen- oder Johanniskrauttee) Schokomüsli mit Weintrauben Sanddornmolke	Orangenblütentee (Melissen- oder Johanniskrauttee) Dinkelbrot mit Frischkäse und Tomaten Frisch gepresster Apfelsaft	Orangenblütentee (Melissen- oder Johanniskrauttee) Weizenflocken- müsli mit Wein- trauben und Sanddorn Rührei mit Tomaten und Schnittlauch
mentaler- cks mit Paprika Vollkornbrot	Fruchtmilch mit Weizenkeimen	Kräutergemüse- quark auf Dinkelschnitte	Vollkorncracker	Vollkorntoast mit Frischkäse und Radieschen
fsalat mit enschinken Tomaten seneintopf mit utern	Tomatensalat mit Distelöl und frischem Basili- kum und Dinkel- brötchen Heilbuttschnitte an Kürbisgemüse Honigmelone	Romanasalat mit gebratener Leber und Mandeln Couscous mit Erbsen und Minze	Erbsensuppe mit Petersilie und Walnüssen Gemüse-Crêpe Melonenschnitte mit Magermilch- Mousse	Gemüsesalat mit eingelegtem Schafskäse und Oliven Schweinerücken auf Kürbis-Ingwer- Gemüse Quarkschnitte
erkirschen	Geröstete Mandeln	Trockenfrüchte mit Schokohülle	Weintrauben	Schwarze Johannisbeer- molke
s Vide vom nbutt mit nen-Spaghetti leichter Schnitt- hcreme** ntraubenquark Schokoflocken	Gratinierter Schafskäse mit mediterranem Gemüse und Leinsamen** Sauerkirschkom- pott mit Frischkäse	Eingelegter Kürbis mit gebratenen Putenbruststreifen und Schnittlauch Obstsalat	Tomaten- Mozzarella-Salat Brokkoligemüse mit Mandeln und Kräuterkartoffeln Honigmelone	Crêpe mit Gemüsetatar mit Rapsöl und Kräutern Gedünstete Apfelscheiben mit Zimt

as Rezept dazu finden Sie auf Seite 180 bzw. 181

REZEPTE: SOUL FOOD

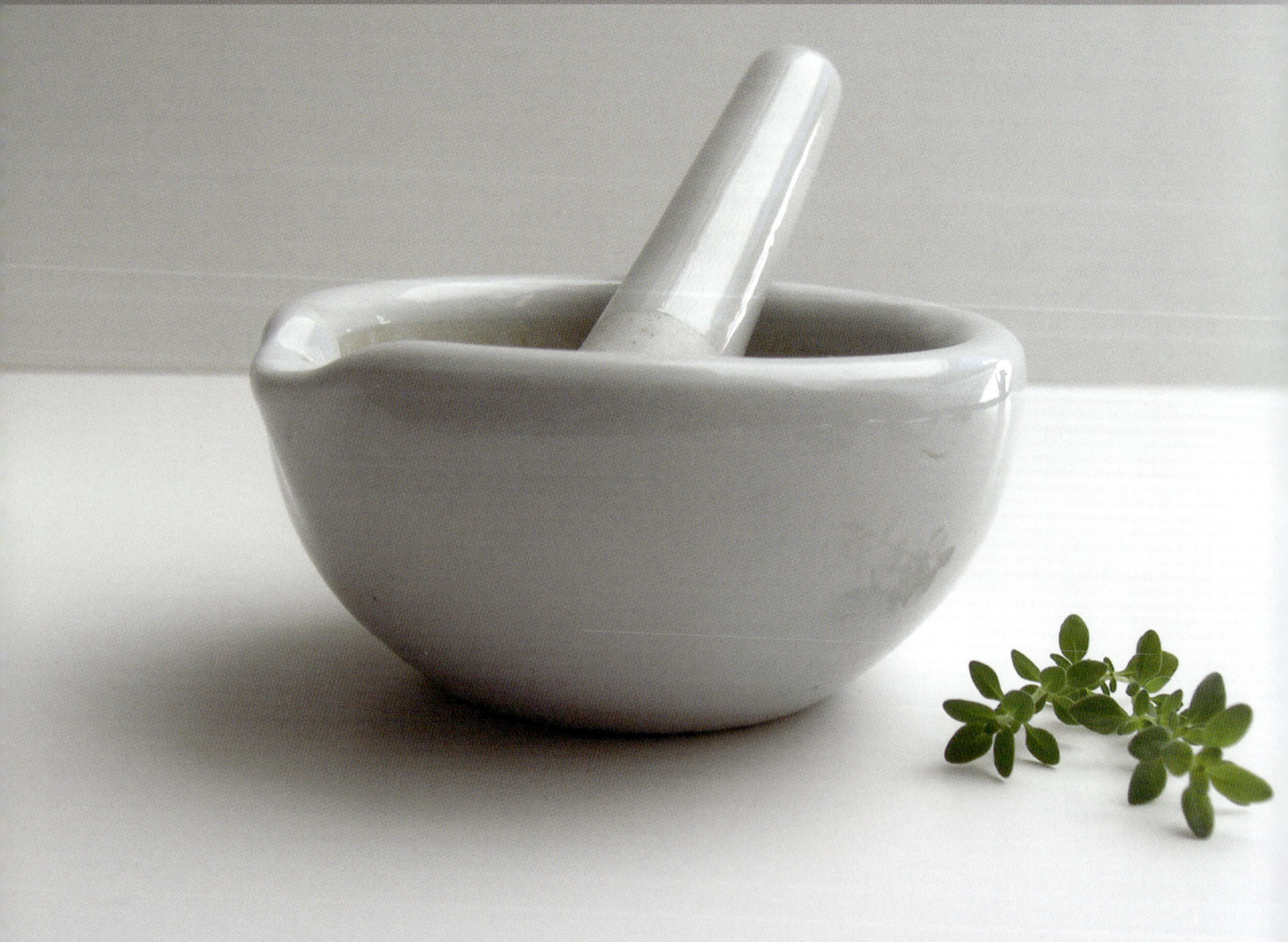

Zutaten für jeweils 1 Portion

Frühstück:

80 g Vollkornbrot
40 g Emmentaler

***

200 g Tomaten

***

70 g Weintrauben

Snack 1:

150 g Radieschen

Mittagessen:

100 g Blattsalat
60 g Mozzarella
10 g Distelöl
Limettensaft

***

150 g Hähnchenbrustfilet
150 g Brokkoli
40 g Couscous
5 g Öl zum Braten

***

150 g Honigmelone

Snack 2:

250 ml Magermilch
150 g Schwarze Johannisbeeren

Abendessen:

70 g Thunfischsteak
180 g Kürbis
30 g Weizenkeime
5 g Öl zum Braten

***

100 g Sauerkirschen

***

25 g Schokonüsse

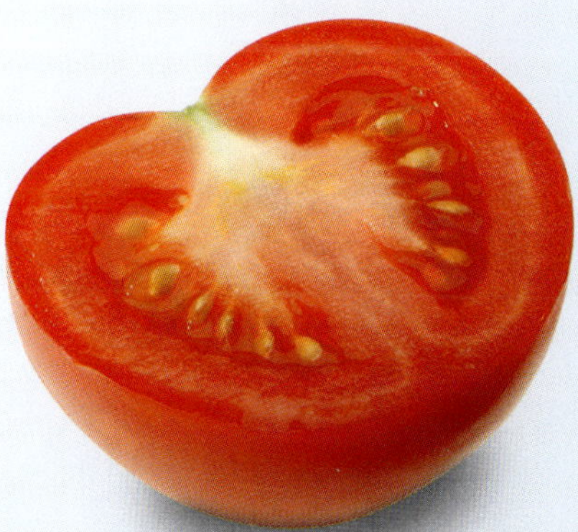

SOUS VIDE VOM STEINBUTT AN BOHNEN-SPAGHETTI UND LEICHTER SCHNITTLAUCHCREME

Zutaten für 4 Portionen

Für den Fisch:
480 g Steinbuttfilets
Salz, weißer Pfeffer
Traubenkernöl zum Beträufeln

Für den Couscous:
160 ml Tomatenfond (Glas)
80 g Couscous, Basilikum

Für die Schnittlauchcreme:
2 Schalotten, 2 Champignons
10 g Butter zum Dünsten
300 ml Fischfond (Glas)
Limettensaft
100 g Schmand oder saure Sahne
Schnittlauch

Für die Bohnen-Spaghetti:
260 g breite Bohnen
10 g Butter zum Dünsten
Bohnenkraut, Salz

Außerdem: Backpapier

Backofen auf 180 Grad vorheizen. Fischfilets abbrausen, trocken tupfen, in dünne Scheiben schneiden und auf einem Stück Backpapier zu einem Kreis legen. Mit Salz und Pfeffer würzen, wenig Öl darüber geben und ein weiteres Stück Backpapier darauf legen. Fisch im vorgeheizten Ofen bei 180 Grad in ca. 10–15 Minuten garen.
Für den Couscous Tomatenfond erwärmen, Couscous damit begießen und quellen lassen.
Für die Schnittlauchcreme Schalotten abziehen, Champignons putzen, beides klein schneiden und in der Butter ohne Farbe anschwitzen. Mit dem Fischfond aufgießen und einkochen lassen. Limettensaft zugeben und mit Schmand oder saurer Sahne glatt rühren. Alles pürieren und durch ein feines Sieb passieren. Schnittlauch abbrausen und in Röllchen schneiden, untermischen.
Für die Bohnen-Spaghetti Bohnen abbrausen, mit einem Sparschäler in feine „Spaghetti" schälen und in einer beschichteten Pfanne in heißer Butter zusammen mit dem Bohnenkraut kurz schwenken. Mit Salz würzen. Fisch aus dem Ofen nehmen, mit Schnittlauchcreme, Bohnen-Spaghetti und dem mit Basilikum garnierten Couscous anrichten.

PRO PORTION: CA. 320 KCAL

GRATINIERTER SCHAFSKÄSE AUF MARINIERTEM MEDITERRANEM GEMÜSE UND LEINSAMEN

Gemüse putzen, abbrausen, trocken tupfen, halbieren oder vierteln. Petersilie abbrausen. Gemüse portionsweise in Öl anbraten. Ungeschälte halbierte Knoblauchzehen und Petersilie zugeben.

Backofengrill anschalten oder Ofen auf höchste Stufe stellen (Oberhitze). Schafskäse auf ein mit Backpapier belegtes Blech geben, mit Pfeffer würzen, Leinsamen überstreuen. Käse unter dem Grill oder im Ofen maximal 1 Minute gratinieren. Mit dem Gemüse servieren und mit Thymian(blüten) garnieren.

PRO PORTION: CA. 205 KCAL

Zutaten für 4 Portionen

4 Mini-Auberginen, 4 Mini-Zucchini
8 Kirschtomaten
glatte Petersilie
20 g Traubenkernöl
2 Knoblauchzehen
4 Stücke Schafskäse (à 60 g)
schwarzer Pfeffer, 10 g Leinsamen
Thymian (mit Blüten)

Außerdem: Backpapier

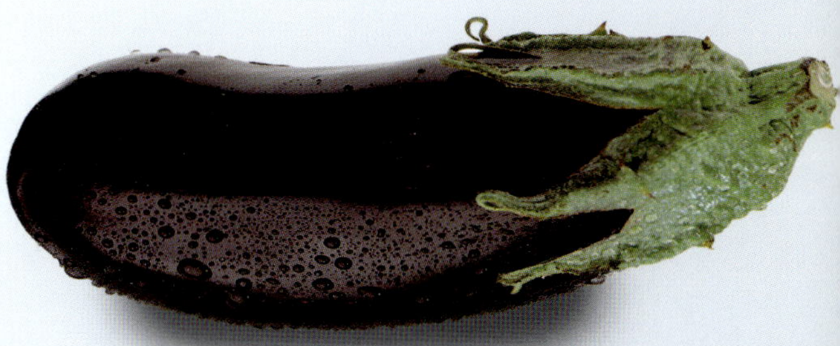

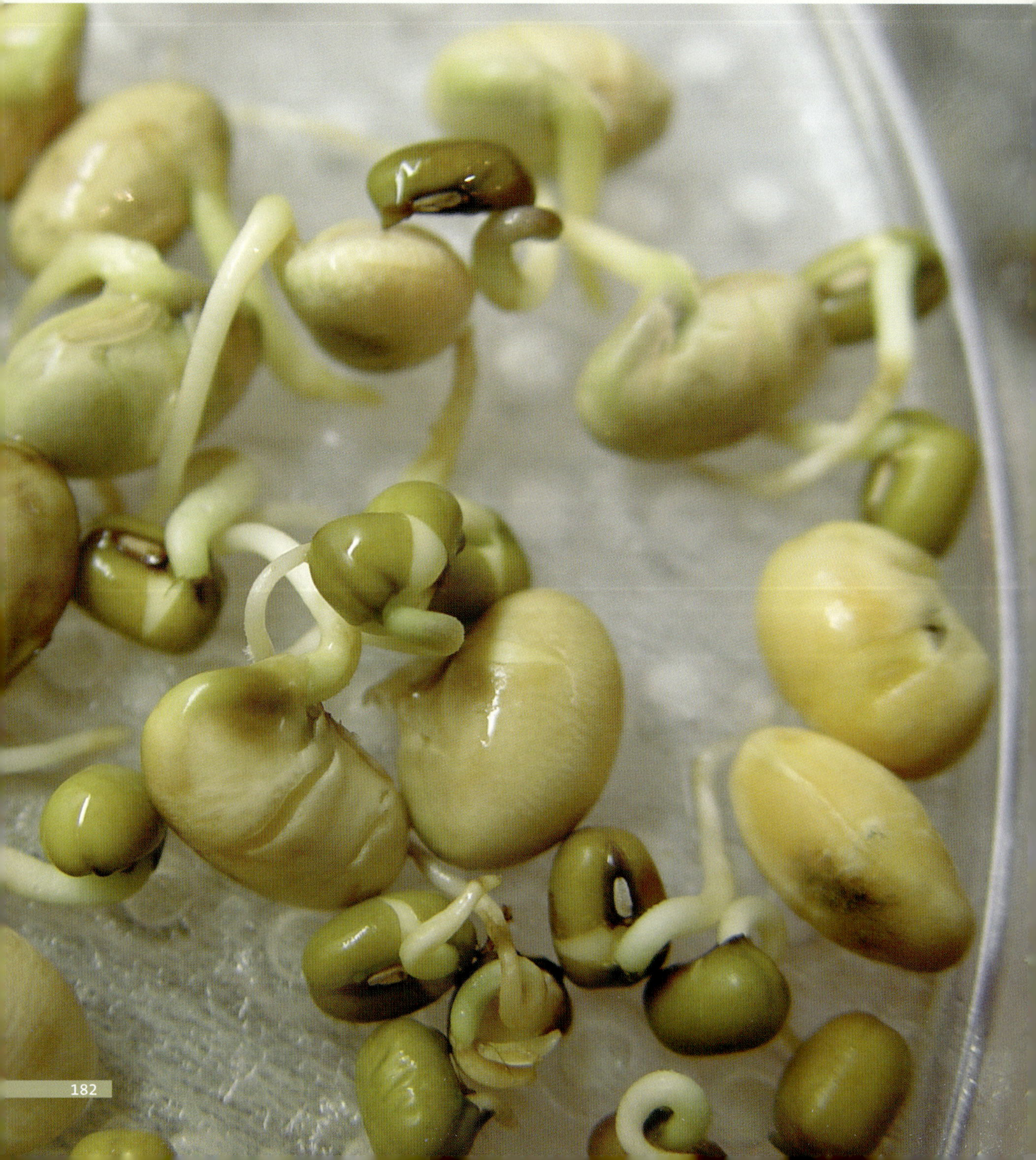

NEW FOOD

FLEISCHLOS GLÜCKLICH

AUSGEWOGENHEIT AUCH OHNE FLEISCH

„Das Essen ist einer der vier Zwecke des Daseins. Welches die drei anderen sind, darauf bin ich noch nicht gekommen.“
CHARLES DE SECONDAT, BARON DE MONTESQUIEU

Vegetarisch zu essen, schult die ganzheitliche Sicht der Dinge. Die Zeiten, in denen das tägliche Stück Fleisch ein Muss war und vegetarische Ernährung als Lebenseinstellung von romantischen Weltverbesserern mit Korksandalen belächelt wurde, sind vorbei. „Körnerpicken und Möhrenknabbern“ sind längst gesellschaftsfähig geworden. Restaurants mit vegetarischem Angebot schießen in den Städten wie Pilze aus dem Boden. Immer mehr Menschen aus allen Schichten und in jedem Alter entscheiden sich dafür, bei der Ernährung auf Fleisch überwiegend oder ganz zu verzichten. Wie fast überall gibt es auch hier Fehlentwicklungen, die sich in Form von Mangelerscheinungen bemerkbar machen. Doch auch bei völliger Fleischabstinenz ist es möglich, sich umfassend und ausreichend mit allen Nährstoffen zu versorgen, die unser Organismus braucht. Man muss nur wissen wie.

Birte Karalus: **Immer häufiger entscheiden sich Menschen dazu, auf vegetarische Ernährung umzusteigen. Wie beurteilen Sie als Mediziner den absoluten Fleischverzicht?**

Dr. Meinrad Lindschinger: Die Entscheidung für oder gegen die überwiegend oder ausschließlich vegetarische Kost, ich nenne es New Food, muss jeder für sich selbst treffen. Im Rahmen von Balanced Food ist sowohl das eine wie auch das andere möglich.

Hat denn die vegetarische Ernährung Vor- oder Nachteile gegenüber der konventionellen Kost?

Das kann man aus ernährungsmedizinischer Sicht weder mit einem Ja noch mit einem Nein beantworten, weil bereits der Begriff „Vegetarismus" keine einheitliche Bedeutung hat. Die extremste Form ist der Veganismus, also der völlige Verzicht auf alle Lebensmittel tierischer Herkunft. Hierbei halte ich es für notwendig, sich eingehend mit den in den pflanzlichen Lebensmitteln enthaltenen Nährstoffen auseinanderzusetzen und gegebenenfalls einen Ernährungsberater hinzuzuziehen, um Mangelerscheinungen durch einseitige Ernährung zu vermeiden. Dann gibt es Pesco-Vegetarier, die durchaus Fisch verzehren, Ovo-Vegetarier, die Eier essen, aber keine Milchprodukte, und Lacto-Vegetarier, bei denen es umgekehrt ist. Eine Mischform aus den letzten beiden ist die ovo-lakto-vegetarische Ernährung, bei der lediglich auf Fleisch und Fisch verzichtet wird, Milch, deren Produkte sowie Eier aber weiterhin auf dem Speiseplan stehen. Grundsätzlich kann man sagen: Menschen, die sich vegetarisch und somit ballaststoffreich und relativ fettarm ernähren, haben in der Regel kein Gewichtsproblem und leiden schon gar nicht unter den damit verbundenen Komplikationen. Die schwerpunktmäßig pflanzliche Ernährung schützt auch weitgehend vor den typischen Zivilisationserkrankungen wie Diabetes, Arteriosklerose, Osteoporose und Gicht, sogar vor einigen Krebsarten.

In diesem Zusammenhang fällt mir noch der Name „Puddingvegetarier" ein. Was bedeutet das?

Als „Puddingvegetarier" werden diejenigen belächelt, die Fleisch aus dem Speiseplan ausklammern, es aber dann durch unzureichende oder völlig untaugliche Nahrungsmittel, etwa durch Süßspeisen oder Fertiggerichte, ersetzen. Das Ergebnis ist, dass wichtige Nährstoffe fehlen, was dann zu Mangelerscheinungen führt. Das sind aber nur Ausnahmen. Auch bei New Food ist die Ernährung abwechslungsreich, bilanzgerecht und bedarfsorientiert, was durch geschickte Kombination der pflanzlichen Nahrungsmittel ohne Weiteres möglich ist. Wer sich sein Obst und Gemüse frisch auf dem Markt oder direkt beim Biobauern besorgt und vielleicht noch die Milch auf dem Speiseplan belässt, kann sicher sein, dass er die Makronährstoffe, die Vitamine und die Mineralstoffe in ausreichendem Maß bekommt. Zum besseren Gesundheitszustand von Vegetariern trägt übrigens auch die Tatsache bei, dass sie sich viel mehr bewegen und seltener Raucher sind.

TIPP Vor Flugreisen haben Sie immer häufiger Gelegenheit, sich vorab bei der Airline über die Bordverpflegung zu informieren. Sie können sogar via Internet vorbestellen; was Sie vor allem dann tun sollten, wenn Sie sich vegetarisch ernähren.

Das hat sicher grundsätzlich etwas mit dem größeren Bewusstsein den eigenen Körper betreffend zu tun. Es scheint also keine Nachteile zu geben. Dabei dachte ich, dass das Fehlen von tierischem Eiweiß im Körper Defizite hervorruft.

Nicht unbedingt. Zunächst ist festzustellen, dass der Verzicht auf Fleisch ernährungsphysiologisch keine Vorteile bringt, denn das tierische Eiweiß hat nun einmal die höchste biologische Wertigkeit. Das heißt, die lebensnotwendigen Aminosäuren, die der Körper mit Fisch und Fleisch aufnimmt, können von ihm besser verwertet werden als das Eiweiß aus Pflanzen. Aber das können Sie mit entsprechend ausgewählter Nahrung durchaus kompensieren.

Und wie funktioniert das?

Ganz einfach, indem man komplementäre Aminosäuren verschiedener Pflanzen oder Milchprodukte miteinander kombiniert. Ergänzt man etwa Mais mit Bohnen oder Amaranth mit Dinkel, so erreicht die Wertigkeit der pflanzlichen Proteine annähernd die fleischlichen Spitzenwerte.

Das klingt jetzt ein wenig umständlich.

Ist es aber nicht. Im Übrigen – und das gilt nicht nur für die vegetarische Ernährung – ist es dringend erforderlich, dass jeder von uns auch etwas über seine Nahrung und ihre Inhaltsstoffe lernt. Wir haben heute alle erdenklichen Möglichkeiten, um uns zu informieren, egal ob aus Büchern, aus Zeitungen oder aus dem Internet. Wir lernen wie selbstverständlich, Auto zu fahren oder den Umgang mit dem Computer, wir eignen uns Kenntnisse über die letzten Winkel unseres Planeten an, aber das, was uns täglich am Leben erhält, was verhindert, dass wir krank werden oder sterben, nämlich unsere Ernährung, das klammern wir als lästiges und überflüssiges Wissen aus? Das kann ja wohl nicht sein!

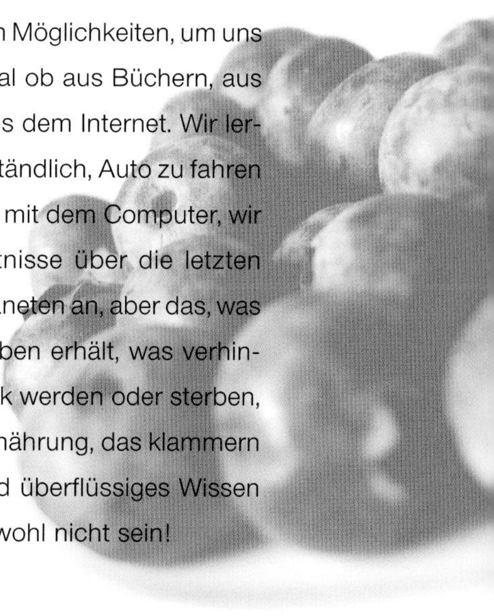

Da stimme ich Ihnen vollkommen zu. Vegetarier sind hier meist schon einen Schritt voraus.

Wie ich schon sagte, bei Vegetariern hat die Ernährung einen deutlich höheren Stellenwert als beim Rest der Menschheit, was aber nicht heißt, dass es generell so ist.

Dann schauen wir uns New Food jetzt genauer an. Kohlenhydrate werden dem Körper doch sicher über Obst und Gemüse ausreichend zugeführt?

Grundsätzlich ja. Durch den höheren Anteil pflanzlicher Kost erhöht sich die Zufuhr von komplexen Kohlenhydraten und Ballaststoffen. Aber, wir hatten es eben kurz angeschnitten, Gemüse besteht ja beileibe nicht nur aus Kohlenhydraten. Die von mir in der Gemüsesäule besonders hervorgehobenen Sojasprossen enthalten zum Beispiel pflanzliches Eiweiß in einer Menge, dass der Verzicht auf das tierische mehr als ausgeglichen wird. Dazu kommen noch so viele Vitamine und Mineralstoffe, dass man fast von einem Allround-Lebensmittel sprechen kann, was die Sojabohne ja auch für große Teile der Weltbevölkerung darstellt.

Es liegt auf der Hand, dass die Gemüse- und Obstsäulen bei New Food besonders reichhaltig mit Vorschlägen bestückt sind. Aber warum heben Sie gerade die Heidelbeeren besonders hervor?

Beim Gemüse habe ich, wie Sie sehen, schon zusammengefasst, sonst hätte der Platz nicht ausgereicht. Wie Sie schon richtig sagten, es sind alles nur Vorschläge, und es gibt kein Muss. Man kann aus der Liste auswählen, was man möchte, je nachdem, wo die persönliche Vorliebe liegt. Wichtig ist die Abwechslung, denn keine Gemüse- oder Obstsorte versorgt den Körper mit allem, was er braucht, jede bedient immer nur einen Teilbereich unseres Nährstoffbedarfs. Speziell die Heidelbeeren liefern viel Eisen, Kalzium und sekundäre Pflanzenstoffe. In frischem Zustand stimulieren sie den Darm, in getrockneter Form wiederum wirken die enthaltenen Gerbstoffe entzündungshemmend und beruhigen den Darm.

> **TIPP** Ein Mangel an Kalzium hat gravierende Folgen. Denken Sie täglich bei der Kombination Ihrer Mahlzeiten daran, dass Sie Käse, Milch, Joghurt und kalziumhaltiges Gemüse wie Spinat, Brokkoli, Sellerie oder Grünkohl zu sich nehmen, um so der Osteoporose vorzubeugen.

Auch die Getreidesäule zeigt ja wieder ein umfassendes Angebot.

Das muss sie auch, denn Getreide und Getreideprodukte enthalten hochwertiges pflanzliches Eiweiß, das bei rein vegetarischer Ernährung den Ausgleich für das fehlende tierische schaffen muss. Ein Paradebeispiel ist die alte Kulturpflanze der Inkas, der Amaranth. Sein Eiweiß- und Mi-

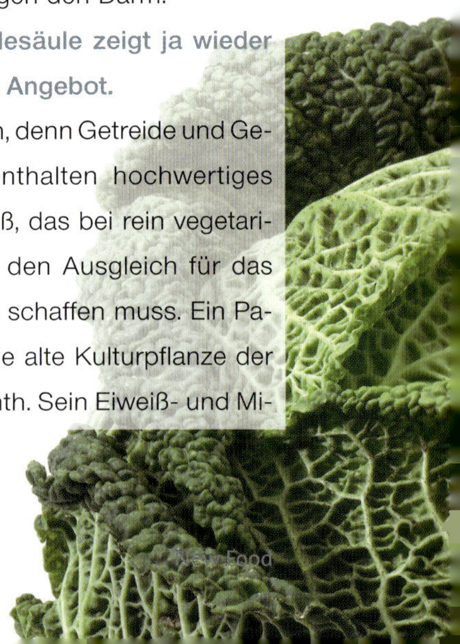

neralstoffgehalt ist weitaus höher als bei den traditionellen Getreidesorten. Die Proteine bestehen aus vielen essenziellen Aminosäuren, außerdem liefert er Kalzium, Magnesium, Eisen und Zink satt. Beim Fett handelt es sich zu 70 Prozent um die wertvollen ungesättigten Fettsäuren. Und last but not least sind im Amaranth alle Inhaltsstoffe in einem für unsere Ernährung äußerst günstigen Verhältnis kombiniert.

Ein effektives Korn! Aber Amaranth dürften bei uns die wenigsten kennen. Da zeigt sich, dass in der Vergangenheit viel Wissen um gute Ernährung einfach verloren gegangen ist.

Ja. Und gezielte Desinformationen aus den verschiedensten Gründen, seien es der Glaube oder einfach Profitgier, taten ein Übriges. Unsere Vorfahren wussten durchaus, was ihnen guttut, und das waren oftmals die einfachsten Dinge.

Kommen wir zur Milch. Viele, die sich rein pflanzlich ernähren, lehnen ja sogar deren Genuss ab, weil die Milch und ihre Produkte tierischen Ursprungs sind.

Ja, und das ist vom ernährungsmedizinischen Gesichtspunkt schade. Nehmen wir den Joghurt. Er dient bei ansonsten fleischloser Ernährung nicht nur als fettarmer Eiweißlieferant, die in ihm enthaltenen Milchsäurebakterien stärken auch das Immunsystem und wirken positiv auf die Darmflora. Neben Kalium und Magnesium enthält er viel Kalzium für die Osteoporoseprophylaxe, was vor allem für Frauen von großer Wichtigkeit ist.

Wir hatten ja schon darüber gesprochen, dass Sojamilch ein vollwertiger Ersatz für die Milch tierischen Ursprungs ist. Gilt das entsprechend auch beim Fleisch?

Ja, Tofu, der Quark aus Sojamilch, enthält Eiweiß mit hoher biologischer Wertigkeit. Er kann so hergestellt werden, dass er in seiner Konsistenz dem Fleisch gleichkommt und sogar gegrillt werden kann, ohne dass er auseinanderfällt. Neben Vitaminen und Mineralstoffen enthält er das nervenstärkende und durchblutungsfördernde Lezithin.

Dann braucht sich also ein Vegetarier um seine Eiweißzufuhr keine Sorgen zu machen. Aber wie sieht es denn bei den Ölen und Fetten aus?

Da ist die Bilanz ausschließlich positiv. Der Anteil der empfehlenswerten ungesättigten Fettsäuren in der Nahrung ist definitiv höher und der von den gesättigten dementsprechend niedriger, da kein tierisches Fett gegessen wird. Das tut Herz und Hirn gleichermaßen gut.

Also besteht der einzige „Nachteil" vegetarischer Ernährung darin, dass sie ein

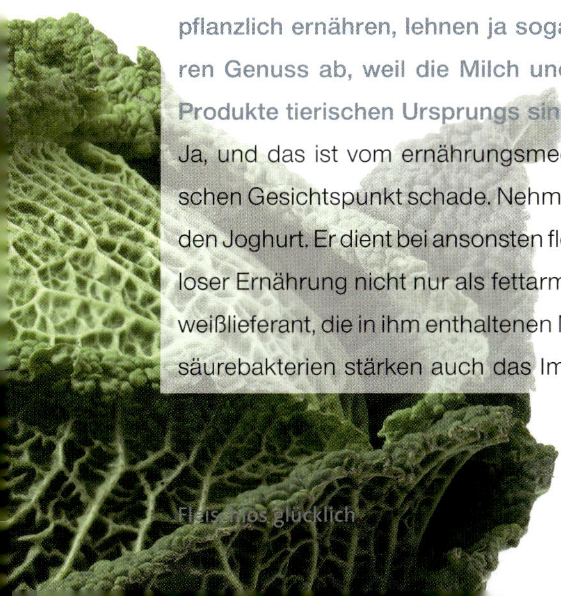

wenig mehr Sorgfalt erfordert als die konventionelle Kost?

So gesehen ja. Aber wenn man sich bereits mit den Grundregeln von Functional Eating® auseinandergesetzt hat, weiß man auch, was man miteinander kombinieren und was womit ausgeglichen werden kann. Sie benötigen also keine wesentlichen neuen Kenntnisse, um aus Balanced Food New Food zu machen. Stattdessen gehen Sie wie gewohnt vor und bestimmen zunächst Ihre Tagesbilanz – wie viel Energie benötige ich heute? –, dann die Portionsgröße und schließlich, welche Portionen Sie wann essen möchten. Die einzige Neuerung besteht darin, dass aus der Fleisch-Eiweiß-Gruppe das Fleisch und eventuell auch der Fisch gestrichen und durch Milch und Milchprodukte oder Sojaprodukte ersetzt werden. Somit ist New Food ganz und gar nicht komplizierter als die konventionelle Kost.

Da möchte ich aber noch mal nachhaken. Gibt es nicht bei ausschließlich vegetarischer Ernährung doch irgendwo kleine Defizite? Wie ist es zum Beispiel bei Schwangeren, die ja wesentlich mehr Vitamine, Makronährstoffe und Mineralien brauchen?

Das wollte ich sofort ansprechen. Sie haben recht, Frau Karalus, bei Schwangeren können sich Defizite bei den Vitaminen und den Mineralstoffen ergeben. Die Vitamine D, B_2 und B_{12} können zum Problem werden, vor allem das Vitamin B_{12}, das in größeren Mengen nur in tierischer Nahrung vorkommt und für die Bildung der roten Blutkörperchen wichtig ist. Zusammen mit dem bei rein vegetarischer Ernährung häufigen Mangel an den Mineralstoffen Kalzium und Eisen kann es gerade in der Schwangerschaft, aber auch bei Kindern und Jugendlichen in der Wachstumsphase kritisch werden. Kalzium ist als sogenanntes Gerüstmaterial gerade in Wachstumsphasen unverzichtbar. Das Mineral Eisen ist zwar in dunkelgrünem Blattgemüse und Getreide reichlich vorhanden, aber leider biologisch nicht so leicht zu verwerten wie das Eisen aus dem Steak.

Kann man das abfedern? Oder sind hier Nahrungsergänzungsprodukte wie zum Beispiel Eisen in Tablettenform ein Muss?

Die brauchen Sie nicht. Man muss nur wissen, wie und womit man den Mangel ausgleichen kann. Vitamin C beispielsweise kann die Eisenresorption um ein Vielfaches verbessern. Trinken Sie also ein Glas frisch gepressten Orangensafts zum Essen oder machen Sie den grünen Salat mit Zitronensaft an. Im Bioladen sollten Sie auf jeden Fall Amaranth und Quinoa kaufen, ihr Eisengehalt ist wesentlich höher als der des Weizens und ausreichend Kalzium ist ebenso darin enthalten. Vor allem aber können Sie den Eisenmangel, wie Sie so schön sagen, abfedern, indem Sie vermehrt Rotbuschtee und Basilikum zu sich nehmen. Vor allem Frauen sollten ja auf ihren Eisenhaushalt achten, wegen des Blutverlusts während der Menstruation.

Und welchen Ausgleich empfehlen Sie bei Vitamin B_{12}? Das ist doch fast ausschließlich in tierischer Nahrung anzutreffen.

Ja, das stimmt. Außerdem kann Vitamin B_{12} bis zu 16 Monate im Körper gespeichert werden, weshalb sich ein Mangel möglicherweise erst nach Jahren zeigt. Den Ausgleich können fermentierte Produkte wie Miso, Tempeh, aber auch Sauerkraut und vor allem Algen schaffen oder eben der Verzehr von Vitamin-B_{12}-haltigen Milchprodukten und Eiern.

Was machen all diejenigen, die gänzlich auf Lebensmittel aus tierischer Herkunft verzichten wollen?

Sie können sich zum Beispiel Vitamin D, das der Körper bekanntlich unter Sonnenbestrahlung selbst bildet, über das Provitamin Ergosterin holen, das in Weizenkeimen, Nüssen und Sprossen zu finden ist. Den Bedarf an Spurenelementen wie Zink und Jod kann man durch Vollkornprodukte, Hülsenfrüchte, Sojasprossen oder auch mit Algen abdecken.

Also kann von Verzicht und Mangel gar keine Rede sein.

Richtig. Die allgemein gültige Regel, dass bei Functional Eating® kein Verzicht stattfindet, bezieht sich natürlich auch auf den speziellen Ernährungstypus New Food. Es kommt ausschließlich auf die richtige Auswahl und die richtige Kombination an, dann erhält man auch ohne Fleisch alle Nährstoffe in ausreichendem Maß. Vor allem die Sojabohne hat einen hohen Gehalt an Eiweiß und stellt zusammen mit ihren Produkten wie Sprossen, Tofu und Sojamilch eine ausgewogene Kost sicher, die den Verzicht auf Fleisch vollkommen wettmacht. Nüsse sind mit ihren vielen Vitaminen aus der B-Gruppe reinstes Gehirnfutter. Sojabohnen, Nüsse, Hülsenfrüchte und Sprossen, die allesamt für einen vollständigen Aminosäurenhaushalt sorgen, liefern nebenbei auch wertvolle ungesättigte Fettsäuren, Vitamine und Mineralstoffe mit. Wenn dann die vegetarische Kost durch die Vielzahl an Früchten und Gemüsen im Speiseplan auch reichlich Vitamin C, E und Betacarotin enthält, die wiederum den nötigen Nachschub für die antioxidative Schutztruppe im Körper liefern, steht einer guten körperlichen Verfassung nichts im Weg.

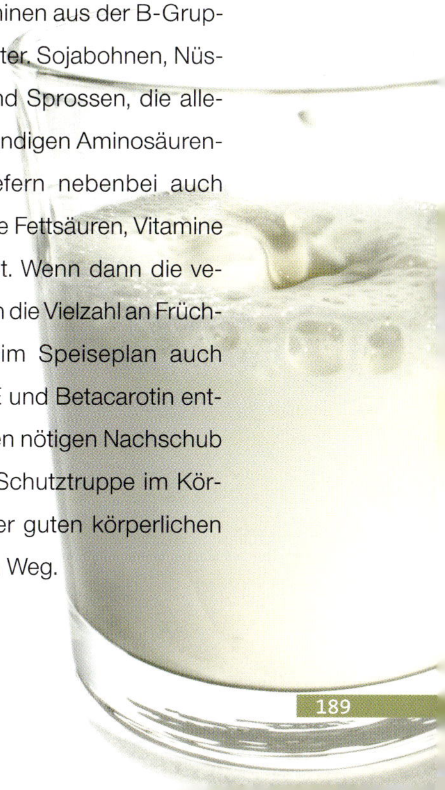

New Food macht das moderne Leben leichter

Durch die erhöhte Sorgfalt bei der Zusammenstellung der Mahlzeiten werden Sie sowohl Lebensmitteln gegenüber als auch sich selbst und Ihrer Umwelt gegenüber viel achtsamer. Sie leben faktisch gesünder und sind daher auch gegen den alltäglichen Stress und die Hektik besser gewappnet. Ein geringerer Fleischkonsum entspricht den Anforderungen des modernen Zeitalters. Machen Sie sich das Leben leichter, indem Sie sich an New Food halten, speziell dann, wenn Sie in einer schwierigen Entscheidungssituation stecken. Niemand wird mit einer Entscheidung glücklich sein, die seinem Wesen widerspricht. Deshalb sollte man sich von Zeit zu Zeit aus der Betriebsamkeit des Alltags ausklinken. In den entspannten Phasen von Urlaub und ausgewählten Auszeiten kann man den oft verschütteten eigenen Wünschen und Bedürfnissen auf die Spur kommen.

Eine vegane Ernährung schließt auch alle Produkte vom Tier wie Milch, Eier und Käse für die tägliche Kost aus. Das macht die Sache natürlich erheblich komplizierter. Wer absolut kein tierisches Eiweiß zu sich nehmen möchte, sollte sich ernährungsphysiologisch beraten lassen, damit auch wirklich kein Mangel entsteht.

Pflanze	**Eigenschaften/Substitutionsleistungen**
Agar-Agar (Geliermittel aus Algen)	Mineralstoffe
Algen	Jod, Mineralstoffe, B_{12}
Amaranth, Quinoa	hochwertiges Eiweiß, Kalzium, B_{12}
Hafer, Buchweizen, Hirse	hochwertiges Eiweiß, Mineralstoffe
Kichererbsen, Bohnen, Linsen	hochwertiges Eiweiß, Eisen, B-Vitamine
Sojabohne	hochwertiges Eiweiß, Kalzium, Eisen, Bioaktivstoffe
Sprossen (Alfalfa, Weizenkeimlinge)	hochwertiges Eiweiß, Vitamine

New Food

„Fleischlos glücklich" mit einer sorgfältig ausgewählten vegetarischen Ernährung. Diese bringt viele gesundheitliche Vorteile mit sich, wenn man gezielte vitaminreiche Lebensmittel (Obst, Gemüse, Vollkornprodukte) anstatt Fleisch zu sich nimmt. Jedoch muss man pflanzliche Nahrungsmittel „raffiniert kombinieren", um kein Defizit an Makronährstoffen (besonders an Eiweiß) wie auch Mikronährstoffen (Vitamin B_2, B_{12}, Kalzium, Eisen) zu riskieren, die hauptsächlich in tierischen Lebensmitteln vorkommen.

Lebensmittelgruppen	**1800-kcal-Aufteilung: pro Tag konsumierte Portionen**	**2000-kcal-Aufteilung: pro Tag konsumierte Portionen**	**2200-kcal-Aufteilung: pro Tag konsumierte Portionen**
Wasser	2–3 l	2–3 l	2–3 l
Gemüse ca. 50 kcal/Portion	4	5	5
Obst ca. 50 kcal/Portion	3	4	4
Getreide ca. 150 kcal/Portion	3	3	4
Milch und Milchprodukte, Käse ca. 150 kcal/Portion	2	3	3
Fleisch, Fisch, Ei, Wurst ca. 160 kcal/Portion	2	2	3
Fette/Öle ca. 210 kcal/Portion	1	1	1
Naschwerk ca. 100 kcal/Portion	1	1	1

Die sieben Säulen

Dieses Stufenschema beinhaltet eine Lebensmittelauswahl, die als Präferenzliste dienen soll. Diese Lebensmittel basieren auf den Nähr- und Wirkstoffempfehlungen von **New Food** und können nach Belieben mit Lebensmitteln aus dem Bereich Balanced Food erweitert werden.

Gemüse

50 kcal/Portion

Sojasprossen	**80 g**
Algen	10 g
Avocado	20 g
Blattsalate (alle Sorten)	100 g
Gemüsesaft (frisch gepresst)	200 ml
Gemüsesorten (alle Sorten)	100 g*
Hülsenfrüchte	80 g
Paprika	150 g*
Pilze	150 g*

Agar-Agar
Kresse
Miso (als Ersatz für Veganer)

(Kräuter und Gewürze nach Bedarf)

Obst

50 kcal/Portion

Heidelbeeren 125 g

alle Obstsorten, zum Beispiel:

Ananas	100 g
Apfel	100 g
Aprikosen	100 g
Banane	50 g
Beeren	125 g
Birne	100 g
Feige	80 g
Fruchtsaft (frisch gepresst)	100 ml
Granatapfel	70 g
Grapefruit	100 g
Guave	125 g
Honigmelone	200 g
Kiwi	80 g
Mandarine	80 g
Mango	80 g
Nektarine	100 g
Orange	120 g
Papaya	150 g*
Pfirsich	120 g
Preiselbeeren	125 g
Süßkirschen	80 g
Trockenfrüchte	20 g
Wassermelone	150 g
Weintrauben	80 g
Zwetschgen	100 g

Getreide

150 kcal/Portion

Amaranth	**40**
Bierhefe	10
Brötchen	60
Cornflakes	40
Getreidekörner/ Keime	30
Hirse	40
Kartoffeln	200
Knäckebrot	40
Maisgrieß (Polenta)	45
Mischbrot	70
Müslimischung	45
Quinoa	40
Reis (poliert; roh)	40
Sandwich-/Weißbrot/ Toast	60
Sojabohnen	100
Sojamehl	45
Sojateigwaren (roh)	50
Vollkornbrot	80
Vollkornnudel (roh)	50
Vollkornreis (roh)	40

Wasser, Mineralwasser (mindestens 2–

ausreich

*Haushaltsmaße < 50 kcal/Portion

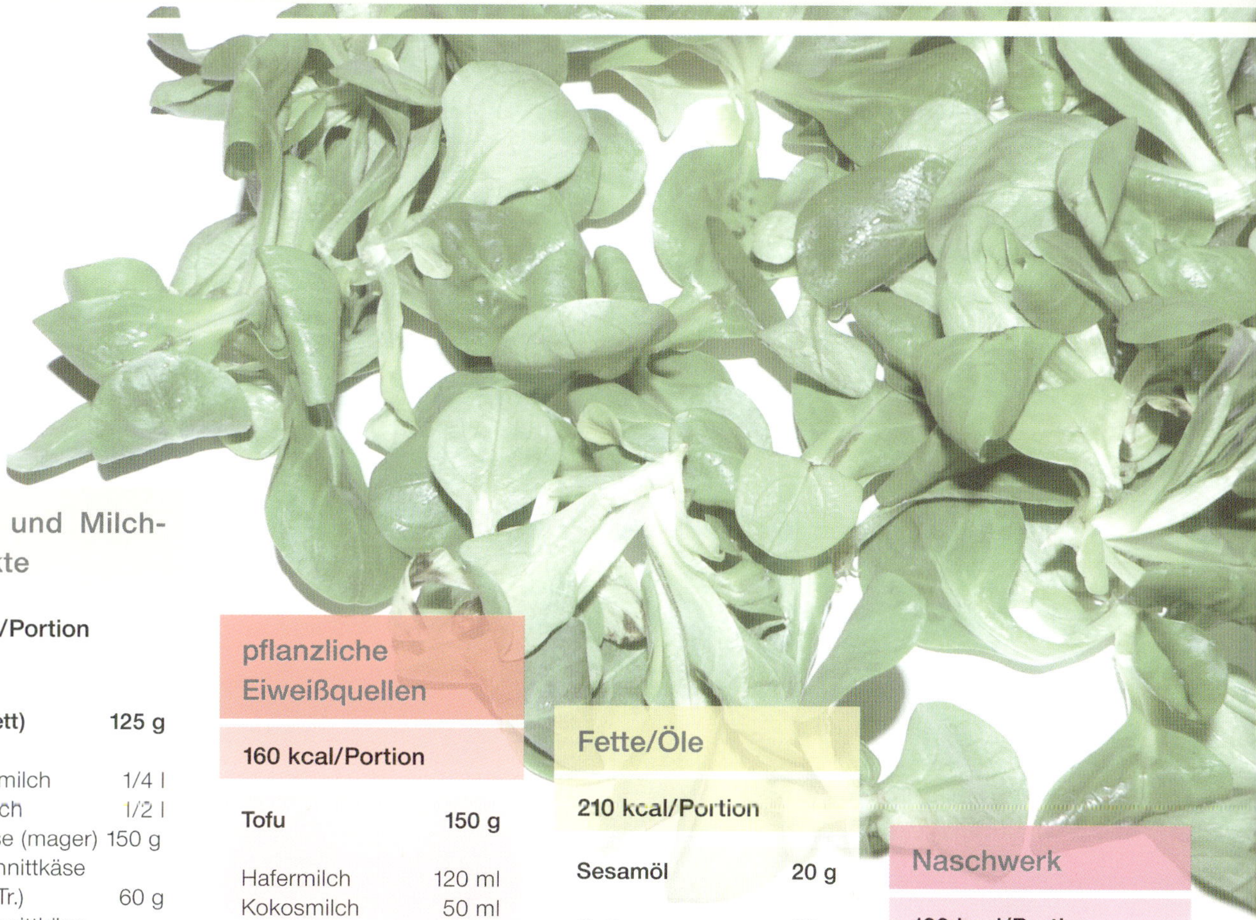

⁄ilch- und Milch-
›rodukte

50 kcal/Portion

oghurt	
,5 % Fett)	**125 g**
3io-)Vollmilch	1/4 l
uttermilch	1/2 l
rischkäse (mager)	150 g
art-/Schnittkäse	
5 % F.i.Tr.)	60 g
art-/Schnittkäse	
35 % F.i.Tr.)	60 g
oghurt	
,5 % Fett)	400 g
efir	1/4 l
agermilch	400 ml
agerquark	200 g
olke	1/2 l
ozzarella	60 g
armesan	
2 % F.i.Tr.)	40 g
chafs- und	
egenmilch	1/4 l

pflanzliche Eiweißquellen

160 kcal/Portion

Tofu	**150 g**
Hafermilch	120 ml
Kokosmilch	50 ml
Natto	70 g
Reismilch	120 ml
Sojabohnen	100 g
Sojajoghurt	125 g
Sojamilch	1/4 l
Tempeh (als Ersatz für Veganer)	70 g
Yuba	30 g

Fette/Öle

210 kcal/Portion

Sesamöl	**20 g**
Butter	30 g
Haselnüsse	30 g
Leinsamen	80 g
Margarine	50 g
Oliven-/Walnuss-/Weizenkeimöl je	20 g
Sesamsamen	30 g

Naschwerk

100 kcal/Portion

kandierter Ingwer	**30 g**
Amaranthriegel	25 g
Dinkelcracker	30 g
Grissini	30 g
Knabbersoja	25 g
Maislutscher	1 Stk.
Schokonüsse	20 g
Sojapudding	125 g

ïner Tee, Rotbuschtee, Kräutertee (2–3 Tassen)

›wegung

Amaranth

Dient als pflanzliche Eiweißquelle. Da er viel Eisen und Magnesium liefert, sollte er auf keinem vegetarischen Speiseplan fehlen.

Heidelbeeren

Sie liefern viel Eisen, Kalzium und sekundäre Pflanzenstoffe. Frisch genossen stimulieren sie die Darmtätigkeit, in getrockneter Form wirken die enthaltenen Gerbstoffe entzündungshemmend und beruhigen den Darm.

Joghurt

Joghurt fungiert als fettarmer Eiweißlieferant. Die enthaltenen Milchsäurebakterien stärken das Immunsystem und wirken positiv auf die Darmflora. Neben Kalium und Magnesium enthält er viel Kalzium als Osteoporoseprophylaxe.

Kandierter Ingwer

Die frische Knolle enthält ein wahres Feuerwerk an Inhaltsstoffen wie Kalium, Kalzium und Eisen, aber auch ätherische Öle, die entzündungshemmend wirken. Kandierter Ingwer stillt den Gusto auf Süßes und liefert gleichzeitig Vitamine und Mineralstoffe.

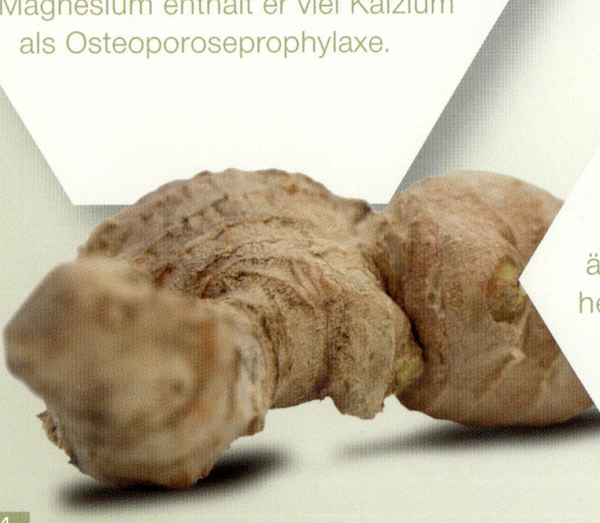

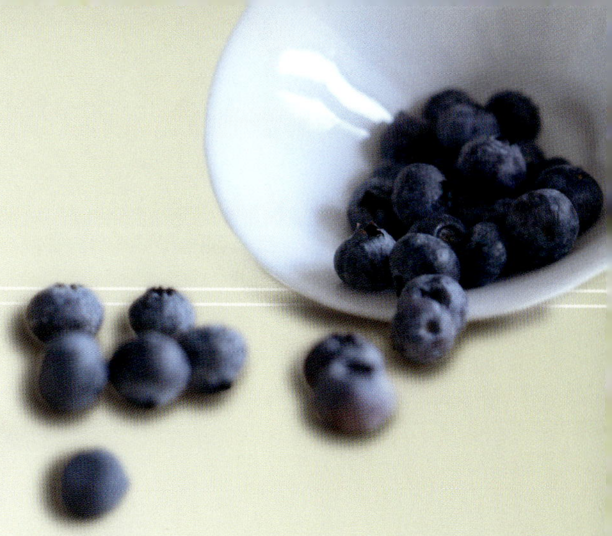

Sesamöl

Sesam enthält viel Kalzium, Eisen und Zink und darüber hinaus reichlich B-Vitamine. Seine überwiegend ungesättigten Fettsäuren werden von Vitamin E geschützt. Aus den Samen wird das kostbare Sesamöl gewonnen, aber auch Tahina, ein köstlicher Brotaufstrich.

Sojasprossen

Die Sojabohne selbst enthält bereits wichtige Inhaltsstoffe, durch den Keimprozess vervielfacht sich jedoch der Vitamin- (Vitamin B_2, D) und Mineralstoffgehalt (Kalzium). Außerdem liefert sie mehrfach ungesättigte Fettsäuren und hochwertiges Eiweiß – in der vegetarischen Ernährung einfach unverzichtbar.

Tofu

Er wird aus Sojabohnen gewonnen. Sein Aussehen erinnert an Quark und sein Geschmack ist neutral. Durch sein Eiweiß mit hoher biologischer Wertigkeit dient Tofu als guter Fleischersatz. Neben Vitaminen und Mineralstoffen enthält er das nervenstärkende und durchblutungsfördernde Lezithin.

TIPP Da Eisen in der ovo-lakto-vegetarischen (Ei-Milch-Pflanzen) Ernährung zu kurz kommen kann, empfiehlt es sich, eisenreiche pflanzliche Lebensmittel mit Vitamin-C-reichen Lebensmitteln zu kombinieren. Zum Beispiel Vollkornmüsli mit Früchten oder Reis mit Paprika oder Brokkoli.

Rezept-Ideen: New Food

Hier finden Sie eine kleine Auswahl an Vorschlägen, die Sie ganz nach Belieben kombinieren können.

TIPP Die Berechnung der Rezepte basiert auf dem Tagesbedarf von 2000 Kalorien. Sollten Sie mehr oder weniger Kalorien benötigen, erhöhen beziehungsweise verringern Sie dementsprechend die Mengen oder die Portionen.

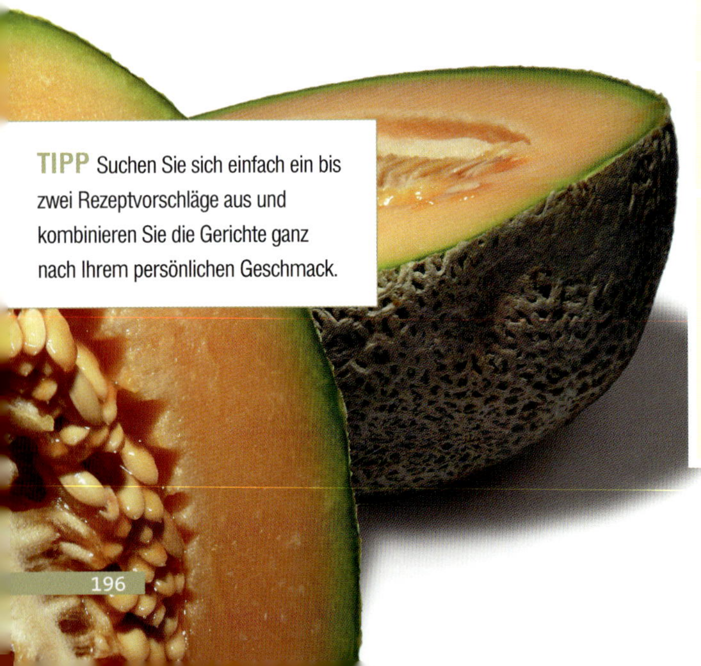

TIPP Suchen Sie sich einfach ein bis zwei Rezeptvorschläge aus und kombinieren Sie die Gerichte ganz nach Ihrem persönlichen Geschmack.

	Vorschlag 1*	Vorschlag 2
Frühstück	Rotbuschtee (Kräutertee oder grüner Tee) Knäckebrot mit Bergkäse Gemüse-Sticks Pfirsich	Rotbuschtee (Kräutertee ode grüner Tee) Brötchen mit Tomate und Mozzarella Wassermelone
Snack 1	Erdbeershake	(Bio-)Vollmilch r Waldbeeren
Mittagessen	Blattsalat mit Tofu und Sesamöl Kartoffelragout mit Karotten, Sellerie und Lauch Amaranthriegel	Gemüsekaltsch mit Frischkäse Vollkornnudeln mit Tomaten, Basilikum und Sojabohnen Sojajoghurt mit Weintrauben
Snack 2	Sojajoghurt mit Mango	Avocado mit Zitrone und weißem Pfeffer
Abendessen	Polenta mit gebratenem grünem Spargel und Schafskäse Ananas	Gegrilltes Gem mit Rosmarin-kartoffeln Mandarinen-Soufflé

*Für Vorschlag 1 finden Sie auf Seite 199 die genaue Zutatenmenge

orschlag 3	Vorschlag 4	Vorschlag 5	Vorschlag 6	Vorschlag 7
otbuschtee räutertee oder üner Tee) afermüsli mit eeren llkornbrot it Gurke und ischkäse nanas	Rotbuschtee (Kräutertee oder grüner Tee) Mischbrot mit Butter und Schnittlauch Paprikawürfel mit Quark Aprikosen	Rotbuschtee (Kräutertee oder grüner Tee) Sojabrot mit Frischkäse und Tomaten Paprika-Sticks Obstsalat	Rotbuschtee (Kräutertee oder grüner Tee) Haferflockenbrei mit Beeren und Minze Sojajoghurt Trockenfrüchte	Rotbuschtee (Kräutertee oder grüner Tee) Vollkorntoast mit Frischkäse Kiwisalat Kohlrabi mit Kräutersauce
eintrauben mit eismilch	Karotten-Natto mit Ingwer-Dip	Reiswaffeln und Kefir	Vollkornbrot mit Frischkäse und Radieschen	Sauerkirschmolke
arottensalat it Rosinen und rangen z-Risotto mit gen, Tempeh nd Parmesan	Blattsalat mit Avocado und Leinsamen Kartoffelrösti mit gebratenen Pilzen und geräuchertem Tofu	Algensalat mit Sesam und Kürbis Quinoa mit gebratenen Gemüsen und Koriander Orange	Blattsalat mit gebratenen Pfifferlingen Nudelauflauf mit Saisongemüse und Mozzarella	Minestrone mit Basilikum-Pesto Pikante Tofu-Gemüsereis-Pfanne mit Petersilie
nabbersoja	Mangoshake und kandierter Ingwer	Hafermilch und Birne	Banane	Soja-Heidelbeer-Shake
sosuppe mit uchstreifen und esse	Blumenkohlsuppe Reis-Curry-Salat mit exotischen Früchten Feigen-Carpaccio	Glasnudelsalat mit Yuba und jungem Blattspinat Gratinierte Aubergine mit Parmesan und Kräutersalat	Griechischer Salat mit Oliven und Tempeh Birnen-Mousse mit Bitterschokoladestäbchen	Gegrillter Frühlingslauch mit Olivenöl Krautfleckerln Strudel mit Aprikosensauce

REZEPTE: NEW FOOD

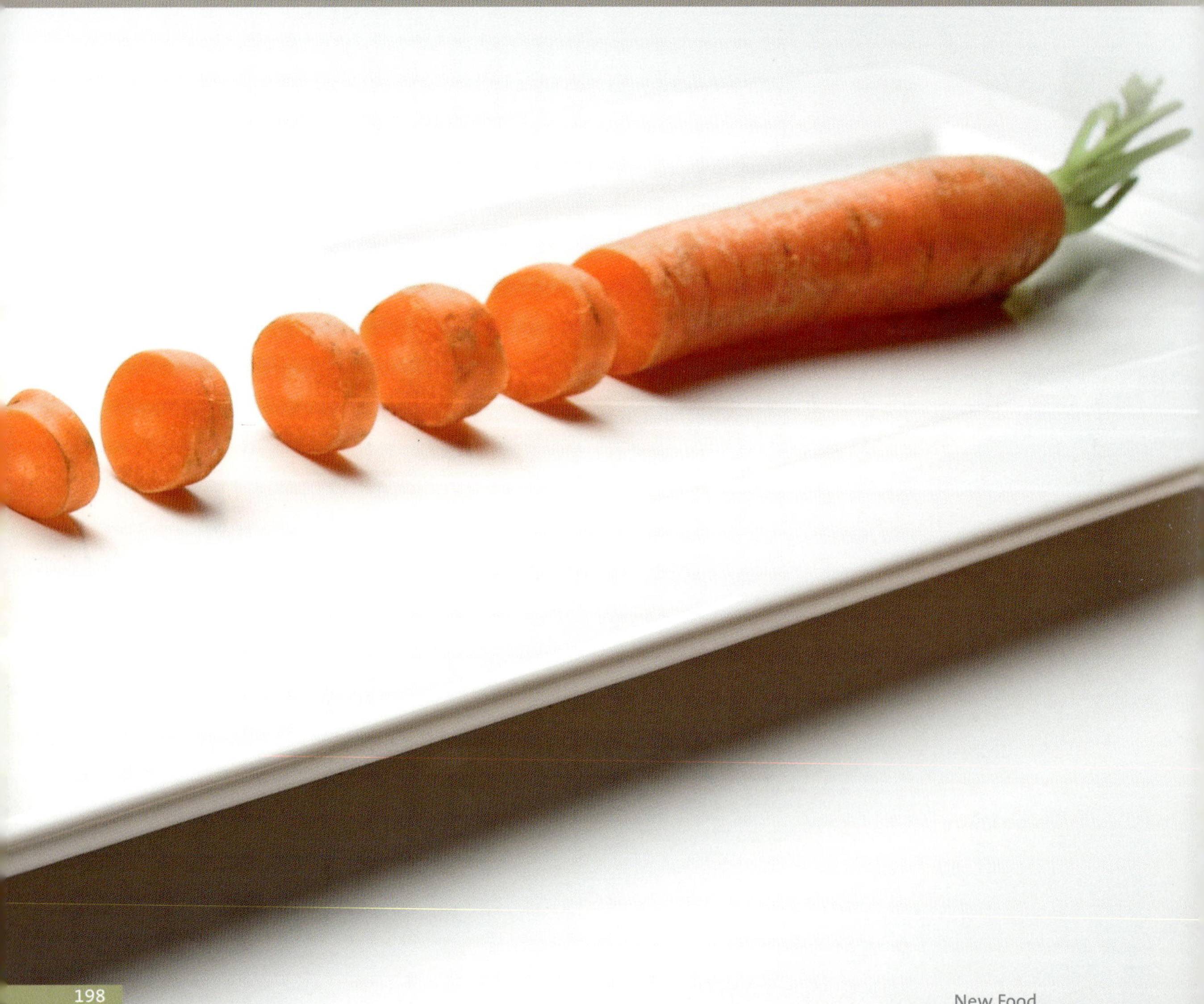

VORSCHLAG 1

Zutaten für jeweils 1 Portion

Frühstück:

40 g Knäckebrot
60 g Bergkäse

***

30 g Gurken
30 g Karotten
40 g Paprika

***

120 g Pfirsich

★

Snack 1:

125 g Erdbeeren
1/4 l (Bio-)Vollmilch

★

Mittagessen:

100 g Blattsalat
150 g Tofu
7 g Sesamöl, Limettensaft

***

200 g Kartoffeln, 30 g Zwiebeln
70 g Karotten
50 g Knollensellerie, 50 g Lauch
10 g Butter

***

1 Amaranthriegel

Snack 2:

250 g Sojajoghurt
80 g Mango

★

Abendessen:

45 g Maisgrieß (Polenta)
120 g grüner Spargel, 7 g Öl zum Braten
40 g Schafskäse

***

100 g Ananas

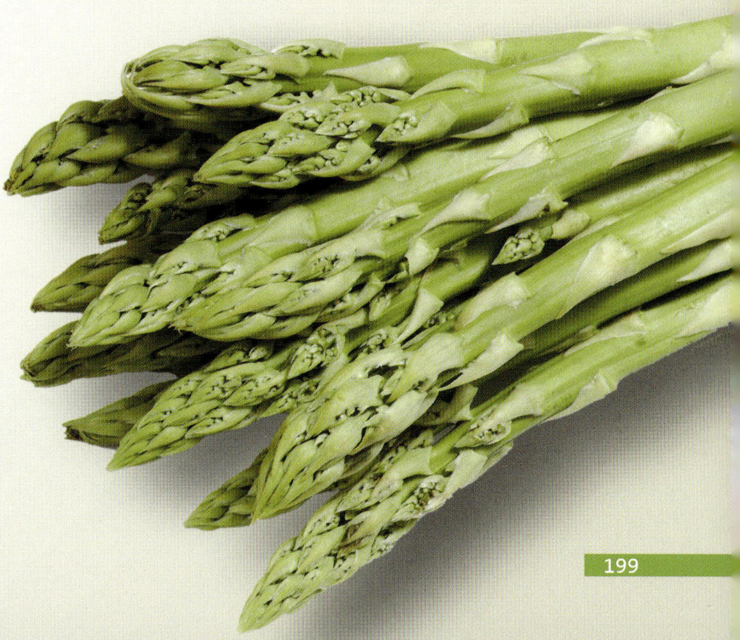

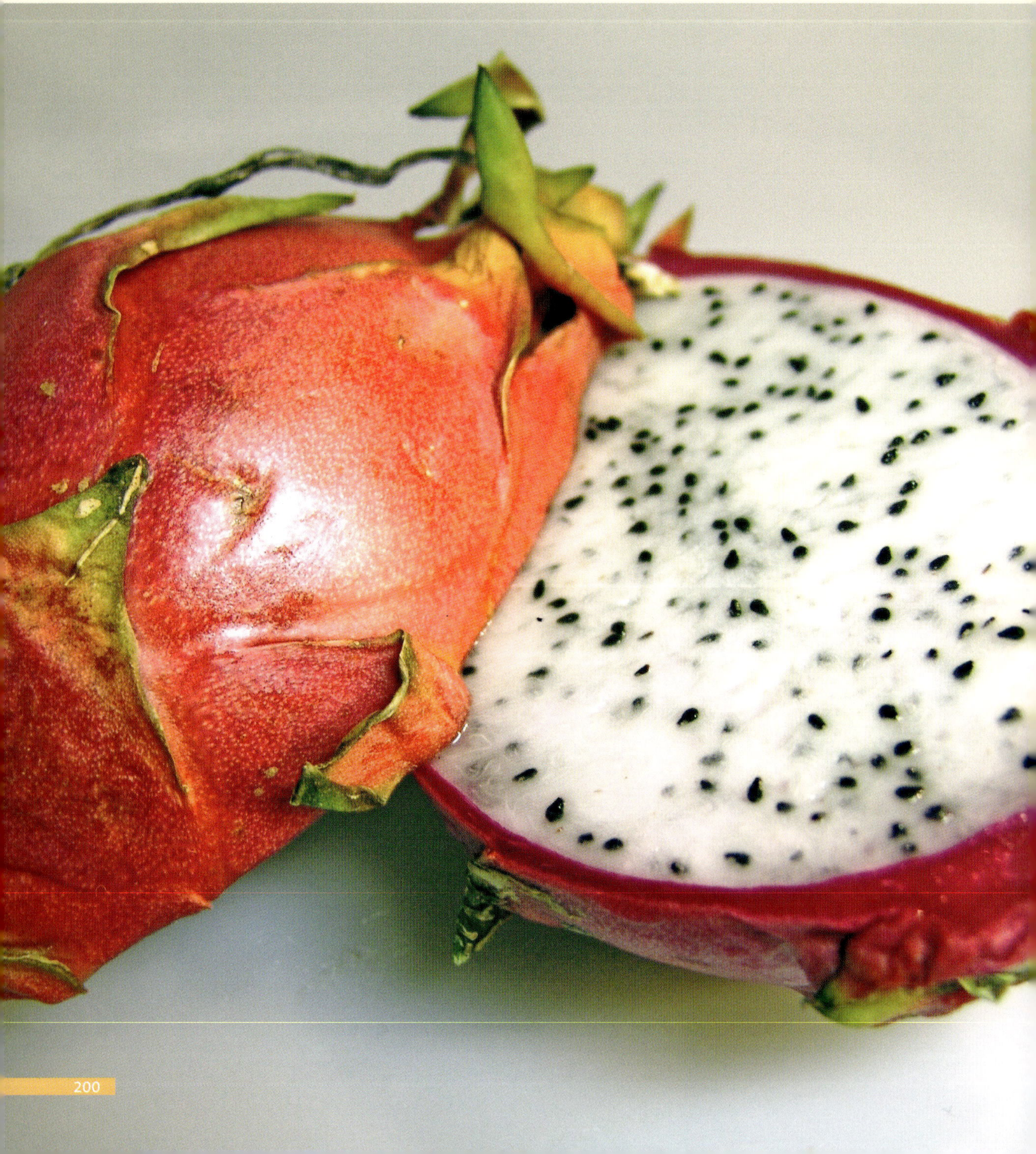

VITAMINE, VITAMINE...

Vitamine sind nicht nur ein Zauberwort der Werbung. Doch es ist erwiesen, dass sich alle möglichen Lebensmittel, Säfte und Zwischenmahlzeiten besser verkaufen, wenn sie einen hohen Vitamingehalt nachweisen können.

Vitaminreiche Nahrung ist lebensnotwendig.

Obwohl es weltweit sehr unterschiedliche Empfehlungen für die tägliche Vitaminzufuhr gibt, ist man sich über die tatsächliche Bedeutung dennoch einig.

Vitamine sind organische Substanzen, die der menschliche Körper nicht oder nur in unzureichenden Mengen selbst herstellen kann. Deswegen spricht man auch von lebensnotwendigen oder essenziellen Nährstoffen.

Ihre Hauptrolle spielen sie als Bestandteile von Enzymen, zum Beispiel bei der Energiegewinnung. So machen sie natürliche Abläufe im Körper überhaupt erst möglich und sind darüber hinaus wichtige Bestandteile der Schutzmechanismen gegen freie Radikale. In diesem antioxidativen Bereich sind vor allem die Vitamine C, E und das Provitamin A (Carotin) aktiv, deren Wirkung erst in den vergangenen Jahren genauer erforscht wurde.

Die Einteilung in fett- und wasserlösliche Vitamine ist für die Zubereitung von Nahrungsmitteln von Bedeutung. Fettlösliche Vitamine (zu ihnen zählen die Vitamine A, D, E und K) können nur dann vom Darm resorbiert werden, wenn wir sie gemeinsam mit Fett zu uns nehmen. Leiden wir an einer Darmerkrankung, die mit einer

Fettverdauungsstörung verbunden ist, so hat das auch eine Unterversorgung mit fettlöslichen Vitaminen zur Folge. Mit Ausnahme von Vitamin K werden diese fettlöslichen Vitamine auch im Fettgewebe gespeichert, sodass sich unser Körper einen kleinen Vorrat anlegen kann und wir nicht täglich unseren Bedarf stillen müssen. Auf diese Weise können auch akute Mangelsituationen für eine gewisse Zeit überbrückt werden.

Andererseits hat diese Speicherfunktion auch einen Nachteil: Anders als bei den wasserlöslichen Vitaminen kann eine Überdosierung in Tablettenform auch zu Schäden führen, da diese nicht sofort ausgeschieden werden können.

Alle anderen Vitamine sind wasserlöslich und können mit einer Ausnahme (Vitamin B_{12}) nur in geringen Mengen oder gar nicht gespeichert werden, sodass wir sie mit unserer täglichen Nahrung zuführen müssen.

Quellen: Deutsche Gesellschaft für Ernährung (DGE), Österreichische Gesellschaft für Ernährung (ÖGE), Schweizerische Gesellschaft für Ernährungsforschung (SGE), Schweizerische Vereinigung für Ernährung (SVE): **Referenzwerte für die Nährstoffzufuhr,** Umschau/Braus, Frankfurt/Main 2000; Gröber, U.: **Mikronährstoffe in der Orthomolekularen Medizin für die Kitteltasche**, Wissenschaftliche Verlagsgesellschaft mbH, Stuttgart 2002

Die fettlösliche

Name	**Vorkommen (Hauptquelle)**
Retinol (A), Provitamin, Carotin	Leber, Milch, Butter, Käse, Innereien, Eigelb, Karotten, Tomaten, Grünkohl, Spinat, Brokkoli, Paprika, Erbsen, M Kopfsalat
Calciferole (D), D_2: Ergocalciferol, D_3: Cholecalciferol	Milch, Butter, Ei, Hefe, Leber Innereien, Fisch, Kakao, Pilze
Tocopherole (E)	Pflanzenöle, Fleisch, Eigelb, Schlagsahne, grüne Pflanze Getreide, Nüsse
Phyllochinon (K), K_1: Phyllochinon, K_2: Menachinon, K_3: Menadion	grünes Gemüse, Tomaten, Schweineleber, Milch, Sojaö Rapsöl K_2: Eigensynthese durch Darmbakterien

tamine und ihre Hauptwirkung

ıpfohlene fuhr/Tag	chemisch-physikalische Eigenschaften	Stoffwechsel-funktionen	Auswirkungen bei Mangel
3–1,0 mg :hwangere: mg	auch wasserlöslich, hitzebeständig, licht-/sauerstoff-empfindlich Kochverlust: 20 %	wirksamer Bestandteil des Sehpurpurs Provitamin wirkt antioxidativ	bei Avitaminose Nachtblindheit und Erblindung. Bei Hypovitaminose schlechtes Dämmersehen, Verhornung der Epithelzellen
µg Säuglings- und einkindalter: f 10 µg erhöht :hwangere 4. Monat: µg	licht- und hitze-unempfindlich (bis 180 Grad) Kochverlust: 20 %	Zusammenspiel mit dem Parathormon im Kalzium-stoffwechsel	Rachitis (Knochenbiegsamkeit), Verminderung des Mineralgehalts der Knochen (beim Erwachsenen Osteomalazie)
–15 mg :hwangere 4. Monat: mg	hitzebeständig bis 250 Grad, empfindlich gegen UV-Strahlen, lichtempfindlich, Antioxidans Kochverlust: gering (Wiedererhitzung von Bratfett bedeutet vollständige Zerstörung)	Schutz-funktionen vor Autooxidation der ungesättigten Fettsäuren	Mangel beim Menschen unklar, im Tierversuch als „Antisterilitätsfaktor“ identifiziert
–80 µg ahrscheinlich cht die Eigensyn-ese aus)		Gerinnungs-förderung	Blutungsneigung, Gerinnungsstörung

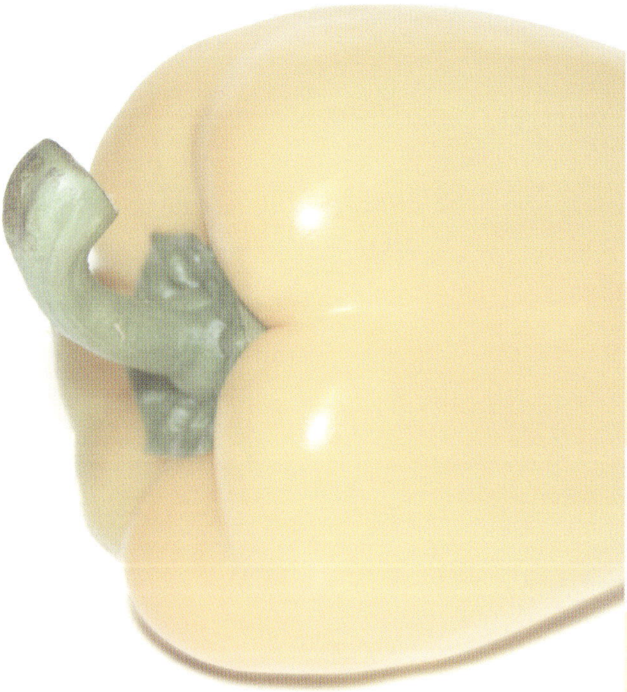

Die wasserlösliche

Name	Vorkommen (Hauptquelle)
Thiamin (B_1)	Hefe, Kleie, Getreidekorn (vo Getreidekeimling, Kartoffeln, Hülsenfrüchte, Sojamehl, Vollkornprodukte, Spargel, L Niere, Herz, Fleisch, Milch, E
Riboflavin (B_2)	Hefe, Grünkohl, Spinat, Kart Hülsenfrüchte, Vollkorn-erzeugnisse, Leber, Niere, H Milch, Käse, Eier
Niacin (B_3, Nicotin-Säureamid, Nikotinsäure)	Hefe, Erdnüsse, Pfifferlinge, Gemüse, Getreide, Reis, Kle geringer Gehalt in Fisch unc Geflügel
Cobalamin (B_{12}, Cyanocobalamin)	Eigelb, Fisch, Milch, Käse, Mikroorganismen
Ascorbinsäure (C)	Kartoffeln, Paprika, Zitrusfrü Kiwi, Schwarze Johannisbee Sanddorn, Hagebutten, Leb Milch

Quellen: Deutsche Gesellschaft für Ernährung (DGE), Österreichische Gesellschaft für Ernährung (ÖGE), Schweizerische Gesellschaft für Ernährungsforschung (SGE), Schweizerische Vereinigung für Ernährung (SVE): **Referenzwerte für die Nährstoffzufuhr**, Umschau/Braus, Frankfurt/Main 2000; Gröber, U.: **Mikronährstoffe in der Orthomolekularen Medizin für die Kitteltasche**, Wissenschaftliche Verlagsgesellschaft mbH, Stuttgart 2002

itamine und ihre Hauptwirkung

mpfohlene ufuhr/Tag	chemisch-physikalische Eigenschaften	Stoffwechsel-funktionen	Auswirkungen bei Mangel
0–1,3 mg rhöhter Bedarf bei esteigerter Stoff-echsellage sowie ei Anstieg des ohlenhydratgehalts einer Tageskost chwangere: 2 mg	empfindlich gegen Sauerstoff, Luft, ionisierende Strahlen Kochverlust: 25 %	Coenzym Thiamin-pyrophosphat im Kohlenhydrat-stoffwechsel	Beriberi (Muskelschwäche, Krämpfe)
2–1,5 mg chwangere: 5 mg	unempfindlich gegen Hitze und Sauerstoff, lichtempfindlich Kochverlust: 20 %	als Coenzym Flavin-Adenin-Dinukleotid (FAD)	Schleimhautstörungen
3–17 mg chwangere: 5 mg	hitzestabil, empfindlich gegen Sauerstoff Kochverlust: 15 %	als Coenzym Nikotin-amid-Adenin-Dinukleotid (NAD); hohe Dosis senkt Serum Cholesterin	Pellagra (Hauterkrankungen, Diarrhö)
µg chwangere: 5 µg	hitzebeständig, empfindlich gegen Licht und Luft Kochverlust: 10 % (verkohlt bei mehr als 200 Grad)	als Coenzym bei Methylgruppen-übertragung	perniziöse Anämie
0 mg höhter Bedarf bei eberhaften rkrankungen und ei starker körper-cher Belastung chwangere 4. Monat: 0 mg	empfindlich gegen Hitze, Licht und Sauerstoff Kochverlust: 45 %	beteiligt an Hydroxylie-rungsprozessen (Kollagenbildung), Antioxidans	Skorbut (Hautblutungen, Binde-gewebsschwäche, Zahnausfall, verminderte Leistungsfähigkeit)

Infektionen vorbeugen mit Vitaminen und Spurenelementen

Nährstoff	empfohlene Tagesdosis	Kommentar
Selen	30–70 µg zur Prävention; 200–400 µg zur Therapie bestehender Infektionen	Selenmangel erhöht die Infektionsgefahr und den Infektionsgrad
Vitamin A	3–6 mg zur Vorbeugung; bis zu 30 mg zur Behandlung bestehender Infektionen; kann in Form von Betacarotin eingenommen werden	verstärkt die Funktion des Immunsystems; erhält die Immunabwehr der Haut und Schleimhäute; Mangel erhöht das Infektionsrisiko drastisch
Vitamin B_6	15–50 mg zur Prävention; 250–500 mg zur Behandlung bestehender Infektionen	stärkt das Immunsystem und erhöht die Infektionsabwehr
Vitamin C	50–100 mg zur Vorbeugung; bei der Behandlung bestehender Infektionen Dosierung laut Arzt	erhöht die Immunkompetenz, kann die Schwere von Infekten mildern (besonders, wenn sie von Viren verursacht werden)
Vitamin E	100–200 mg zur Prävention	stärkt das Immunsystem und kann die Infektionsabwehr vor allem bei gestressten, älteren Menschen erhöhen
Zink	10–20 mg zur Vorbeugung	bis zu 100 mg zur Behandlung bestehender Infektionen

Quelle: Deutsche Gesellschaft für Ernährung (DGE), Österreichische Gesellschaft für Ernährung (ÖGE), Schweizerische Gesellschaft für Ernährungsforschung (SGE), Schweizerische Vereinigung für Ernährung (SVE): **Referenzwerte für die Nährstoffzufuhr,** Umschau/Braus, Frankfurt/Main 2000

Tagesdosierung von Nährstoffen

Vitamine:	
C	100 mg
B_1	1,0–1,3 mg
B_2	1,2–1,5 mg
Niacin	13–17 mg
B_6	1,2–1,6 mg
Folsäure	400 µg
Pantothensäure	6 mg
Biotin	30–60 µg
A	0,8–1,0 mg
E	12–15 mg
D	5–10 µg
K	60–80 µg
Vitaminoide:	
Betacarotin	2–10 mg
Carnitin	100–300 mg
Coenzym Q_{10}	15–30 mg
Alpha-Liponsäure	60–200 mg
Orotsäure	keine Angaben
Myo-Inosit	keine Angaben
Cholin	2–10 g
Antioxidantien:	
Vitamin C	0,5–2 g
Vitamin E	200–400 mg
Betacarotin	15 mg
Selen	50–100 µg
Mineralstoffe:	
Natrium	2–6 g
Kalium	2–3 g
Magnesium	0,3–0,4 g
Kalzium	1,0–1,2 g
Phosphat	0,7–1,2 g
Folsäure	400 µg
Chlorid	0,83 g
Spurenelemente:	
Eisen	10–15 mg
Zink	7–10 mg
Mangan	2–5 mg
Kupfer	0,5–1,5 mg
Selen	30–70 µg
Chrom	30–200 µg
Molybdän	50–100 µg
Jodid	180–200 µg
Fluorid	2,9–3,8 mg
Fette und Fettsäuren:	
Omega-6-Fettsäuren	6,5 g
Omega-3-Fettsäuren	1–1,5 g
Essenzielle Aminosäuren:	
Isoleucin	10 mg
Leucin	12 mg
Lysin	10 mg
Methionin	13 mg
Phenylalanin	14 mg
Threonin	6 mg
Tryptophan	3 mg
Valin	13 mg

Quellen: Deutsche Gesellschaft für Ernährung (DGE), Österreichische Gesellschaft für Ernährung (ÖGE), Schweizerische Gesellschaft für Ernährungsforschung (SGE), Schweizerische Vereinigung für Ernährung (SVE): **Referenzwerte für die Nährstoffzufuhr**, Umschau/Braus, Frankfurt/Main 2000; Burgerstein, L., Zimmermann, M., Schurgast, H., Burgerstein, Uli P.: **Burgersteins Handbuch Nährstoffe**, Karl F. Haug Fachbuchverlag, Stuttgart 2002 (10. Auflage); Gröber, U.: **Mikronährstoffe in der Orthomolekularen Medizin für die Kitteltasche**, Wissenschaftliche Verlagsgesellschaft mbH, Stuttgart 2002; Niestroj, I.: **Praxis der Orthomolekularen Medizin. Physiologische Grundlagen. Therapie mit Mikro-Nährstoffen**, Hippokrates Verlag, Stuttgart 1999/2000 (2. Auflage); Suter, Paolo N.: **Checkliste Ernährung**, Georg Thieme Verlag, Stuttgart/New York 2002

NACHWORT

Jetzt haben Sie alles Wissenswerte zusammen, um Ihre Ernährung auf eine intelligente und vor allem leckere Weise umzustellen, die aufgrund ihrer Vielfältigkeit auch noch Spaß bringt.

Wagen Sie sich einfach an die Ernährungssäule ran, die zu Ihrer jetzigen Lebenssituation am besten passt.

Mit der Zeit werden Sie gar nicht mehr nachschlagen müssen, welche Lebensmittel nun in Ihrem Alltag den Schwerpunkt bilden; den Dreh kriegen Sie schnell raus!

Denken Sie nicht darüber nach, was Sie nicht essen, sondern freuen Sie sich auf die vielen tollen Dinge, die hervorragend schmecken und Ihnen einen echten Gewinn bringen werden. Sie werden sehen, dass eine gute Figur (letztendlich ist es einer der Aspekte, auf die wir dann immer doch auch schauen werden) eine positive Nebenwirkung Ihrer Ernährungsumstellung sein wird – und zwar dauerhaft.

Ich wage zu behaupten, dass Ihnen die Anwendung dieses Ernährungskonzepts bald einen solch erkennbaren Nutzen bringen wird, dass Functional Eating® schlichtweg nicht mehr aus Ihrem Leben wegzudenken sein wird.

Das Team von Functional Eating® wünscht Ihnen viel Erfolg und ein gesundes Leben, mit allen Möglichkeiten, die sich daraus ergeben.

DANKSAGUNG

Ich möchte mich herzlich bei **Birte Karalus** bedanken, die durch ihre kritischen Fragen maßgeblich an der Entstehung dieses Buchs beigetragen hat. Ihre journalistische Hartnäckigkeit kam bei unserem gemeinsamen Projekt völlig zum Tragen.

Mein besonderer Dank gilt **Gerda Melchior** und **Volker Schütz** für ihre wertvollen Beiträge und Ideen bei der Umsetzung unseres Projektes – ohne sie wäre dieses Buch nie zustande gekommen.

Es war mir eine große Freude wieder mit **Gerhard Berktold** zusammenzuarbeiten und danke ihm, dass er uns seine Kochkünste zur Verfügung gestellt und innovativ am Projekt mitgearbeitet hat.

Bedanken möchte ich mich auch bei **Irene Schmid** und **Katrin Schuchnig** von meinem Institut für Ernährung und Stoffwechselerkrankung, die mir bei der Erstellung des Manuskripts tatkräftig, auch in ihrer Freizeit, zur Seite standen.

Abschließend gilt mein Dank selbstverständlich **meiner Frau** und **meinen drei Kindern**, die oft auf meine Anwesenheit verzichten mussten, und **meinen zahlreichen Freunden**, deren Beiträge eine große Unterstützung für Functional Eating® waren.

Es hat mir viel Spaß und große Freude bereitet, mit so vielen unterschiedlichen Experten dieses Buch zu erstellen.

Meinrad Lindschinger

Institut für Ernährung und Stoffwechselerkrankungen

Ärztlicher Leiter: Prim. Dr. Meinrad Lindschinger, Facharzt für innere Medizin
Hauptstraße 140, A-8301 Lassnitzhöhe
Telefon: +43 (0)3133/30 66 0, Fax: +43 (0)3133/30 66 0-44
E-Mail: office@lindschinger.at

http://www.lindschinger.at

Institutsbeschreibung

Der Grundgedanke des Instituts für Ernährung und Stoffwechselerkrankungen basiert auf dem Leitsatz von Prim. Dr. Meinrad Lindschinger:

„Nicht der Mensch soll an diverse Philosophien angepasst werden, sondern die Philosophien an die geänderten Bedürfnisse des modernen Menschen."

Chronisches Fehlverhalten in der Ernährung ist eine der Hauptursachen bei der Entstehung von sogenannten Zivilisationskrankheiten. Gesunde Ernährung wird oft in sektiererischer Art und Weise dargestellt und man trägt so zu dieser fatalen Entwicklung bei. Konsumenten werden verunsichert und können auf Dauer nicht unerhebliche Schäden erleiden. Besonders betroffen sind Bereiche wie adäquate Ernährung im Beruf (unterschiedliche Bedürfnisse in unterschiedlichen Berufsebenen), Kinder- und Jugendernährung, Gastronomie und Gemeinschafts- beziehungsweise Betriebsverpflegung, Aufbau- und Wettkampfernährung sowie Lebensmittelproduktion und Lebensmittelhandel.

Aus diesem Grund wird die Individualität des Menschen am Institut für Ernährung und Stoffwechselerkrankungen in den Vordergrund gestellt und somit auch eine individuelle bedarfsangepasste Ernährung, die jedoch immer unterstreicht, dass „gesundes" Essen so richtig Spaß macht.

Über uns:

Das Institut für Ernährung und Stoffwechselerkrankungen behandelt seit Mai 1998 in Zusammenarbeit mit niedergelassenen Hausärzten als sanitätsbehördlich genehmigte Krankenanstalt Patienten mit ernährungsabhängigen Stoffwechselerkrankungen.

Ebenfalls tätig sind wir als Betreuer und Berater im Bereich der künstlichen Ernährung, der Ernährung als Teil der klinischen Therapie, der Wettkampfernährung und im Bereich der Vorsorgemedizin.

Wir begleiten forschungsmäßig die Produktion, die Verarbeitung und die Vermarktung von Lebensmitteln; und auch die Erstellung von modernen Ernährungskonzepten für Betriebe zählt zu unseren Schwerpunkten.

Das interdisziplinär geführte Institut stellt in seiner neuen Konzeption eine Verbindung zwischen Forschung, Klinik, Niedergelassenenbereich, Lebensmittelproduzenten und Konsumenten dar. Wir sind in Zusammenarbeit mit Universitätskliniken, öffentlichen Körperschaften, Firmen und freiberuflichen Fachexperten im Bereich der ernährungsmedizinischen Forschung tätig.

Die Behandlung in unserem Institut erfolgt nach modernsten, international evaluierten, stoffwechsel- und ernährungsmedizinischen Kriterien.

Aus klinischen Studien ist ersichtlich, dass die Behandlung von **ernährungsabhängigen Erkrankungen** wie Nahrungsmittelunverträglichkeiten, Diabetes mellitus Typ I und II, Hyperlipoproteinämien, Hyperurikämien, Adipositas, Bulimie, Burn-out, Müdigkeitssyndrom, oxidativem Stress, Osteoporose und vielem anderen mehr nur dann effektiv und sinnvoll ist, wenn neben einer sauberen und wissenschaftlich evaluierten Diagnostik den Patienten begleitende individuelle Ernährungs- und Lebensstilprogramme (je nach Indikation, dem Wesen der Diät, der Berufs- und Familienverträglichkeit sowie dem Einverständnis und der Effektivität der gesetzten Maßnahmen) angeboten werden.

Wir haben auf diesen Umstand Rücksicht genommen und im Rahmen des Instituts für Ernährung und Stoffwechselerkrankungen interdisziplinäre Schulungsprogramme für Patienten und betreuendes Personal eingerichtet.

Ebenso steht das Institut für Ernährung und Stoffwechselerkrankungen in Kooperation mit „Agrarmarkt Austria“, „Best Wellness Austria“, dem LKH-Universitätsklinikum Graz, dem medizinisch-chemischen Institut und Pregl-Laboratorium der Universität Graz, dem Institut für medizinische Biochemie Graz, der Nährstoffakademie Salzburg, dem Institut für angewandte klinische Psychologie Graz, der Privatklinik Graz Ragnitz, der Privatklinik Lassnitzhöhe, den Kureinrichtungen in Lassnitzhöhe sowie der „Volkshilfe“.

Zusätzlich betreuen wir seit Jahren Projekte im Gesundheits-, Wellness- und Medizintourismus wie das Thermenkonzept Loipersdorf, das Gesundheits-, Kur- und Wellnesskonzept Grand Hotels Bad Ragaz (CH), die Thermenkonzepte der Steirischen Thermenregion Ost und das Gesundheitskonzept im Hügelland, östlich von Graz.

Zusammenarbeit für die Erstellung dieses Buchs mit Mag. (FH) Irene Schmid (Projektmanagement), Katrin Schuchnig (Diätologin) aus dem Institut sowie mit Gerhard Berktold (Spitzenkoch).

GLOSSAR

A

B

N

O

P

Q

R

S

DAS TEAM RUND UMS BUCH

Birte Karalus ist bekannt als souveräne und schlagfertige Talkmasterin, leidenschaftliche Sportmoderatorin und sachkundige Journalistin für Wirtschaft und Politik, die privat wie vor der Kamera nur allzu gerne den Kochlöffel schwingt. Nach ihrem VWL- und Germanistik-Studium arbeitete sie von 1992 an als Moderatorin für ARD, DSF, RTL und ProSieben. Aufgrund eigener Erfahrungen als „lebender Jo-Jo-Effekt", wie sie sich selbst bezeichnet, ging sie auf die Suche nach einer intelligenten, stressfreien, leckeren und vor allem auf Dauer angelegten Ernährungsform und entdeckte Functional Eating®. Von ihr stammt die Idee zu diesem Buch.

Dr. med. Meinrad Lindschinger, Facharzt für innere Medizin mit dem Schwerpunkt Ernährung, ist ärztlicher Leiter des Instituts für Ernährung und Stoffwechselerkrankungen auf der Lassnitzhöhe bei Graz in der Steiermark. Mit besonderer Energie widmet er sich, neben seiner Tätigkeit in vielen öffentlichen Ämtern, als Vizepräsident der AG „Gänseblümchen auf Vogerlsalat" der gesunden Ernährung von Kindern. Mit diesem Buch stellt Dr. Lindschinger die von ihm entwickelte Ernährungslehre Functional Eating® einem breiten Publikum vor. Sein Buch „Anti-Stress-Ernährung" ist im Kneipp-Verlag erschienen.

Gerda Melchior und **Volker Schütz** haben bereits mehrere gemeinsame Buchwerke aus den verschiedensten Themenbereichen veröffentlicht. Bei dem vorliegenden Buch übernahmen sie als Koautoren die Koordination der Beiträge aller Beteiligten sowie die komplette redaktionelle Bearbeitung der Interviewinhalte, um diese in eine lesbare und verständliche Form zu bringen.

Irene Schmid schrieb ihre Diplomarbeit im Studiengang Gesundheitsmanagement im Tourismus zum Thema „Bedarfsangepasste Ernährung für Frauen im mittleren und oberen Managementbereich". Sie arbeitet als Projektmanagerin im Institut für Ernährung und Stoffwechselerkrankungen in Lassnitzhöhe bei Graz, wo sie Projekte mit gesundheitstouristischer Ausrichtung im In- und Ausland betreut.

Katrin Schuchnigg ist als Diätologin und ernährungsmedizinische Beraterin am Institut für Ernährung und Stoffwechselerkrankungen in Lassnitzhöhe tätig. Ihr beruflicher Einsatzbereich umfasst die diätetische Beratung von Patienten, die Erstellung von Ernährungsplänen sowie die kreative Mitarbeit an Projekten mit diätetischen Schwerpunkten. Gemeinsam mit Irene Schmid gestaltete sie die Inhalte der sieben Ernährungssäulen und wählte die Grafiken und Tabellen aus.

Gerhard Berktold, gebürtiger Tiroler, durchlief nach seiner Ausbildung zum Koch zunächst Stationen der europäischen Top-Gastronomie in Murnau, auf Mallorca, in Graubünden und auf Ibiza. Zuletzt war er im Rang eines Küchendirektors im Mardavall Hotel & Spa auf Mallorca tätig, wo er das Konzept des Functional Eating® erfolgreich in die Praxis umsetzte. Gerhard Berktold entwickelte auf der Basis der sieben Ernährungssäulen die im Buch enthaltenen Rezepte. Er lebt abwechselnd in Österreich und auf Mallorca.

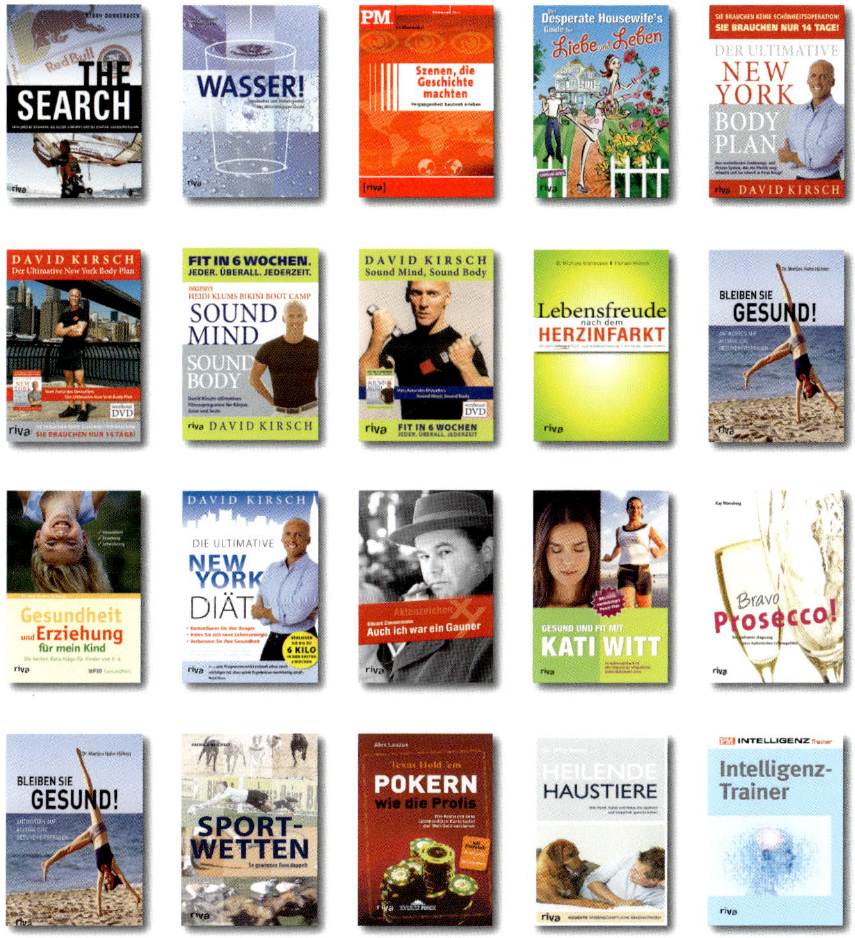
THE SEARCH
WASSER!
PM
Szenen, die Geschichte machten
Desperate Housewife's Guide für Liebe und Leben
SIE BRAUCHEN KEINE SCHÖNHEITSOPERATION! SIE BRAUCHEN NUR 14 TAGE!
DER ULTIMATIVE NEW YORK BODY PLAN
DAVID KIRSCH
DAVID KIRSCH Der Ultimative New York Body Plan
FIT IN 6 WOCHEN. JEDER. ÜBERALL. JEDERZEIT.
HEIDI KLUMS BIKINI BOOT CAMP
SOUND MIND SOUND BODY
DAVID KIRSCH Sound Mind, Sound Body
Lebensfreude nach dem HERZINFARKT
BLEIBEN SIE GESUND!
Gesundheit und Erziehung für mein Kind
DIE ULTIMATIVE NEW YORK DIÄT
Aktenzeichen XY
Auch ich war ein Gauner
GESUND UND FIT MIT KATI WITT
Bravo Prosecco!
SPORT-WETTEN
Texas Hold 'em POKERN wie die Profis
HEILENDE HAUSTIERE
INTELLIGENZ Trainer
Intelligenz-Trainer

riva